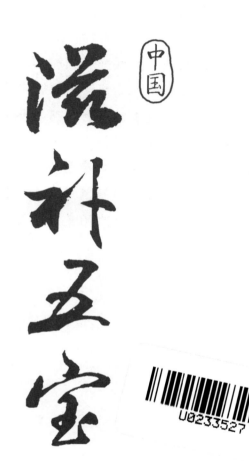

中国 滋补五宝

主 编 姚海扬

编 委 刘 彦 孙永全 宋胜利

刘海全 姚之歌 宋文涛

山西出版传媒集团 山西科学技术出版社

内容简介

中国人自古有秋冬进补的传统，民间有"滋补五大宝，参茸阿胶灵芝草"之说，传统中药店铺店门的招牌，往往打出"承制丸膏散丹，专营道地人参鹿茸阿胶"的大字牌匾。冬虫夏草资源稀缺，更为珍奇。这五种药材在药用和滋补养生方面的神奇作用和重要地位为皇官贵族所推崇。本书介绍了它们的食用历史、传说故事、药用价值，着重从养生食用方面详细介绍了滋补药膳的制作方法，内容浅显易懂而不失专业，具有知识性、趣味性、实用性，是读者自我滋补养生的良师益友。

目 录
contents

百草之王——人参

河车补阴丸、一阴煎、二冬汤、人参固本丸、大补丸、大泽汤、大造丸、小太平丸、天门冬汤、门冬饮子、天一生津饮、止消汤、水葫芦丸、玉泉丸、玉壶丸、玉石清胃汤、古瓦汤、全鹿丸、腽肭脐丸、十补丸、人参平补汤、人参补肾汤、人参鹿茸丸、人参蛤蚧丸、干地黄丸、千金补肾丸、广嗣良方、小鹿茸丸、无价宝、木香补肾丸、五补丸、五味子丸、五仁斑龙胶、巨胜子丸、化水种子汤、牛膝丸、牛髓煎丸、长生丹、长春广嗣丹、火龙丹、双补汤

六、 人参滋补汤、 粥/47

人参莲肉汤、人参枸杞汤、人参莲藕猪骨汤、人参蛤蚧汤、参枣汤、人参银耳鸽蛋汤、核桃人参汤、人参滋补汤、参鱼汤、参肚汤、双参汤、人参糯米粥、人参莲子粥、人参山药粥、人参灵芝核桃粥、人参五果粥、人参扁豆粥、人参莲子粥、人参栗子粥、人参什锦果羹、人参银耳粥、人参大补粥、人参枸杞山药粥、双参粥、红参花生粥、人参龙眼粥、人参核桃粥、人参苡仁茯苓粥、人参松仁粥、人参红枣小米粥、人参虫草补身粥、人参燕窝粥、人参淡菜二米粥、参杏滋补粥、参苓粥、仙人粥、人参黄芪粥

七、 人参滋补美食菜肴 /60

双参里脊片、滑溜参杞肉片、参归腰花、红焖人参肘子、参羊猪尾、人参烧羊排、红参当归煨牛尾、参羊牛尾、参汤卤鹿肉、养生鹿尾煲、尒人参鹿肉丸子、人参蒸鹿肉、人参鹿茸烧甲鱼、红参甲鱼石锅煲、参杞煨甲鱼、人参灵芝甲鱼煲、红参五圆龟、人参乌龟、双参烩乌鱼蛋、人参鸡片、人参枸杞鸡、红焖人参鸡块、人参石锅鸡、参菊鸡柳、汽锅人参鸡、参归山药炖母鸡、天门冬人参炖乌鸡、人参乌鸡狮头、人参乌鸡、人参糯米鸡、红参菟丝炖土鸡、参归鸡翅、酱爆参归鸡心、参杞香肝、人参核桃鸡胗、参汁双脆、参百蒸蛋、酥炸鹌鹑、人参炖乳鸽、双参鸽蛋、三参老鸭、红花人参鸭、芪参焖鸭、玉竹人参煲全鸭、

天麻参蒸鸭、果鲜蛤士蟆油、人参蛤士蟆、参枣炖雪蛤、脆熘参汁虾段、翡翠人参虾、人参荔枝虾、迷你三吃龙虾、煎瓤养生虾、人参杜仲虾、参汁烤大虾、人参灵芝兔、人参银耳炖血燕、人参雪梨炖官燕、人参翡翠官燕、红参龙眼官燕盅、软熘多宝鱼、干烧人参鳜鱼、人参蒸鳜鱼、参鱼米、人参贝母烧鳝鱼、砂锅人参碟鱼头、参莲养颜鱼丁、参芪白果鱼丁、参芪豆香鲫鱼、参归蒸鲫鱼、人参豉油泥鳅、补元鱼肚、参汁鲍鱼盅、木瓜人参蟹黄翅、人参扒鱼翅、双参烧笋、野山参炖鲍翅、拔丝人参、人参山药泥、红参冰糖银耳

强身健骨——鹿茸

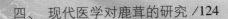

上品圣药——阿胶

余粮丸、治崩中下血方、治漏下方、马通方、牛角腮散、赤石脂散、牡蛎散、治妇人崩中下血方、柏叶散、桑耳散方、蒲黄散、小蓟根汤方、车前汤、艾叶散、白石脂丸、当归丸、地黄汤、地榆汤、芦荟丸、阿胶散、桑耳续断散、黄芪汤、鹿茸散、续断丸、蒲黄阿胶汤、槲叶饮、熟布汤、小蓟汤、乌鱼骨散、白芷丸、牡丹皮汤、柏叶鹿茸丸、白芷暖宫丸、妇人崩中、牡蛎丸、治白崩中不绝、治忽患崩中血不止、治崩中泄血无度、独圣散、柏子仁汤、当归煎、余粮散、治女人白崩方、治妇人崩中连日不止、治妇人经血久不得止、治妇室忧思过度、治崩中泄血无度、侧柏丸、崩中漏下、蜜陀僧散、奇效四物汤、胶艾汤、断下汤、血崩神效方、柏叶散、二陈摄本散、治血崩、胶红饮、治血崩成漏方、补肺丸、阿胶丸、补气黄芪汤、杏苏饮、人参定喘汤、治吐血方、治吐血胸中塞痛方、治衄血吐血方、当归汤、黄土汤、艾叶散、甘草散、当归散、伏龙肝散、地榆散、阿胶丸、阿胶散、紫苏散、蒲黄散、三物汤、白蔹汤、地黄饮、赤芍药散、香胶散、绿云散、羚羊角汤、鹿角胶散、紫参散、箬叶散、小柏叶汤、五伤汤、开胃阿胶散、艾叶丸、鸡苏散、天门冬汤、人参阿胶饮、大阿胶丸、天门冬丸、当归大黄汤、阿胶汤、清火凉血汤、天门冬丸、镇火汤、治吐血方、治鼻衄神方、艾叶汤、地黄散、赤马通汁、阿胶散、远志散、治伤寒衄血不止方、治时气鼻衄方、苦参散、茜根散、熟干地黄散、地黄散、黄药散、紫参汤、治衄血方、生地黄饮、远志汤、明胶散、治热病鼻衄不止方、紫参汤、生料鸡苏散、茜根汤、地黄煎丸、治凡下血虚极方、治小便血方、乌贼鱼骨丸、治大便下血方、泽泻散、熟干地黄丸、阿胶芍药汤、神仙必效丸、紫参汤、断红丸、治下血如刺方、鹿茸丸、大便下血方、治大小便下血方、川芎归丸、地榆丸、痔痛下血方、血余丸、加味槐角丸、生干地黄散、柏叶散、

鹿茸散、熟干地黄散、车前叶汤、阿胶汤、如神散

神奇仙草——灵芝

中华虫草——冬虫夏草

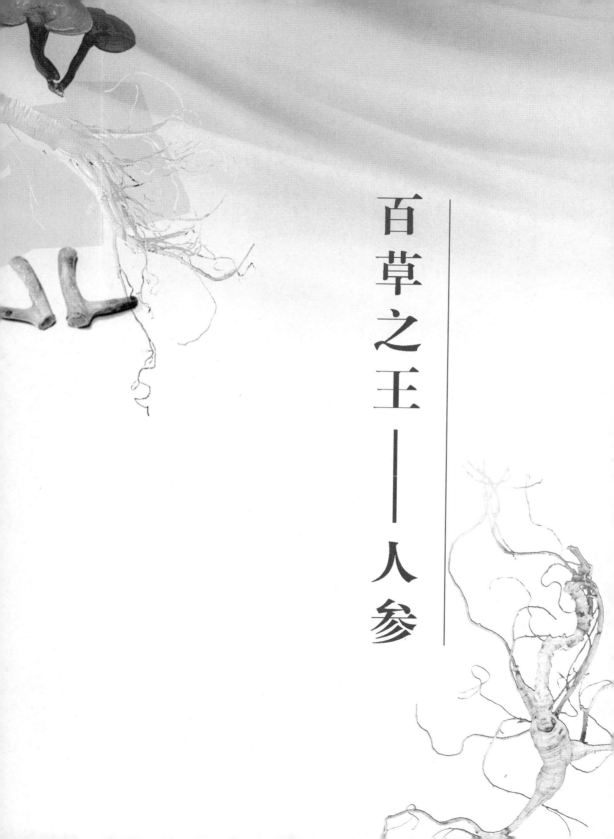

百草之王——人参

一、人参食用的历史溯源

中国食用人参的历史悠久，从目前所知道的文字记载，最早的是公元前180年成书于春秋战国时期越国大夫范蠡所著《范子计然》一书："人参出上党，状类人形者善。"

由于人参的珍稀，常常成为人们赠馈的礼品，唐代诗人陆龟蒙有专门题为《奉和袭美谢友人惠人参》的诗篇："五叶初成椴树荫，紫团峰外即鸡林。名参鬼盖须难见，材似人形不可寻。品第已闻什碧筒，携持应合重黄金。殷勤润取相如肺，封禅书成动帝心。"宋代诗人杨万里有《谢人寄紫团参》的诗："新罗上党各宗枝，有两曾参各是非。入手载来花晕紫，闻香已觉三池肥。旧传饮子安心妙，新捣珠尘看雪飞。珍重故人相问意，为言老矣共思归。"在中医药专著方面有《武威汉代医简》，收有用人参治疗的药方。中国第一部本草经典《神农本草经》将人参列为上品。东汉名医张仲景《伤寒论》中用人参配伍的有25个处方。此后历代本草和医学典籍中都少不了集有人参功效和处方的收载。

二、人参的食用方法

食用人参的方法基本概括为以下几种。

1. 水煎：将水放砂锅内煎取参液，此法一般用在多种药汤处方中，单独煎取参液再与其他药液混合服用。

2. 冲泡：用沸水冲泡参片，代茶饮用。

3. 研粉：人参用药物粉碎机研细粉，食用时可直接放在菜肴中，也可装入胶囊中食用。

4. 嚼食：嚼食人参片，食用前和食用后漱口。

5. 糖渍：用糖腌人参片，加水适量，放入瓶中，入笼中隔水蒸 1 小时，食用时兑水冲饮。人参和糖配比为 30 克人参加 1000 克白糖。

6. 浸酒：整枝人参或人参片用高度白酒浸泡 30 天后饮用。

7. 做菜肴、面点：整枝人参或人参片、人参粉与其他食材采用煮、炖、煨、煲、熬、蒸、烤等方法，制作菜肴、面点等。

三、现代医学对人参的研究

由于人参的特殊功效，人们利用现代科学的方法对它进行了广泛的研究，经分析表明人参含有多种生物活性物质。人参含有丰富的人参皂苷、氨基酸、人参酸、蛋白质、酶类、多肽、人参多糖、人参挥发油、人参二醇、人参三醇、植物硫酸、植物甾醇、胆碱、麦芽糖、葡萄糖、蔗糖、果酸等。

经动物试验认为人参对人体有以下作用。

1. 人参对神经系统的作用：对中枢神经有镇静和增强兴奋作用，可提高大脑功能，增强记忆力。

2. 人参的适应原样作用：能增加机体的非特异性抵抗力，对各种有害因素，如物理的、化学的、生物的不良影响能增加抗体抵抗力。

3. 人参对人体心血管及造血系统的作用：可增加心肌收缩能力，促进胆固醇排出，具有溶血性和抗溶血性双重作用。对心绞痛、心肌梗死、心力衰竭、休克冠心病、动脉硬化疾病有益。

4. 人参对内分泌的作用：可促进肾上腺皮质激素分泌，促进性腺激素分泌。

5. 人参对物质代谢的影响：可促进人体糖代谢，核酸、蛋白质代谢以及脂肪代谢。

6. 人参抗感染免疫作用：有明显的抗感染作用。

7. 人参的抗衰老作用：具有推迟细胞衰老、延长细胞寿命的功能。

8. 人参的抗癌作用：人参能增强人体抗癌免疫系统的功能，活跃体内网状内皮系统，使淋巴细胞的数量明显增加，促进免疫球蛋白的生成。

四、食用人参的禁忌

中医历代医家对人参的使用提出"七不用"。

1. 面红面黑、气壮身强者不用。

2. 脉搏弦、紧、滑、数有力者不用。

3. 痰实气痈之气喘病不用。

4. "寒包火"的咳嗽、哮喘等不用。

5. 久病肺热不用。

6. 起初之急病不用。

7. 阴虚火旺不用。

经现代研究认为以下状况不宜食用人参。

1. 儿童不宜食用：中医认为小儿生理特点为"三有余"即心肝阳常有余。不宜用补品来进补，反之会引起营养代谢功能紊乱、性早熟。

2. 青年不宜食用：40 岁以下健康人、精力充沛、易于激动者，服用会出现闭气、胸闷、腹胀等症。

3. 精神病或神经病患者不宜食用。

4. 高血压患者不宜食用。

5. 妇女经期不宜食用。

6. 感冒、发烧、疮疖、痈肿者不宜食用。

7. 不宜与咖啡、茶同时饮用。

8. 人参虽是补品但不宜长期、过量食用。

9. 忌与以下西药服用：人参与抗凝剂、强心苷、镇静剂、类固醇等药物有拮抗或协同作用，不宜同用。

五、 人参药用验方选

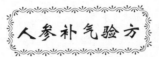

人参补气验方

▶▶▶ 四君子汤

【来源】宋·《太平惠民和剂局方》卷三。

【组成】人参、白术、茯苓、炙甘草各等份

【功能主治】益气补中，健脾养胃。治荣卫气虚，脏腑怯弱，心腹胀满，不思饮食，肠鸣泄泻，呕哕吐逆。

【用法用量】上为粗末，每服二钱，水煎服。早晚各服一次（原方不拘时）。

▶▶▶ 人参丸

【来源】唐·《备急千金要方》卷三。

【组成】人参、甘草、茯苓各三两　麦冬、菖蒲、泽泻、山药干姜各二两　桂心一两　大枣五十枚

【功用主治】治产后大虚，心悸，心志不安，恍惚恐畏，夜不得眠，虚烦少气，男子虚损心悸。

【制法】研为细末，以蜜、枣膏和丸，梧桐子大。

【用法用量】食前温酒送下，日三次，夜一次，每服二十丸，药效不著可增。

【新注】本方能益气健脾，养阴润肺，开窍宁神，利水渗湿，回阳温中。

▶▶▶ 人参汤

【来源】宋·《圣济总录》卷七十五。

【组成】人参、龙骨、当归（切，焙）、干姜（炮裂）、白茯苓（去黑皮）各半两　甘草（炙，锉）半两　厚朴（去粗皮，涂生姜汁炙熟）一两

【功用主治】治疗白滞痢及小便白。

【用法用量】上为粗末。每服五钱匕，水一盏半，煎至一盏，去滓，空腹服，日晚再服。如小儿患，量大小以意加减。

【新注】本方能益气健脾，平肝潜阳，补血活血，回阳温中，行气燥湿。

▶▶▶ 人参饮

【来源】宋·《圣济总录》卷五十八。

【组成】人参一两　白茯苓（去黑皮）、甘草（炙）各半两　麦冬（去心）一分

【功用主治】治消渴，胸膈烦闷，燥渴，饮水无度。

【用法用量】如麻豆大。以水五盏，煎取二盏，去滓，温、顿服之。

【新注】本方能益气补脾，养阴润肺，燥湿固表。

▶▶▶ 人参散

【来源】晋·《肘后备急方》卷三。

【组成】人参

【功能主治】卒上气，鸣息便欲厥。

【用法用量】上为末。每服方寸匕，一日五六次。

【新注】本方能大补元气，补脾益肺，生津，安神。

▶▶▶ 人参三白汤

【又称】人参三白散。

【来源】元·《卫生宝鉴·补遗》。

【组成】白术、白芍药、白茯苓各一两　人参二两

【功能主治】治伤寒阴证，手足冷或身微热，脉皆沉细微弱而烦

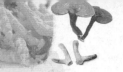

躁者；伤寒发汗后，脉虚人弱者。

【用法用量】上锉末。每服五钱，水二盏，生姜三片，煎八分，去滓温服。

【新注】本方能补中益气，健脾养胃，敛阴养血。

▶▶▶ 人参门冬汤

【来源】明·《医学入门》卷七。

【组成】人参、麦冬、小麦、茯苓各一钱　竹茹一团　白芍八分甘草五分

【功能主治】治虚热烦渴。

【用法用量】水煎服。

【新注】本方能益气补脾，养阴润肺，养血敛阴，清热化痰。

▶▶▶ 人参白术散

【来源】宋·《全生指迷方》。

【组成】白术一两　人参半两　丁香、甘草（炙）各一分

【功能主治】治妊娠恶阻，恶闻食臭，但嗜一物，或大吐，时吐清水。

【用法用量】上为末。每服三钱，水一盏，加生姜三片，同煎至七分，去滓，食前温服。

【新注】本方能益气健脾，燥湿利水，温中降逆，温肾助阳。

▶▶▶ 人参麦冬汤

【来源】明·《万氏女科》卷三。

【组成】人参、麦冬、生地、栝蒌根、炙甘草各二钱

【功能主治】产后去血甚多，津液内耗，胃气暴虚，顿生内热，口燥咽干而渴。

【用法用量】先取淡竹十片，粳米一合，煎汤一盏，去米、叶，加生姜三片，大枣两枚，煎至七分，温服。

【新注】本方能益气补中，养阴生津，清热凉血，润肺潜心。

▶▶▶ 人参补气汤

【来源】明·《普济方》卷一八五。

【组成】黄芪八分　人参五钱　生甘草根半两　炙甘草二钱　五味子一百四十个　白芍药三钱　升麻二钱　柴胡根二钱

【功能主治】治两手麻木。

【用法用量】上㕮咀，作四服。煎法如常。

【新注】益气升阳，养血敛阴，补肾养心，疏肝解郁，缓急止痛。

▶▶▶ 人参补肺饮

【来源】明·《病因脉治》卷二。

【组成】人参　麦冬　五味子　天门冬　薏苡仁　黄芪　百合　炙甘草

【功能主治】治肺经咳嗽，脉迟细者。

【用法用量】水煎服，原方无剂量。

【新注】本方以"生脉饮"为基础，加用薏苡仁、百合增强滋润内燥、缓解干咳之效。

▶▶▶ 人参固肌汤

【来源】清·《张氏医通》卷十六。

【组成】黄芪（蜜、酒制）　人参　炙甘草　当归　白术　茯苓　酸枣仁　金银花　连翘

【功能主治】治痘疮表虚，斑烂不能收靥。

【用法用量】原方无剂量。水煎服。

【新注】本方能益气补中，健脾养胃，补血活血，养心安神，清热解毒。

▶▶▶ 人参实卫汤

【来源】清·《张氏医通》卷四。

【组成】黄芪（蜜、酒炙）　人参　甘草　白术　白芍药

【功能主治】治疟病自汗不止。

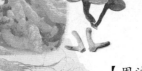

【用法用量】原方无剂量，水煎服。若初发加桂枝；久疟，加乌梅。

【新注】本方能益气补中，补脾益肺，养血敛阴，温经通阳，涩肠生津。

▶▶▶ 人参胡桃汤

【来源】宋·《济生方》卷三。

【组成】人参寸许　胡桃（取肉）五个

【功能主治】治胸满喘急，不能睡卧。

【用法用量】加生姜五片，水煎，临卧服。

【新注】本方能补脾益肺，补肺敛肺，温肺止咳，温中止呕。

▶▶▶ 人参茯苓丸

【来源】宋·《圣济总录》卷四十八。

【组成】人参、茯苓、白术各二两半　桂心、炮姜、炒当归、炙甘草、川芎、黄芪各二两　陈皮（去白，焙）一两半

【功能主治】治肺气虚寒，咳逆下利，少气。

【制法】研为细末，炼蜜为丸，梧桐子大。

【用法用量】每服三十至五十丸，空腹以酒或生姜煎汤送下，日两次。

【新注】本方能益气补中，健脾养胃，补血活血，温中降逆。

▶▶▶ 人参复脉散

【来源】明·《寿世保元》卷三。

【组成】人参二钱　白术一钱半（去芦）　麦冬（去心）二钱　白茯苓（去皮）二钱　五味子四分　陈皮二钱　半夏（姜炒）二钱　竹茹四钱　甘草八分

【功能主治】治咳逆而无脉者。

【用法用量】上锉，加生姜五片，水煎服。

【新注】本方能益气补中，健脾养胃，养阴润肺，降逆止呕，清热化痰。

▶▶▶ 人参养卫汤

【来源】清·《证治汇补》卷二。

【组成】人参、白术（炒）、麦冬（去心）各二钱 黄芪（蜜炒）、陈皮各一钱半 五味子十粒（研） 炙甘草七分

【功能主治】补气生津。治劳倦伤气，发热口渴，脉微数者。

【用法用量】加生姜、大枣，水煎，食前服。

【新注】本方能益气生津，敛阴止汗，补气升阳，行气健脾。

▶▶▶ 人参养胃汤

【来源】清·《医略六书》卷二十八。

【组成】人参一钱半 白术二钱（生） 草果一钱（炒） 条芩一钱半 炙草五分 茯苓三钱 陈皮一钱半 茵陈三钱

【用法用量】水煎，去滓温服。

【新注】益气补中，健脾养胃，清热燥湿，温中除痰，利湿退黄。

▶▶▶ 人参柴胡散

【来源】元·《卫生宝鉴》卷五。

【组成】人参、白术、白茯苓、柴胡、甘草（炙）、半夏曲、当归、干葛、赤芍药各等份

【功能主治】补和真气，透肌解热。

【用法用量】上为末，每服三钱，水一盏，加生姜四片，大枣两个，煎至八分，带热服，不拘时候。

【新注】本方能益气补中，健脾养胃，清热凉血，透表泄热，发表解肌，消食化滞，补血活血。

▶▶▶ 人参理中汤

【来源】唐·《外台秘要》卷六。

【组成】人参、干姜、甘草（炙）各三两 茯苓四两 橘皮四两 桂心三两 黄芪二两

【功能主治】治霍乱洞泄不止，脐上筑筑，肾气虚。

【用法用量】上切。以水九升，煮取三升，去滓，分三次温服。

【新注】本方能补益脾胃，温中祛寒，行气止痛，益气补中。

▶▶▶ 人参建中汤

【来源】明·《景岳全书·古方八阵》卷五十三。

【组成】炙甘草、桂枝、生姜各三两　大枣十二枚　芍药一两　饴糖一升　人参二两

【功能主治】治虚劳自汗。

【用法用量】水煎去滓，纳饴糖微火稍煎，分三次服。

【新注】本方能补脾益胃，温经通阳，益气健脾，养血敛阴，补血安神。

▶▶▶ 人参益气汤

【来源】金·《兰室秘藏》卷下。

【组成】黄芪八钱　生甘草、人参各五钱　白芍药三钱　柴胡二钱五分　炙甘草、升麻各二钱　五味子一百四十个

【功能主治】治热伤元气，两手指麻木，四肢困倦，怠惰嗜卧。

【用法用量】上药咀嚼。分作四服，每服水二盏，煎至一盏，去滓，稍热食远服。

【新注】本方能补气升阳，益气补中，清热解毒，透表泄热，养血敛阴，收敛固涩。

▶▶▶ 人参黄芪散

【来源】元·《卫生宝鉴》卷五。

【组成】人参、桔梗各一两　秦艽、茯苓、地骨皮、生地黄各二两　知母、柴胡各二两半　黄芪三两半　天门冬、鳖甲（酥炙）各三两

【功能主治】治虚劳客热，肌肉消瘦，四肢倦怠，五心烦热，咽干颊赤，心悸潮热，盗汗，食减，咳嗽脓血，胸胁不利。

【新注】本方能益气补脾，补气升阳，开宣肺气，清热泻火，凉血养阴，透表泄热，清退虚热，滋阴潜阳。

▶▶▶ 人参清肌散

【来源】 明·《寿世保元》卷四。

【组成】 人参、当归、赤芍药、半夏、葛根各二钱 白术一钱半 茯苓（去皮）三钱 柴胡、甘草各八分

【功能主治】 治气虚无汗潮热。

【用法用量】 研为粗末，加生姜、大枣水煎服。日一剂，早晚各服一次。

【功能主治】 治脾寒少气身重，口吐清水、清痰。

【用法用量】 水煎服。

【新注】 本方能益气健脾，温中补阳，温脾止泻，补肾益肺，固肾涩精，降逆止呕。

▶▶▶ 露姜饮

【来源】 清·《温病条辨》卷二。

【组成】 人参、生姜各一钱

【功能主治】 治太阴脾疟，脉濡，寒热，疟来日迟，腹微满，四肢不暖。

【用法用量】 水煎，露一宿，隔水炖，温服。

【新注】 本方能补气健脾，发汗解表，温中止呕。

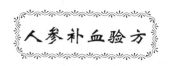

人参补血验方

▶▶▶ 当归芍药汤

【来源】 唐·《备急千金要方》卷三。

【组成】 当归一两半 芍药、干地黄、人参、桂心、生姜、甘草各一两 大枣二十枚

【功能主治】 治产后虚损，逆害饮食。

【用法用量】 研为细末，水煎，分三次服。

【新注】 本方能补血活血，养血敛阴，清热凉血，益气补中，温

里补阳，温中止呕。

▶▶▶ 滋血汤

【来源】明·《证治准绳女科》卷一。

【组成】人参、山药、黄芪各一钱 茯苓、川芎、当归、白芍药、熟地黄各一钱半

【功能主治】治妇人心肺虚损，血脉虚弱，月经过期。

【用法用量】水煎，食前服。

【新注】本方能补血调血，益气健脾，补气升阳，益肺补肾。

▶▶▶ 十六味保元汤

【来源】明·《寿世保元》卷上。

【组成】黄芪一钱 石斛七分 巴戟肉二钱 白茯苓一钱 升麻七分 龙眼肉三钱 贯众（去根土）三钱 人参二钱 山药一钱 川独活一钱 当归身二钱 莲蕊一钱 黄柏（酒炒）八分 生甘草三分 杜仲（小茴、盐、醋汤浸，炒）一钱五分 骨碎补（三草火上烙去毛，以粗布拭净）二钱

【功能主治】生血固真，补心益肾，治带下。

【用法用量】上锉一剂。水煎，空腹温服。

【新注】本方能补血益气，补肾活血，养血安神，补气升阳，益胃生津，健脾燥湿，升阳举陷，清热燥湿。

▶▶▶ 人参六合汤

【来源】元·《医垒元戎》。

【组成】当归（酒浸炒）、川芎、白芍药、熟地黄（酒洒蒸）各一两 人参、五味子各五分

【功能主治】治妊娠伤寒汗下后，咳嗽不止。

【用法用量】研为粗末，水煎服，日一剂，早晚各一次。

【新注】在四物汤基础上增加补气敛肺之效。

▶▶▶ 人参芎归汤

【来源】宋·《仁斋直指方论》卷十七。

【组成】当归、川芎、白芍各二分 人参、半夏、橘皮、茯苓、

阿胶、细辛、五味子、甘草各一分

【功能主治】治虚劳血少，津液内耗，燥热乘肺，咳嗽咯血，血不荣肌者。

【用法用量】加生姜、大枣水煎服。每日一剂，早晚各一次。

【新注】本方能补血活血，健脾益气，温经止血，降逆止呕，补肾养心，收敛固涩。

▶▶▶ 人参养血丸

【来源】宋·《太平惠民和剂局方》卷九。

【组成】乌梅肉三两　熟地黄五两　当归二两　人参、川芎、赤芍药、炒菖蒲各一两

【功能主治】补冲任，调血脉，宣壅破积，退邪热，除寒痹，缓中下坚胀，安神润颜色，通气散闷。治女人素体怯弱，血气虚损，妇人怀身腹中绞痛，口干不食，崩伤眩晕，产后羸瘦不复者。

【制法】研为细末，炼蜜为丸，梧桐子大。

【用法用量】每服五十至一百丸，食前米汤或温酒送下。

【新注】本方能补血调血，活血化瘀，补气健脾，敛肺生津，开窍宁神。

▶▶▶ 三阴煎

【来源】明·《景岳全书·新方八阵》卷五十一。

【组成】当归二至三钱　熟地黄二至五钱　炙甘草一钱　芍药（酒炒）、酸枣仁各二钱　人参适量

【功能主治】治肝脾虚损，精血不足，营虚失血等症。

【用法用量】水煎服，日一剂，早晚各一次，饭后服。若恶呕，加生姜三至五片；汗多烦躁，加五味子十四粒；汗多气虚，加黄芪一至二钱；小腹隐痛，加枸杞子一至二钱；胀闷，加陈皮一钱；腰膝筋骨无力，加杜仲、牛膝。

【新注】本方能补血调血，益气补中，养心安神。

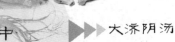

▶▶▶ **大济阴汤**

【来源】宋·《陈素庵妇科补解》卷五。

【组成】当归一钱五分　白芍一钱五分　川芎八钱　生地二钱　熟地二钱　丹参一钱五分　丹皮一钱五分　麦冬一钱五分　黄芪一钱　人参八分　防风五分　五味子五分　蔓荆子八分　小麦一撮

【功能主治】补阴敛阳。治产后失血多，阴虚而孤阳上越，身无汗，但头有汗，至颈而还。

【用法用量】水煎服。

【新注】本方能补血调血，活血祛瘀，清热凉血，养阴润肺，益气升阳，祛风胜湿，疏散风热，清利头目。

▶▶▶ **大温经汤**

【来源】明·《古今医鉴》。

【组成】当归、香附（童便制）各八分　白芍药八分　川芎、熟地黄、人参、白术（土炒）、茯苓、吴茱萸（炮）、炒延胡索、鹿茸（酒炙）各五分　甘草、沉香各三分　炒陈皮、炒砂仁、小茴香各四分

【功能主治】治妇女月经不调，赤白带下，饮食少进，四肢倦怠。

【用法用量】研为粗末，加生姜，水煎服，日一剂，早晚各服一次。若汗出不止，加炒酸枣仁、黄芪各四分；潮热加柴胡、黄芩各五分；咳嗽加杏仁、桔梗、五味子、半夏。

【新注】本方能补血调血，疏肝理气，调经止痛，益气补中，健脾养胃，温中降逆，活血行气，补肾益精，温脾止泻，理气和胃。

▶▶▶ **小温经汤**

【来源】明·《医学入门》卷七。

【组成】当归、芍药、川芎、官桂、牡丹皮、莪术各五分　人参、甘草、牛膝各一钱

【功能主治】治血海虚寒，或为风邪所袭，月水不利。

【用法用量】水煎服，日一剂，早晚各服一次。

【新注】本方能补血调血，温中补阳，清热凉血，破血祛瘀，补

益肝肾，引血下行。

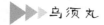 乌须丸

【来源】明·《医学入门》卷五。

【组成】胎发、青盐各四两（共入罐内封固，火煅三炷香久，冷定取出为末）何首乌 冬青子（九蒸九晒） 旱莲草、枸杞子、生地、当归、白茯苓各四两 人参一两

【功能主治】乌须黑发。治因下血多而须发易白者。

【用法用量】以水十碗，煮汁五碗，去滓熬膏，将前二味搅匀，分作几小罐盛之。每服三五茶匙，空心滚水酒调下。

【新注】本方能止血化瘀，补益精血，补血活血，养阴明目，凉血止血，益气健脾。

▶▶▶ 六神散

【来源】宋·《疮疡经验全书》卷四。

【组成】生地、熟地各三分 当归、黄芪、人参各五分 川芎三分

【功能主治】治诸疮出血过多，心烦不安，不得睡卧。

【用法用量】水煎服。

【新注】本方能补血调血，清热凉血，益气安神，补气升阳。

▶▶▶ 艾煎丸

【来源】宋·《三因极一病症方论》卷十八。

【组成】食茱萸（汤洗）、当归各七钱半 熟地黄、白芍药各一两半石菖蒲（炒）、川芎、人参各一两 熟艾四两（糯米饮调作饼，焙）

【功能主治】能补营卫，固经脉。治崩伤淋沥，小肠满痛；妇人室女经候不调，脐腹冷痛，腹常胀满，至晚则增。

【制法】上为末，酒煮糊为丸，如梧桐子大。

【用法用量】每服五十丸，酒饮任下。

【新注】本方能补血调血，温中止痛，开窍宁神，温经止血，祛风散寒。

▶▶▶ 石斛散

【来源】清·《妇科玉尺》卷四。

【组成】人参 枣仁 茯神 远志 白芍 石斛 麦冬 炙甘草 五味子

【功能主治】治产后血虚惊悸。

【用法用量】水煎服，桂圆汤送下。原方无剂量。

【新注】本方能益胃生津，养阴清热，养心安神，养血敛阴，益气补中，补胃养心。

▶▶▶ 归脾汤

【来源】宋·《济生方》卷四。

【组成】白术、茯苓（去木）、黄芪（去芦）、龙眼肉、酸枣仁（炒，去壳）各一两 人参、木香（不见火）各半两 甘草（炙）二钱半

【功能主治】解郁，养脾阴。治思虑伤脾，健忘怔忡，吐血下血，为脾不能统摄血，以致妄行。

【用法用量】每服四钱，水一盏半，加生姜五片，大枣一枚，煎至七分，去滓温服，不拘时候。

【新注】本方能益气补中，健脾养胃，补气升阳，养血安神，行气止痛。

▶▶▶ 四物加味汤

【来源】清·《医略六书》卷二十六。

【组成】四物汤一两 人参二钱 吴茱萸五分（醋泡，炒黑） 赤石脂三钱（醋炒） 炮姜五分

【功能主治】治崩漏，脉虚者。

【用法用量】水煎，去滓温服。

【新注】本方能补血调血，大补元气，温中止痛，涩肠止血，温经散寒。

▶▶▶ 四物加人参汤

【来源】明·《万氏女科》卷一。

【组成】人参、归身、川芎、白芍、生地、香附（童便炒）、炙甘草各一钱

【功能主治】治瘦人血虚而经水来少。

【用法用量】生姜、大枣为引，水煎服。

【新注】本方能补血调血，益气健脾，疏肝理气，调经止痛。

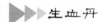 生血丹

【来源】宋·《魏氏家藏方》卷二。

【组成】鹿角胶、白茯苓（去皮）、干山药各一两半　柏子（别研）、牡丹皮、菟丝子（洗净，酒浸三日，研烂成饼）、枸杞子、五味子、人参（去芦）、牛膝（去芦，酒浸三日）、远志（去心）各一两　当归（去芦，酒浸）、肉苁蓉（酒浸三日）各一两一分　生干地黄（洗）、熟干地黄（洗）各四两

【功能主治】治血少气涩，肌肉不荣，脚膝无力，眼目多昏等疾。

【制法】上为细末，炼蜜为丸，如梧桐子大。

【用法用量】每服四五十丸，空心、食前、温酒、盐汤任下。

【新注】本方能补血止血，益气健脾，补肾益胃，益精明目，养心安神，清热凉血，收敛固涩。

 加味四物汤

【来源】明·《万氏女科》卷三。

【组成】归身、人参、川芎、赤芍、生地、桔梗、甘草、麦冬、白芷各一钱

【功能主治】治初产之妇，乳方长，乳脉未行；或产多之妇，气血虚弱，乳汁短少。

【用法用量】水煎，食后服。更煮猪蹄汤食之，则乳汁自通。猪蹄一对，洗尽煮烂，入葱调和，并汁食之。同入香油炒过穿山甲共煮，去甲食之，更效。

【新注】本方能补血调血，清热凉血，祛瘀止痛，开宣肺气，养阴润肺，祛风解表。

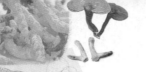

▶▶▶ 加味归脾丸

【来源】清·《医宗金鉴·外科心法要诀》卷七十二。

【组成】香附、人参、炒酸枣仁、远志、当归、黄芪、乌药、陈皮、茯神、炒白术、贝母各一两 木香、炙甘草各三钱

【功能主治】治脾郁而致的肉瘿、肉瘤。

【制法】研细末，合欢树根皮四两煎汤，煮老米糊为丸，梧桐子大。

【用法用量】每服六十丸，食远服。

【新注】本方由归脾汤加味组成，有益气补血、健脾养心的作用，又增加疏肝理气、行气止痛、清热散结之效。

▶▶▶ 加味苍术膏

【来源】明·《医学入门》卷七。

【组成】苍术十斤（捣如泥，入大锅内，用水二桶，以文武火煮至十余碗，取出绢滤，入瓷罐内） 人参、生地、熟地、黄柏、远志、杜仲、川芎、胡桃肉、川椒、故纸、当归、姜汁各四两 青盐二两 朱砂一两 旱莲草汁二碗 白蜜二斤

【功能主治】能通达诸身关节，流注遍体毛窍，养精养气养神，久服精满气盈，暖丹田，减相火，发白转黑，齿落更生。治男子精冷绝阳，妇人胞冷不孕。

【制法】上为末，共入膏内封固，大锅水煮，官香二炷为度，取出埋土中七日。

【用法用量】每次空腹服，汤任下。

【新注】本方能补血调血，益气活血，清热燥湿，宁心安神，补益肝肾，温中止痛，补肾助阳，温肺止咳，定惊安神，凉血止血。

▶▶▶ 熟干地黄汤

【来源】宋·《妇人良方》卷二十一。

【组成】熟干地黄二两 人参、北五味子、石斛、白茯苓、白术、鹿角胶、附子各一两 桂心、当归、川芎、泽兰叶、黄芪、续断

各三分

【功能主治】治产后虚羸，短气不能食。

【用法用量】上药㕮咀。每服四钱，水一盏，加生姜三片，大枣一枚，煎至六分，去滓温服，不拘时服。

【新注】本方能补血调血，活血益精，益气健脾，养阴清热，回阳救逆，散寒止痛，补益肝肾。

▶▶▶ 熟干地黄散

【来源】宋·《太平惠民和剂局方》卷九。

【组成】丹参（去芦头）、防风（去芦叉）、当归（去芦，微炒）、细辛（去苗）、藁本（去芦，洗）、川芎各半两　人参（去芦）、熟干地黄（酒洒蒸，焙）各一两　白茯苓（去皮）、肉桂（去粗皮）、白术各一两　续断三分　附子（炮，去皮脐）、黄芪（去芦）各三分

【功能主治】治妇人劳伤血气，脏腑虚损，风冷邪气乘虚客搏，肢体烦痛，头目昏重，心多惊悸，寒热盗汗，羸瘦少力，饮食不进。

【用法用量】上为粗散。每服四钱，水一盏半，加生姜半分，大枣三个（擘破），煎至一盏，滤去滓，食前温服。

【新注】本方能补血调血，益气健脾，活血化瘀，解表止痛，温中散寒，通利血脉，补气升阳。

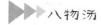

人参气血双补验方

▶▶▶ 八物汤

【来源】明·《证治准绳·类方》第一册。

【组成】当归（酒浸炒）　川芎　白芍　熟地黄（酒洒蒸）　黄芪、人参、茯苓、白术各一两

【功能主治】治妇人伤寒下后，饮食减少，血虚者。

【用法用量】研为细末，水煎服，日一剂，早晚各服一次。

【新注】本方为"八珍汤"减去甘草加黄芪组成。

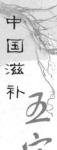

中国滋补五宝

▶▶▶ 河车大造丸

【来源】清·《活人方》。

【组成】紫河车二具　熟地黄八两　人参、白术、当归、枸杞、茯苓、芍药各四两　黄芪、川芎、杜仲、牛膝、山药、肉桂、甘草各三两

【功能主治】治先天不足，精气本虚，强力入房，恣欲无度，精枯气遗，头目眩晕，皮寒骨热，肢体羸弱，神枯色萎，非此不治；兼气病后，精虚血弱，妇人多产，老年虚弱，月经不调，赤白带下。

【用法用量】上为细末，炼蜜为丸。每服三五钱，空心白汤吞服。

【新注】本方为八珍汤加味组成，增加补肾益精、补血养血、补气升阳、补益肝肾、温中补阳的作用。

▶▶▶ 坤顺丹

【又称】八宝坤顺丹。

【来源】清·《集验良方》卷五。

【组成】益母草（带子）三两　木香、紫苏（茎、子）、阿胶珠、琥珀（用柏子仁煮，再去柏子仁）各二钱半　炒砂仁、甘草各一钱半　香附（童便浸，盐水洗）、茯苓、乌药、炒白术、白芍药（酒制）、当归（酒制）、川芎（姜汁制）、生地黄（姜汁制）、黄芩（酒制）、熟地黄（姜汁制）、橘红（盐水制）各五钱　人参、川牛膝（酒制）各二钱　沉香五分

【功能主治】治月经不调，腹痛带下，精神倦怠，饮食减少。

【用法用量】研为细末，炼蜜为丸，每服二钱五分。

【新注】本方能益气补中，健脾养胃，补血调血，活血祛瘀，行气止痛，清热燥湿，止血安胎，补益肝肾，温中散寒。

▶▶▶ 二六丸

【来源】明·《医学入门》卷七。

【组成】白术五钱　白芍、砂仁、半夏、当归各三钱　桃仁、黄连、神曲、陈皮各二钱　吴茱萸一钱半　人参、甘草各一钱

【功能主治】治气血俱虚，挟食积痰火心痛。

【制法】上为末，蒸饼为丸。

【用法用量】内服，日三次，次三钱。

【新注】本方能益气健脾，补血活血，降逆止呕，清热燥湿，温中止痛，消食健胃。

▶▶▶ 十全散

【又称】十补汤；十全大补汤；十全饮；大补十全散；十全大补散；千金散。

【来源】宋·《传信适用方》卷二。

【组成】人参（去芦）、白术、白芍、白茯苓、黄芪、川芎、干熟地黄、当归（去芦）、桂（去皮）、甘草（炒）各等份

【功能主治】温补气血。治虚劳喘嗽，遗精失血，妇女崩漏，经候不调等。

【用法用量】每服三钱，加生姜三片，大枣两个（擘破），水一盏半，煎八分，去滓温服，不拘时候。

【新注】本方可视为由黄芪建中汤、四君子汤、四物汤三方组成。

▶▶▶ 十补丸

【来源】清·《医学心悟》卷三。

【组成】黄芪、白术各二两　茯苓、山药各一两五钱　人参一两　大熟地三两　当归、白芍各一两　山萸肉、杜仲、续断、枣仁各二两　远志一两　五味子、龙骨、牡蛎各七钱五分

【功能主治】补气血，安心神。治血气大亏，体虚遗精，健忘，心肾不交。

【用法用量】金樱子膏为丸，每服四钱，开水送下，或用石斛四两熬膏，和蜜为丸，每早开水送下四钱。

【新注】本方能益气健脾，补气升阳，补血调血，补益肝肾，养心安神，平肝潜阳，收敛固涩。

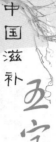

▶▶▶ 十全大补汤

【来源】宋·《太平惠民和剂局方》卷五。

【组成】人参、肉桂（去粗皮）、川芎、地黄（洗，酒蒸，焙）、茯苓（焙）、白术（焙）、炙甘草、黄芪、当归、白芍各等份

【功能主治】治诸虚不足，五劳七伤，不进饮食；久病虚损，时发潮热，气攻骨脊，拘急疼痛，夜梦遗精，面色萎黄，脚膝无力；一切病后，气不如旧；忧愁思虑伤动血气，喘息中满，脾肾气弱，五心烦闷等。

【用法用量】研为粗末，每服二钱，生姜三片，大枣一枚，水煎，不拘时服。

【新注】本方由四君子汤，四物汤加黄芪、肉桂组成，增加补气升阳，温中补阳之效。

▶▶▶ 十四味建中汤

【来源】宋·《太平惠民和剂局方》卷五。

【组成】当归（酒浸，焙干）、白芍药、白术、炙甘草、人参、麦冬、川芎、肉桂（去粗皮）、炮附子、肉苁蓉（酒浸一夜）、半夏（汤洗七次）、炙黄芪、茯苓（去皮）、熟地黄（酒蒸一夜，焙干）各等份

【功能主治】治荣卫不足，脏腑俱伤，积劳虚损，形体羸瘦，气短嗜卧，寒热头痛，咳嗽喘促，呕吐痰沫，手足多冷，面白脱色，小腹拘急，百节尽疼，夜卧汗多，梦寐惊悸，大便滑利，小便频数，失血虚极，心忪面黑，脾肾久虚等。

【用法用量】研为粗末，每服五钱，生姜三片，大枣一枚，水煎，食前服，日二至三次。

【新注】本方由十全大补汤加麦、附等组成，增加养阴、回阳、补肾、降逆作用。

▶▶▶ 七贤散

【来源】明·《外科正宗》卷三。

【组成】茯苓、山药、牡丹皮、山茱萸、熟地黄、人参各一钱

黄芪二钱

【功能主治】治疮痈溃后疼痛，淋沥不已，或精神减少，饮食无味，面色萎黄，四肢无力，自汗盗汗，睡卧不宁。

【用法用量】水二茶盏，加煨姜三片，大枣两枚，煎八分，食前服。

【新注】本方能益气健脾，滋阴补血，清热凉血，益肺补肾，补气升阳，补益肝肾。

▶▶▶ 七福饮

【来源】明·《景岳全书·新方八阵》卷五十一。

【组成】人参、熟地黄各适量 当归三钱 炒白术、炙甘草各一钱 酸枣仁二钱 制远志三至五分

【功能主治】治气血俱虚而心脾为甚者。

【用法用量】水煎服，每日一剂，早晚各服一次。

【新注】本方益气健脾，滋阴补血，活血止痛，养心安神。

▶▶▶ 人参汤

【来源】明·《证治准绳·女科》卷四。

【组成】人参、麦冬（去心）、干地黄、当归（酒洗）、芍药、黄芪、茯苓（去皮）、炙甘草各一两

【功能主治】治产后下血过多，心惊体颤，头目眩晕，或寒或热，脐腹虚胀疼痛。

【用法用量】研为粗末，每服三钱，日三次，水煎服。

【新注】本方能益气健脾，补气升阳，补血活血，养阴润肺。

▶▶▶ 人参饮子

【又称】人参饮。

【来源】金·《兰室秘藏》卷中。

【组成】麦冬二分、人参（去芦）、当归身各三分 黄芪、白芍、甘草各一钱 五味子五个

【功能主治】脾胃虚弱，气促气弱，精神短少，衄血吐血。

【用法用量】上为粗末，作一服。用水二盏，煎至一盏，去滓，稍热服。

【新注】本方能益气补中，养阴润肺，补血活血，补气升阳，收敛固涩。

▶▶▶ 人参内补散

【来源】宋·《外科精要》卷下。

【组成】芍药（炒）、黄芪（炒）、茯苓各一两　粉草（炙）一两半桂心、人参各一两　麦冬、当归（酒浸，炒）、熟地黄（自制）、木香各二两

【功能主治】治痈疽而气血虚弱者。

【用法用量】每服五钱，加生姜、大枣，水煎服。

【新注】本方能益气健脾，补血活血，清热燥湿，泻火解毒，温中补阳，养阴润肺，行气止痛。

▶▶▶ 人参地黄丸

【来源】明·《袖珍小儿》卷七。

【组成】人参（去芦）二钱　熟地黄四钱　鹿茸（酒炙）、山药（去皮）、白茯苓（去皮）、牡丹皮（去心）、山茱萸（去核）各三钱

【功能主治】婴儿、小儿颅囟开解，头缝不合。

【制法】上为极细末，炼白蜜为丸，如芡实大。

【用法用量】食远服用人参煎汤送下。

【新注】本方能益气健脾，补血活血，补阳益肾，活血散瘀，收敛固涩。

▶▶▶ 人参当归汤

【又称】人参当归散；人参当归饮；人参汤。

【来源】唐·《备急千金要方》卷三。

【组成】人参、当归、麦冬、桂心、干地黄各一两　大枣二十个粳米一升　淡竹叶三升　芍药四两

【功能主治】治产后烦闷不安。其症见心胸烦闷，呼吸气短，头

痛闷乱，骨节疼痛，晡时辄甚，与大病后虚烦相类。

【用法用量】以水一斗二升，先煮竹叶及米，取八升；去滓纳药，煮取三升。去滓，分三服。若烦闷不安，当取豉一升，以水三升，煮取一升，尽服之，甚良。

【新注】本方能益气补中，补血调血，清心除烦，温中补阳。

▶▶▶ 人参补气汤

【又称】人参补虚汤。

【来源】金·《兰室秘藏》卷中。

【组成】丁香末二分　生甘草梢、炙甘草各三分　生地黄、白芍药各五分　熟地黄二分　人参、防风、羌活、黄柏、知母、当归身、升麻各七分　柴胡一钱　黄芪一钱五分　全蝎一个　五味子二十个

【功能主治】治四肢懒倦，自汗无力。

【用法用量】上锉如麻豆大，都作一服。水二盏，煎至一盏，去滓，空心稍热服。

【新注】本方能益气补中，补血调血，温中降逆，祛风胜湿，解表止痛，清热燥湿，补气升阳，通络息风，收敛固涩。

▶▶▶ 人参养荣汤

【又称】养营汤；养荣汤。

【来源】宋·《太平惠民和剂局方》卷五。

【组成】人参、白术、甘草（蜜炙）、当归、白芍（麸炒）、黄芪（蜜炙）、陈皮、肉桂各二两　茯苓、熟地黄、五味子（酒蒸）各一两半　远志（制）一两

【功能主治】温补气血。用于心脾不足，气血两亏，形瘦神疲，食少便溏，病后虚弱。

【制法】制成细粉，炼蜜，生姜与大枣煮汁拌匀为丸，每丸三钱。

【用法用量】每服一丸，日一至两次。

【新注】本方由十全大补汤去川芎加远志、五味子、陈皮组成，

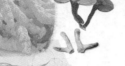

增加宁心安神，行气健脾之效。

▶▶▶ 人参黄芪汤

【来源】明·《校注妇人良方》。

【组成】人参、黄芪（炒）、当归、白术（炒）、白芍药（炒）、艾叶各一钱　阿胶（炒）二钱

【功能主治】治小产气虚，血下不止。

【用法用量】上作一剂。水煎服。

【新注】本方能益气健脾，补气升阳，补血活血，温经止血，散寒止痛。

▶▶▶ 人参鹿茸丸

【来源】清·《医级》卷八。

【组成】人参、鹿茸（酥炙）、熟地、当归、枸杞、枣仁（炒）、茯神、附子、牛膝、远志（姜汁浸，炒）、山药、沉香、苁蓉（酒浸）各一两

【功能主治】补心肾，益气血。治诸虚百损，五劳七伤。

【制法】上为末，炼蜜为丸，梧桐子大。

【用法用量】每服五十丸，盐汤送下。

【新注】本方能益气健脾，养阴补血，补益肝肾，益精安神。

▶▶▶ 人参紫金丹

【来源】清·《医宗金鉴·正骨心法要旨》卷八十八。

【组成】人参三钱　丁香、当归（酒洗）、血竭、骨碎补、五味子各一两　甘草八钱　五加皮、没药（去油）各二两　茯苓三钱

【功能主治】能提补元气，健壮脾胃，止渴生津，增长精神，和通筋血。治跌扑闪撞而气虚者。

【用法用量】研为细末，炼蜜为丸，每服三钱，淡黄酒送下。

【新注】本方能益气健脾，补血活血，化瘀止痛，温肾助阳，续筋健骨，祛风除湿。

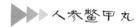 **人参鳖甲丸**

【来源】宋·《太平惠民和剂局方》卷九。

【组成】杏仁（汤浸，去皮尖，炒）、人参、当归（洗，焙）、赤芍药、甘草（炙）、柴胡（去苗）、桔梗（去芦）各一两　地骨皮、宣黄连（去须）、胡黄连各一分　肉桂（去粗皮）、木香各半两　麝香（别研）半分　鳖甲一枚（重二两者，醋炙黄色为度）

【功能主治】治妇人一切虚损，肌肉瘦悴，盗汗心松，咳嗽上气，经脉不调，或作寒热，不思饮食。

【制法】上为末，用青蒿一斤，研烂，绞取汁，童便五升，酒五升，同熬至二升，次入真酥三两，白沙蜜三两，再熬成膏，候冷，方下众药末，搜和令匀为丸，如梧桐子大。

【用法用量】每服五十丸，温酒送下，不拘时候。

【新注】本方能益气补中，补血活血，清热凉血，疏肝解郁，开宣肺气，清退虚热。温中补阳，行气止痛，开窍醒神，滋阴潜阳。

▶▶▶ **玉泉丸**

【来源】明·《仁斋直指方论》卷十七。

【组成】麦冬（去心，晒）、人参、茯苓、黄芪（半生，蜜炙）、乌梅肉（焙）、甘草各一两　瓜蒌根、干葛各一两半

【功能主治】治烦渴口干。

【制法】上为末，炼蜜为丸，如弹子大。

【用法用量】每服一丸，温汤嚼下。

【新注】本方能滋阴益气，健脾养胃，补气升阳，清热生津，涩肠敛肺，发表解肌。

▶▶▶ **加味虎潜丸**

【来源】清·《张氏医通》卷十六。

【组成】黄柏（盐酒拌，陈米饭上蒸，再炒黑）、龟板、熟地黄各三两　白芍、锁阳、虎胫骨、当归身各一两半　炮姜五钱　人参、黄芪、山药、枸杞子、牛膝各二两　五味子一两

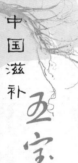

【功能主治】治下肢痿弱而厥冷。

【制法】研细末，醇酒为丸，梧桐子大。

【用法用量】每服三钱，淡盐水送服。

【新注】参见前述同名方。

▶▶▶ 加味六味地黄汤

【来源】清·《疡医大全》卷二十一。

【组成】熟地黄二两　山药、山茱萸各八钱　牡丹皮六钱　泽泻一钱　茯苓三钱　人参、麦冬各一两　黄芪五钱

【功能主治】治大肠生痈，小腹痛甚，淋沥不已，精神衰少，饮食无味，面色萎黄，四肢无力，自汗盗汗，夜不得卧。

【用法用量】水煎服。

【新注】六味地黄丸是滋阴补肾的代表，加味后突出其养阴补气之效。

▶▶▶ 河车补阴丸

【来源】明·《古今医统大全》卷四十六。

【组成】紫河车一具（用热米泔水洗净，后用麝香汤洗，用针挑去筋内红血水，漂数次者佳）　川黄柏（盐酒拌，晒干，炒褐色）二两　知母（盐酒炒）一两　人参　龟板（酥炙，去裙）各一两　熟地黄四两（酒浸）　枸杞子二两　牡丹皮、茯苓各一两　泽泻、五味子、青盐各五钱

【功能主治】治酒色过度，血气俱虚，肾脏羸惫，虚火上炎，咯血，咳嗽多痰，盗汗，劳热，渐成骨蒸。

【制法】上为细末，山药糊为丸，如梧桐子大。

【用法用量】每服五六十丸，空心白汤送下。

▶▶▶ 一阴煎

【来源】明·《景岳全书·新方八阵》卷五十一（加人参方）。

【组成】生地黄、芍药、麦冬、丹参各二钱　熟地黄二至五钱　牛膝一钱半　甘草一钱　人参一至二钱

【功能主治】治肾水真阴虚损，而脉证多阳，虚火发动，阴虚动

血等证；或疟疾伤寒，屡散之后，取汗既多，伤阴水亏，脉虚气弱，烦渴不止，潮热不退。

【用法用量】水煎服，分二次服，宜进食前服用。

【新注】本方能益气补中，补血活血，清热凉血，补益肝肾，养阴润肺。

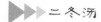 二冬汤

【来源】清·《医学心悟》卷三。

【组成】天门冬（去心）二钱　麦冬（去心）三钱　天花粉、黄芩、知母、荷叶各一钱　人参、甘草各五分

【功能主治】治上消证，渴而多饮。多用于心胃火盛，下焦燥热所致的口渴引饮为主的消渴证。

【用法用量】水煎服。一日一剂，早晚各服一次。

【新注】本方能养阴润肺，清心滋肾，清热生津，燥湿泻火，凉血止血，益气补中。

▶▶▶ 人参固本丸

【来源】明·《景岳全书·古方八阵》卷五十三。

【组成】人参二两　炒天门冬、炒麦冬、生地黄、熟地黄各四两

【功能主治】治脾虚烦热，金水不足，肺气燥热，作渴作咳，或小便短赤，涩滞如珠，大便燥结等阴虚有热之症。

【制法】研为细末，炼蜜为丸，梧桐子大。

【用法用量】每服五十至六十丸，空腹温酒或淡盐汤送下。

【新注】本方能益气补血，清热凉血，养阴润肺，清心滋肾。

▶▶▶ 大补丸

【又称】大补阴丸。

【来源】清·《医宗金鉴·妇科心法要诀》卷四十五。

【组成】天门冬（去心）　麦冬（去心）　菖蒲　茯苓　人参　益智仁　枸杞子　地骨皮　远志肉

【功能主治】治妇人形瘦，血少不孕。

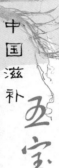

【制法】研为细末，炼蜜为丸，梧桐子大。

【用法用量】每服三十丸，空腹酒送下。

【新注】本方能益气健脾，养阴润肺，清心滋肾，开窍宁神，温脾止泻，益精明目，宁心安神。

▶▶▶ 大泽汤

【来源】清·《医醇剩义》卷四。

【组成】天门冬二钱　生地六钱　人参一钱五分　龟板八钱　麦冬一钱五分　茯神二钱　柏仁二钱　蛤粉四钱　丹参二钱　石斛二钱　灯心三尺　藕五大片

【功能主治】治阴液大亏，心火上炽，舌色绛红，边尖破碎，舌有血痕而痛者。

【用法用量】水煎服，日一剂。

【新注】本方能养阴润肺，清心滋肾，清热凉血，滋阴潜阳，益气安神，清化热痰，止血消瘀，活血祛瘀，养阴清热，清解心火。

▶▶▶ 大造丸

【又称】河车大造丸。

【来源】清·《杂病源流犀烛·脏腑门》卷九。

【组成】紫河车一具　生地黄四两　龟板、杜仲、天门冬、黄柏各一两半　牛膝、麦冬、当归身各一两二钱　人参一两　五味子五钱

【功能主治】治阴虚遗精。

【制法】紫河车捣泥，余药为末，米糊为丸。

【用法用量】每服三钱，盐汤或温酒送下，日两次。

【新注】本方能益气补血，补肾益精，养阴润肺，清心滋肾，清热燥湿，滋阴潜阳，补益肝肾，收敛固涩。

▶▶▶ 小太平丸

【来源】明·《寿世保元》卷六。

【组成】人参二分　五味子、徽墨各三分　天门冬（去心）五分　麦冬二钱　玄参八分

【功能主治】治久咳喉痛。

【用法用量】研为细末，炼蜜为丸，噙化服，痰多加贝母。

【新注】本方能益气生津，补肾养心，养阴润肺，清心滋肾，解毒散结。

▶▶▶ 天门冬汤

【来源】明·《奇效良方》卷五十。

【组成】天门冬（去心）、远志（去心，甘草煮）、黄芪、白芍药、麦冬（去心）、藕节、阿胶（蛤粉炒）、生地黄、当归、人参、没药、炙甘草各一钱

【功能主治】治思虑伤心，吐血衄血。

【用法用量】加生姜五片，水煎，不拘时服。

【新注】本方能养阴润肺，清心滋肾，宁心安神，补气升阳，滋阴止血，清热凉血，益气补中，活血止痛。

▶▶▶ 门冬饮子

【又称】麦冬饮；门冬饮。

【来源】元·《医垒元戎》。

【组成】人参、枸杞、白茯苓、甘草各三钱　五味子、麦冬各半两

【功能主治】治老弱虚人大渴，肺虚，皮肤干燥，日渐黑瘦。

【用法用量】上为粗末，加生姜，水煎服。

【新注】本方能益气健脾，养阴补血，益胃润肺，收敛固涩。

▶▶▶ 天一生津饮

【来源】清·《证治宝鉴》卷四。

【组成】怀生地　人参　天花粉　天门冬　麦冬　肥知母　宣木瓜　白芍　当归　生甘草　升麻

【功能主治】养血滋水，治消渴。

【用法用量】水煎服。

【新注】本方能清热生津，益气补中，养阴润肺，清心滋肾，滋阴润燥，和胃化湿，补血活血，升阳举陷。

▶▶▶ **止消汤**

【来源】清·《辨证录》卷六。

【组成】石膏、人参、茯神各五钱　玄参一两　生地黄二两　知母、麦芽、谷芽、神曲各三钱

【功能主治】治消渴，大渴欲饮，一饮数十碗，始觉胃中稍快，否则胸中嘈杂，如虫上钻，易于饥饿，得食渴减，不食渴甚，属中消者。

【用法用量】水煎服，日一剂，分三次服。

【新注】本方能清热养阴，凉血生津，除烦止渴，滋阴泻火，益气安神，消食健胃。

▶▶▶ **水葫芦丸**

【来源】宋·《鸡峰普济方》卷五。

【组成】百药煎三两　甘草一两　乌梅肉、白梅肉各半两　人参、干葛、麦冬各一两半　紫苏叶半两

【功能主治】解烦渴，生津液。治冒暑伏热，欲渴引饮，口干无味。

【制法】上为细末，炼蜜为丸，如樱桃大。

【用法用量】含化一丸，不拘时候。如无百药煎，以余甘子代尤妙。

【新注】本方能润肺化痰，敛肺生津，益气补中，发表解肌，养阴润肺，行气宽中。

▶▶▶ **玉泉丸**

【来源】明·《仁斋直指方论》卷十七。

【组成】麦冬（去心，晒）、人参、茯苓、黄芪（半生，半蜜炙）、乌梅肉（焙）、甘草各一两　瓜蒌根、干葛各一两半

【功能主治】治烦渴口干。

【制法】上为末，炼蜜为丸，如弹子大。

【用法用量】每服一丸，温汤嚼下。

【新注】本方能滋阴益气，健脾养胃，补气升阳，清热生津，涩

肠敛肺，发表解肌。

▶▶▶ 玉壶丸

【来源】宋·《仁斋直指方论》卷十七。

【组成】人参、天花粉各等份

【功能主治】治消渴，引饮无度。

【制法】上为粗末，炼蜜为丸，梧桐子大。

【用法用量】每服三十丸，麦冬煎汤送下。早晚各服一次。

【新注】本方能补脾益肺，清热生津，养阴润肺。

▶▶▶ 玉石清胃汤

【来源】清·《医醇剩义》卷二。

【组成】玉竹三钱　石膏四钱　花粉二钱　麦冬二钱　蛤粉四钱　山药三钱　茯苓二钱　石斛三钱　生地五钱　人参一钱

【功能主治】胃受燥热，津液干枯，渴饮。

【用法用量】甘蔗汁半杯，冲服。

【新注】本方能养阴益胃，除烦止渴，清热生津，益肺补肾，益气健脾，益胃生津，养阴清热。

▶▶▶ 古瓦汤

【来源】宋·《三因极一病症方论》卷十。

【组成】干葛、天花粉、人参、鸡内金（洗净，焙干）各等份

【功能主治】治饮水无度，小便频数。

【用法用量】上为末，每服二钱，用多年古瓦碓碎煎汤调下，不拘时候服。

【新注】本方能解热生津，发表解肌，补脾益肺，健胃消食。

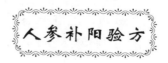

人参补阳验方

▶▶▶ 全鹿丸

【来源】明·《景岳全书·古方八阵》卷五十三。

【组成】中鹿（退毛，去皮及内脏）一只　人参、炒白术、茯苓、炙甘草、当归、川芎、生地黄、熟地黄、黄芪（蜜炙）、天门冬、麦冬、枸杞子、杜仲（盐水炒）、牛膝（酒拌蒸）、炒山药、炒芡实、制菟丝子、五味子、锁阳（酒拌蒸）、肉苁蓉、补骨脂（酒炒）、巴戟天、胡芦巴（酒拌蒸）、川续断、覆盆子（酒拌蒸）、楮实子（酒拌蒸）、杜仲、陈皮各一斤　川椒（去目，炒）、炒小茴香、沉香、青盐各半斤

【功能主治】治百损五劳七伤，肾阴亏损而致的精神衰惫，神志不安，头眩耳聋，三汗遗精，面色萎黄，腰膝无力，妇女血亏，崩漏带下等。

【制法】鹿肉加酒煮熟，横切，焙干为末，取皮及内脏入原汤煮膏，和肉末及诸药末，炼蜜和捣为丸，梧桐子大。

【用法用量】每服八十至九十丸，空腹，临卧姜汤、盐汤或白水送下，也可用温酒服下。

【新注】本方能补肾壮阳，益气补中，健脾养胃，补血活血，清热凉血，养阴润肺，清心滋肾，补气升阳，益精明目，补益肝肾，固肾涩精，温肾散寒，行气止痛。

▶▶▶腽肭脐丸

【来源】宋·《济生方》卷一。

【组成】腽肭脐一对（酒蒸熟，打和后药）、天雄（炮，去皮）、附子（炮，去皮脐）、川乌（炮，去皮尖）、阳起石（煅）、钟乳粉各二两　独体朱砂（研极细）、人参、沉香（不见火，别研）、鹿茸（酒蒸）各一两

【功能主治】治五劳七伤，真阳衰惫，脐腹冷痛，肢体酸疼，腰背拘急，脚膝缓弱，面色黧黑，肌肉消瘦，目眩耳鸣，口苦舌干，饮食无味，腹中虚鸣，胁下刺痛，心常惨戚，夜多异梦，昼少精神，小便数滑，大肠溏泄，时有遗沥，阳事不举，风虚痼冷。

【制法】上为细末，用腽肭脐膏入少酒，臼内杵和为丸，如梧桐子大。

【用法用量】每服七十丸，空心盐酒盐汤任下。

【新注】本方能暖肾益阴，温肾行气，补肾益精，温经止痛，温

肺助阳，定惊安神，益气安神，温中散寒。

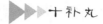 **十补丸**

【来源】明·《普济方》卷二十一。

【组成】肉苁蓉（酒浸）、菟丝子（酒浸）、牛膝（酒浸）、干山药、熟地黄、川乌头（泡）、泽泻、人参、当归、官桂（不见火）各等份

【功能主治】暖丹田。治阳损久虚下冷，夜频起。

【制法】上为末，酒糊为丸，如梧桐子大。

【用法用量】每服五十丸，空心温酒送下。

【新注】本方能补肾益精，补益肝肾，益肺渗湿，补血活血，祛风止血，利水渗湿，温中补阳。

人参平补汤

【又称】滋肾汤。

【来源】明·《仁斋直指方论》卷八。

【组成】人参、川芎、当归、熟地黄（洗，晒）、白芍药、白茯苓、菟丝子（酒浸烂，研细）、北五味子、杜仲（去粗皮，锉，姜汁制，炒去丝）、巴戟（酒浸，去心，晒）、橘红、半夏曲各半两 牛膝（酒浸，焙）、白术、补骨脂（炒）、胡芦巴（炒）、益智仁、甘草（炙）各二钱半 石菖蒲一钱半

【功能主治】肾虚声不出。

【用法用量】上锉细。每服三钱，加生姜三片，大枣两枚，食前煎吞山药丸十七粒，五更头肾气开，不得咳唾，言语默然，再进上药。

【新注】本方能平补气血，补肾助阳，温肾祛寒，补益肝肾，收敛固涩，开窍宁神。

人参补肾汤

【来源】唐·《外台秘要》卷十六。

【组成】人参、甘草（炙）、桂心、橘皮、茯苓各三两 杜仲、白术各四两 生姜五两 羊肾一具（去膏，四破） 猪肾一具（去膏，四破） 薤

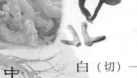

白（切）一升

【功能主治】治肾劳虚寒，腰背强直，饮食减少，气力渐羸。

【用法用量】上切。以水三斗，煮取六升，去滓，分为六服，昼夜二服。忌海藻、菘菜、生葱、桃、李、雀肉等。

【新注】本方能补肾益精，益气补中，健脾养胃，补益肝肾，通阳散结。

▶▶▶ 人参鹿茸丸

【来源】清·《圣济总录纂要》卷九。

【组成】人参、黄芪（蜜炙）、杜仲（盐酒炒）、山茱萸各三分　鹿茸、天花粉、炙桑螵蛸各一两　炙鸡内金四枚　菟丝子（酒煮）一两半

【功能主治】治肾气不足，肢体瘦弱无力，小便频数。

【制法】研为细末，炼蜜为丸，梧桐子大。

【用法用量】每服三十至四十丸，大枣煎汤送下，日两次。

【新注】本方能补肾益精，益气安神，补脾益肺，补气升阳，补益肝肾，清热生津，固精缩尿，消食化积。

▶▶▶ 人参蛤蚧丸

【来源】清·《医级》卷九。

【组成】人参一两　胡桃（取紫衣者）、补骨脂、菟丝子、芡实各二两　龙骨、牡蛎、益智仁、川椒各一两　首乌、萸肉、山药各三两　鹿鞭一条（横切）　雀脑五十个（煮）　蛤蚧一对

【功能主治】治妇人气血不足，胞宫虚冷，精滑不能受孕；男子衰滑易遗。

【制法】将蛤蚧刷去浮鳞，去头、足，浸一日，洗净，炙用。先将胡桃、雀脑捣，再入余药末，溶鹿胶为丸。

【用法用量】每服三四钱，白汤送下。

【新注】本方能益气安神，补肾助阳，固肾涩精，平肝潜阳，壮阳益精。

▶▶▶ 干地黄丸

【来源】宋·《圣济总录》卷五十二。

【组成】熟干地黄三两半　白茯苓（去黑皮）、肉苁蓉（酒浸，去皱皮，切，焙）、山芋、山茱萸、蛇床子（微炒）、续断、黄芪（炙，锉）、覆盆子（去萼）、石斛（去根）、巴戟天（去心）、泽泻、附子（炮裂，去皮脐）各一两半　菟丝子（酒浸，别捣）、桂（去粗皮）、牡丹皮、杜仲（去皱皮，锉，炒）、人参、鹿茸（去毛，酥炙）各一两一分

【功能主治】治肾脏虚损，腰重不举，阳气痿弱，肢体瘦瘁。

【制法】上为末，炼蜜为丸，如梧桐子大。

【用法用量】每服三十丸，空腹温酒送下，一日三次。

【新注】本方能益气健脾，补肾益精，补益肝肾，温肾壮阳，补气升阳，益胃生津，温中补阳，利水渗湿，清热凉血。

▶▶▶ 千金补肾丸

【来源】唐·《备急千金要方》卷六。

【组成】山茱萸、干姜、巴戟天、芍药、泽泻、桂心、菟丝子、黄芪、干地黄、远志、蛇床子、石斛、当归、细辛、苁蓉、牡丹、人参、甘草、附子各二两　菖蒲一两　羊肾二枚　防风一两半　茯苓三两

【功能主治】补肾。治肾虚劳聋、气聋、风聋、虚聋、毒聋、久聋、耳鸣。

【制法】上为细末，炼蜜为丸，如梧桐子大。

【用法用量】食后服十五丸，一日三次，加至三四十丸。

【新注】本方能补益肝肾，回阳温中，补肾益精，补气升阳，补血活血，益气健脾，宁心安神，温肾助阳，益胃生津，祛风止痛，回阳救逆，开窍宁神。

▶▶▶ 广嗣良方

【来源】明·《墨宝斋集验方》卷上。

【组成】山茱萸（水浸，去核）五两　天门冬（水浸，去心皮）五两麦冬（水浸，去心）五两　黄芪（去皮，蜜炙）二两　补骨脂（酒浸，水洗，

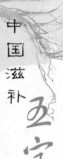

炒黄）八两　菟丝子（拣净，酒浸一宿，晒干）三两　当归（酒洗，去芦，全用）二两　覆盆子（微炒）三两　蛇床子（水洗净，微炒）三两　枸杞子（去枝蒂）　川巴戟（酒浸，去心）三两　山药（洗净）一两　熟地黄（酒浸，捣如泥）三两　黄犬肾（酥炙，焙干）二副　白龙骨（火煅七次，童便盐酒淬，布包悬井底三日）二两　人参一两五钱　韭子（酒洗净、炒）三两　锁阳（酒洗，酥炙）二两　白术（水洗，土拌炒）一两　杜仲（去皮，酥炙）一两五钱　陈皮（水洗，去白，微炒）一两　紫河车一具（初生男胎者佳，将米泔水洗，用银针挑破，挤出紫血，待净入水坛内，好酒二斤，封固重汤煮烂如泥）

【功能主治】治男子不育。

【制法】上为极细粉，入炼蜜，木臼内捣极匀，丸如梧桐子大。

【用法用量】每服五六十丸，渐加至八十至九十丸止，空心盐汤送下；出外减半服之。

【新注】本方能补肾益精，补益肝肾，养阴润肺，清心滋肾，补气升阳，益气健脾，壮阳固精。

▶▶▶ 小鹿茸丸

【来源】宋·《魏氏家藏方》卷十。

【组成】鹿茸（酒浸，炙）、苁蓉（酒浸，炙）、当归（去芦，酒浸）、熟地黄（洗）、茴香（淘去沙，炒）、破故纸（炒）、石斛（酒浸）、人参（去芦）、白术（炒）、五味子各一两

【功能主治】治小儿胎气不足，精血虚少，头大开解。

【制法】上为细末，酒煮面糊为丸，如麻子大。

【用法用量】每服二十丸，空腹、食前盐汤送下。

【新注】本方活血补血，补肾助阳，益胃生津，益肺健脾，收敛固涩。

▶▶▶ 无价宝

【又称】壮阳丹。

【来源】金·《伤寒标本》卷下。

【组成】川楝子二两　牛膝一两（酒浸）　槟榔一两　菟丝子一两（另研，酒浸）　蛇床子一两　干姜五钱　穿山甲一大片（酥炙）　莲肉一两（不

去心）　乳香三钱（另研）　沉香五钱（另研）　白檀香五钱（另研）　鹿茸一两（炙）　巴戟一两　大茴香一两　仙灵脾三钱　破故纸五钱　凤眼草三钱　胡芦巴五钱　人参一两　泽泻一两　山药一两　五味子一两　熟地黄二两　麦冬、肉苁蓉、茯苓各一两　白芍药五钱

【功能主治】治五劳七伤，四肢无力，腿脚沉困，骨节酸痛，面目无光，阳痿不起，下元虚冷，梦失精液。

【制法】上药除乳香、沉香、白檀香、菟丝子四味另研为细末，其余二十味各为细末，同前四味炼蜜为丸，如梧桐子大。

【用法用量】每服三十丸，增至九十丸，好酒送下，以干物压之。修合之日，加丁香一钱。

【新注】本方能疏肝行气，补益肝肾，补肾益精，温肾壮阳，回阳温中，活血祛瘀，补血活血，祛寒止痛，利水渗湿，养阴润肺，收敛固涩。

▶▶▶木香补肾丸

【来源】明·《外科正宗》卷三。

【组成】怀庆生地四两（酒煮捣膏）　菟丝子、肉苁蓉、黄精、黑枣肉、牛膝、蛇床子（微炒）、茯苓、远志各一两二钱　当归身二两四钱　丁香三钱　大茴香、木香各六钱　枸杞子一两五钱　巴戟、杜仲各一两　青盐五钱　人参五钱

【功能主治】偏坠，一名木肾，不痛不痒，渐渐而大，最为顽疾，有妨行动，多致不便；诸疝，不常举发者；及精寒血冷，久无嗣息。

【制法】上为细末，炼蜜为丸，如梧桐子大。

【用法用量】每服六七十丸，空腹温酒送下。偏坠者，灸后宜服此，俱可内消。

【新注】本方能凉血生津，健脾益肾，补益肝肾，温肾壮阳，益气健脾，宁心安神，补血活血，温中降逆，行气止痛，益精明目。

▶▶▶ 五补丸

【来源】唐·《备急千金要方》卷十九。

【组成】人参、五加皮、五味子、天雄、牛膝、防风、远志、石斛、薯蓣、狗脊各四分　肉苁蓉、干地黄各十二分　巴戟天六分　茯苓、菟丝子各五分　覆盆子、石龙芮各八分　草薢、石南子、蛇床子、白术各二分　天门冬七分　杜仲六分　鹿茸十五分

【功能主治】久服却病延年。治肾气虚损，五劳七伤，腰脚酸痛，肢节苦痛，心中喜怒恍惚不定，夜卧多梦，觉则口干，食不得味，心常不乐，多有喜怒，房室不举，心腹胀满，四肢痛痹，口吐酸水，小腹冷气，尿有余沥，大便不利。

【制法】上为末，炼蜜为丸，如梧桐子大。

【用法用量】每服十丸，酒送下，一日三次，稍加至三十丸，不得增，常以此为度。

【新注】本方能补肾益精，温肾助阳，益气健脾，补益肝肾，祛风止痛，益胃生津，养阴清热。

▶▶▶ 五味子丸

【又称】五味丸。

【来源】宋·《普济本事方》卷二。

【组成】五味子、巴戟天（酒浸，去心）、酒苁蓉、人参、熟地黄（酒浸，九蒸九晒）、菟丝子（酒浸，曝干）、覆盆子、白术、炒益智仁、炒土茴香、骨碎补、龙骨、牡蛎（盐泥固封，火烧通赤，去泥）各等份

【功能主治】能补精气止汗。治肝肾俱虚，精气不足，头晕目眩，腰膝酸软，遗精滑泄，汗出不敛等。

【制法】研为细末，炼蜜为丸，梧桐子大。

【用法用量】每服三十丸，空腹米饮送下，日二至三次。

【新注】本方补肾益精，补气健脾，滋阴补血，固精缩尿，平肝潜阳。

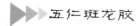 五仁斑龙胶

【来源】 明·《寿世保元》卷四。

【组成】 鹿角（连脑盖骨者佳，自解者则不用，去盖用生）五十两 人参五两 天门冬（去心皮）五两 麦冬（去心）五两 甘枸杞子八两（去蒂）川牛膝（去芦）五两

【功能主治】 生精养血，益智宁神，顺畅三焦，培填五脏，补肾精，美颜色，却病延年。治真阳元精内乏，以致胃气弱，下焦虚惫，梦泄自汗，头眩，四肢无力。

【制法】 鹿角截作三寸段，新汲淡泉井水浸洗去垢，吹去角内血腥秽水尽。以角入净坛内，注水至坛肩，用笋壳、酒纸封固其口，大锅内注水，用文武火密煮三昼夜足，时常加入沸汤于锅内，煎熬成胶听用，和药末。

【用法用量】 依病情酌量用该胶剂。

【新注】 本方能温肝补肾，益气安神，养阴润肺，清心滋肾，益精明目，补益肝肾。

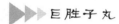 巨胜子丸

【来源】 清·《医方集成》。

【组成】 巨胜子 生地黄 熟地黄 何首乌 天门冬 枸杞子肉苁蓉 人参 山药 茯苓 补骨脂 韭菜子 巴戟天 菟丝子五味子 覆盆子 楮实子 木香 肉桂 香附 芡实 莲子肉 莲须 怀牛膝 酸枣仁 柏子仁 续断 菊花

【功能主治】 能滋阴助阳，填精益髓。治阴阳俱虚、肾寒精冷引起之阳痿滑精，遗精白浊，畏寒肢冷，腰膝无力，头晕耳鸣，盗汗，失眠等。

【用法用量】 蜜丸，每丸三钱。每服一丸，日两次，温开水送下。

【新注】 本方能补血凉血，补益肝肾，养阴清热，益精明目，益气健脾，补肾助阳，壮阳固精，行气止痛，温中补阳，疏肝理气，

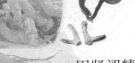

固肾涩精，养心安神，疏风清热。

▶▶▶ 化水种子汤

【又称】化水种玉丹。

【来源】清·《傅青主女科》卷上。

【组成】巴戟一两（盐水浸）　白术一两（土炒）　茯苓五钱　人参三钱　菟丝子五钱（酒炒）　芡实五钱（炒）　车前子二钱（酒炒）　肉桂一钱（去粗，研）

【功能主治】壮肾气，益肾火。治妇人膀胱气不化，水湿不行，渗入胞胎，小水艰涩，腹胀脚肿，不能受孕者。

【用法用量】水煎服。

【新注】本方补肾益精，益气健脾，固肾涩精，清肝明目，温中助阳。

▶▶▶ 牛膝丸

【来源】宋·《太平圣惠方》卷七。

【组成】牛膝一两（去苗）　柏子仁三分　桂心一两　白茯苓三分　白石英一两（细研，水飞）　黄芪一两（锉）　鹿茸一两（去毛，涂酥，炙令微黄）　五味子三分　人参三分（去芦头）　附子一两（炮裂，去皮脐）　覆盆子一两　菟丝子一两（酒浸三日曝干）　山茱萸三分　川芎三分　杜仲三分（去粗皮，炙令微黄，锉）　熟干地黄三分　防风三分（去芦头）　石斛一两（去根，锉）　肉苁蓉一两（酒洗，去皱皮，微炙）　磁石一两（烧，醋淬七遍，捣细细研，水飞）　补骨脂一两（微炒）

【功能主治】治肾脏虚损，骨痿无力，坐而难起，目视茫茫，短气不足，肌体羸瘦。

【制法】上为末，炼蜜为丸，如梧桐子大。

【用法用量】每服三十丸，食前以温酒送下。

【新注】本方能补益肝肾，益气健脾，养心安神，温肾助阳，涩精明目，补血活血，益胃生津，滋阴潜阳。

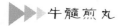 **牛髓煎丸**

【来源】宋·《太平圣惠方》卷二十六。

【组成】牛髓、羊髓、白蜜、酥、枣肉各一斤　茯神、天门冬、川芎、桂心、当归、防风、牛膝、人参、五味子、鹿角胶、菟丝子（酒浸）、熟地黄各一两　肉苁蓉（酒浸一宿，刮去皱皮，炙令干）二两

【功能主治】治精极，虚极赢瘦。

【制法】前五味熬令成膏，余药为末，拌和为丸，梧桐子大。

【用法用量】每服三十丸，空腹及晚食前温酒送下。

【新注】本方能补益肝肾，宁心安神，养阴清热，补血活血，温中补阳，补肾益精，补益精血。

长生丹

【来源】清·《年希尧集验良方》卷二。

【组成】地黄八两　山药四两　白茯神四两　何首乌半斤　女贞子六两　甜石斛半斤　枸杞六两　鹿角霜半斤　山茱萸六两　菟丝子半斤　肉苁蓉二两　鹿角胶半斤　川牛膝半斤　宣木瓜　虎胫骨四两　人参一钱　丹皮八两　杜仲一两　胡麻一斤　桑椹子一斤

【功能主治】治男子劳损赢瘦，阳事不举，精神短少，须发早白，步履艰难；妇人下元虚冷，久不孕育。

【用法用量】上为末，拌为丸。每服三钱，空心白滚水送下。

【新注】本方能补益肝肾，凉血补血，益精安神，养肝明目，益胃生津，益肺补肾，养阴补血，和胃化湿，强筋健骨，润燥祛风，滋阴生津。

长春广嗣丹

【又称】长春补药方。

【来源】明·《医方考》卷六。

【组成】人参（去芦）、天门冬（去心）、当归（酒洗）、泽泻（去毛）、山茱萸（去核）、石菖蒲（炒）、赤石脂、五味子（去梗）、覆盆子（去萼）、白茯苓、车前子、广木香、柏子仁各一两　山药（姜汁炒）、川

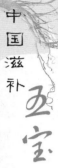

巴戟（去心）、川椒（去目与梗，及闭口者，炒出汗）、川牛膝（去芦，酒洗）、生地黄、熟地黄、地骨皮（去木与土）、杜仲各二两　远志（去芦，甘草汤泡，去心）、肉苁蓉（酒洗，去心膜，晒干）、枸杞子各三两　菟丝子（酒洗，去土，及用酒蒸，捣饼晒干）四两

【功能主治】治男妇艰嗣；男子劳损羸瘦，中年阳事不举，精神短少，未至五旬，须发早白，步履艰难；妇人下元虚冷，久不孕育者。

【新注】本方能益气健脾，补益肝肾，养阴清热，补血活血，利水渗湿，开窍宁神，涩肠止血，补肾养心，清肝明目，行气止痛，凉血补血，助阳益精。

▶▶▶ 火龙丹

【来源】清·《辨证录》卷十。

【组成】人参五两　白术五两　巴戟天、杜仲、菟丝子、麦冬各五两　肉苁蓉一大枚　破故纸、远志、肉桂各二两　黄芪八两　当归三两　北五味子一两

【功能主治】男子五脏阳气虚衰，阳事不坚，精难射远，令人无子。

【制法】上药各为末，炼蜜为丸。

【用法用量】每服五钱，酒下，服一月，即阳举可以久战矣。

【新注】本方能补肾益精，益气健脾，补益肝肾，养阴润肺，补肾助阳，宁心安神，温中补阳，补血活血，补气升阳，收敛固涩。

▶▶▶ 双补汤

【来源】清·《温病条辨》卷三。

【组成】人参　山药　茯苓　莲子　芡实　补骨脂　肉苁蓉　山茱萸肉　五味子　巴戟天　菟丝子　覆盆子

【功能主治】治老年久痢，脾肾阳虚，大便溏泻。

【用法用量】水煎服，日一剂，早晚各服一次。原方无用量。

【新注】本方能补肾益精，益气健脾，补肾助阳，益肾固精，补益肝肾，收敛固涩。

六、人参滋补汤、粥

▶▶▶ 人参莲肉汤

【主料】莲子 100 克。

【配料】鲜人参 10 克，枸杞子 5 克。

【调料】冰糖 35 克。

【制法】将鲜人参洗净改刀成片，枸杞子洗净，莲子入温水浸泡至软，去莲心同人参放入碗内，加清水适量再入冰糖置笼内隔水蒸 1 个小时左右取出即可食用。

【功效】补脾益气、养心固肾，适用于体虚气弱、神疲乏力、易出虚汗、脾虚食少、大便溏泻、心悸不眠或夜寐多梦、肾虚遗精、尿频、带下等。

【用法】佐餐食用。

▶▶▶ 人参枸杞汤

【主料】瘦猪肉 300 克。

【配料】人参 10 克，枸杞子 20 克。

【调料】盐。

【制法】1. 将猪瘦肉改刀切薄片，人参和枸杞洗干净沥去水分待用。

2. 将以上原料放入炖盅内加入清水适量，隔水炖 1 小时加入盐调好味即好。

【功效】适宜肾虚、头痛者食用。

【用法】佐餐食用。

▶▶▶ 人参莲藕猪骨汤

【主料】莲藕 500 克，猪骨 300 克。

【配料】人参 12 克，茯苓 10 克，当归 5 克，白术 5 克。

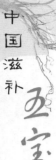

【调料】酱油、香油、盐各适量。

【制法】将人参、茯苓、当归、白术淘洗干净后，用干净纱布包裹，猪骨改刀成块，沸水焯去血水，莲藕削皮洗净切块。砂锅放入猪骨和水，大火烧开，文火炖至八成熟时放入莲藕块，调好味，至熟软时出锅即可。

【功效】补气养血、护肤养颜、去除百病、延年益寿。

【用法】佐餐食用。

▶▶▶ 人参蛤蚧汤

【主料】鸡肉 200 克。

【配料】人参片 6 克，蛤蚧 1 对。

【调料】葱姜片、盐各适量。

【制法】鸡肉切大片，与人参、蛤蚧、清水、葱姜片炖半个小时，捞出蛤蚧不用，调盐即可。

【功效】补脾益肾，对阳痿有食疗作用。

【用法】佐餐食用。

▶▶▶ 参枣汤

【主料】人参 6 克。

【配料】红枣 16 枚。

【制法】将人参和大枣洗净，入砂锅内放清水煮，代茶饮。

【功效】益气健脾，红枣能健脾和胃，对贫血患者有提高血红蛋白的作用。

▶▶▶ 人参银耳鸽蛋汤

【主料】人参 10 克，银耳 20 克，鸽蛋 25 克。

【配料】猪精肉 35 克，水发冬菇 20 克。

【调料】大葱 5 克，盐、鸡汤、食用油各适量。

【制法】1. 将人参洗净，切薄片。银耳去杂质，用热水泡发至松软，鸽蛋打入 70 度热水中制成荷包蛋待用。

2. 将猪精肉改刀成片，水发冬菇改成抹刀片，入沸水焯熟，银耳改刀成大块，葱切段备用。

3. 将锅内放底油适量，待油热后下入葱段煸香，放肉片炒至断生，放入鸡汤、人参、水发冬菇及上述原料烧开，撇去浮沫调好味，盛入大汤碗内即成。

【功效】补血气，益阴阳，适于体虚之人。

【用法】佐餐食用。

▶▶▶ 核桃人参汤

【主料】人参10克，核桃仁30克，生姜片5克。

【配料】冰糖。

【制法】将核桃仁、人参、生姜同入砂锅中加水适量煎汁一碗，去生姜片，再加入冰糖炖5分钟即成。

【功效】补气温肾安神。

【用法】佐餐食用。

▶▶▶ 人参滋补汤

【主料】活鲫鱼300克。

【配料】人参10克，山药100克，红枣30克，芡实20克，陈皮3克。

【调料】盐、胡椒粉、葱姜末、高汤各适量。

【制法】1. 将活鲫鱼制净，加入料酒、盐、葱姜末、胡椒粉调味，人参切片，红枣去核，山药去皮切滚刀块待用。

2. 将鲫鱼、人参、山药、陈皮、芡实加入烧沸的高汤锅内，用小火煲1小时左右，食用时放入胡椒粉、盐调味即可。

【功效】补气血、益肝肾，适用于气血两亏之人。

【用法】佐餐食用。

▶▶▶ 参鱼汤

【主料】鲤鱼750克。

【配料】人参片3克，枣10枚。

【调料】盐。

【制法】鲤鱼制净，切大块，与人参片、枣放锅内炖半小时，用少许盐调味。

【功效】对肾炎、水肿有食疗作用。

【用法】佐餐食用。

▶▶▶ 参肚汤

【主料】水发鱼肚 150 克。

【配料】人参粉 3 克，高汤 500 克。

【调料】盐、料酒、淀粉各适量。

【制法】水发鱼肚切细丝，锅内放高汤，加水适量，放入鱼肚、人参粉烧开，勾淀粉芡，调入盐、料酒烧开。

【功效】补气填精，大补虚损。

【用法】佐餐食用。

▶▶▶ 双参汤

【主料】水发海参 2 个。

【配料】人参粉 3 克，鸡蛋 1 个，高汤 500 克。

【调料】盐、淀粉各适量。

【制法】水发海参切细丝，锅内放高汤，加清水适量，放入海参、人参粉烧开，勾淀粉芡，烧开后淋入鸡蛋液，调盐。

【功效】补中益气，兴阳壮痿。

【用法】佐餐食用。

▶▶▶ 人参糯米粥

【主料】糯米 80 克，小米 80 克。

【配料】人参粉 5 克，栗子仁 10 个，桂圆肉 15 克。

【调料】白糖。

【制法】1. 将糯米、小米淘洗干净，栗子仁切粒状。

2. 将糯米、小米、栗子仁、人参粉、桂圆肉加清水适量同煮至米熟烂，调入白糖即可。

【功效】是补气养心安神、壮腰补肾的食疗食补养生粥品。

【用法】佐餐食用。

▶▶▶ 人参莲子粥

【主料】糯米 100 克。

【配料】人参 5 克，桂圆肉 50 克，去心莲子 50 克，蜜枣 10 枚。

【调料】白糖。

【制法】1. 将糯米淘洗干净，鲜人参洗净切成粒状，蜜枣切小丁，莲子去皮后洗净。

2. 将糯米、人参、莲子、桂圆肉加适量清水同煮至米烂，再加蜜枣煮 5 分钟，调入白糖即可。

【功效】养心安神、壮腰补肾。

【用法】佐餐食用。

▶▶▶ 人参山药粥

【主料】糯米 50 克，小米 50 克，山药 80 克。

【配料】人参粉 5 克，黑米 20 克。

【调料】盐、白糖各适量。

【制法】1. 将糯米、小米、黑米淘洗干净，山药去皮洗净改成小丁。

2. 将糯米、小米、黑米加清水共煮至熟，再加入山药丁、人参粉、盐、白糖调味，煮 10 分钟食用即可。

【功效】补气，健脾，补肺，固肾，益精，治脾虚、泄泻、久痢、虚劳咳嗽、消渴、遗精、带下、小便频数等症。

【用法】佐餐食用。

▶▶▶ 人参灵芝核桃粥

【主料】小米 100 克。

【配料】人参粉 5 克，灵芝粉 3 克，核桃仁 30 克，黑芝麻 5 克。

【调料】白糖。

【制法】1. 将小米淘洗干净，黑芝麻炒香，核桃仁切碎。

2. 将小米加水煮熟再加入人参粉、灵芝粉、核桃仁煮 10 分钟，调入黑芝麻和白糖即可。

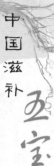

【功效】补元气、润脏腑、坚筋骨、通经脉、延年益寿，是一款中老年家常滋补养生粥类的佳品。

【用法】佐餐食用。

▶▶▶ 人参五果粥

【主料】大米100克。

【配料】人参粉5克，梨50克，菠萝50克，大枣50克，桂圆肉30克，木瓜50克。

【调料】冰糖适量。

【制法】1. 将大米淘洗干净，菠萝、梨、木瓜分别去皮切小丁，大枣温水泡软，去核切小丁。

2. 将大米加清水煮至米熟烂时，再加入人参粉、菠萝、梨、大枣、桂圆肉、冰糖煮10分钟即可。

【功效】生津止渴，滋阴润燥。

【用法】佐餐食用。

▶▶▶ 人参扁豆粥

【主料】大米100克。

【配料】人参粉3克，黄精10克，扁豆20克。

【调料】盐。

【制作】人参、黄精、扁豆、大米加清水适量，放高压锅内烧开后，焖煮20分钟，食用时加盐调味。

【功效】祛脂化湿、益气健脾。

【用法】佐餐食用。

▶▶▶ 人参莲子粥

【主料】大米100克。

【配料】人参粉2克，远志粉3克，莲子20克。

【调料】白糖。

【制作】大米洗净与人参粉、远志粉、莲子放锅内，加清水适量，大火烧开，中火熬至熟烂，加白糖调味。

【功效】补气、养心、安神。

【用法】佐餐食用。

▶▶▶ 人参栗子粥

【主料】大米 100 克。

【配料】人参粉 3 克，桂圆 10 枚，栗子 50 克。

【调料】白糖。

【制作】大米洗净与人参粉、桂圆、栗子放锅内，加清水适量，熬至熟烂，加白糖调味。

【功效】补气、安神、益肾。

【用法】佐餐食用。

▶▶▶ 人参什锦果羹

【主料】水发莲子 150 克。

【配料】人参粉 3 克，菠萝丁 50 克，橘子瓣 50 克，樱桃 20 克，去核山楂 6 个。

【调料】白糖、淀粉各适量。

【制作】锅内放清水适量，加入莲子煮熟后，调入淀粉芡，放人参粉烧开后，放入菠萝丁、橘子瓣、樱桃、去核山楂，用白糖调味。

【功效】补脾益气，养心开胃。

【用法】佐餐食用。

▶▶▶ 人参银耳粥

【主料】大米 100 克。

【配料】人参粉 5 克，银耳 25 克，百合 10 克，枸杞子 5 克。

【调料】盐、白糖各适量。

【制法】1. 将大米淘洗干净，银耳用温水泡，去根，用手撕碎，百合洗净，改刀成片，枸杞子洗净。

2. 将大米用清水煮至熟烂，再加入银耳、百合、枸杞子、人参粉煮 10 分钟食用即可，盐或糖调味。

【功效】滋阴清热，补气养血，美容养颜。

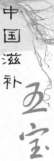

【用法】佐餐食用。

▶▶▶ 人参大补粥

【主料】大米 100 克。

【配料】鹿肉 50 克，鲜人参 5 克，肉苁蓉 10 克，黄精 5 克，枸杞子 10 克。

【调料】盐。

【制法】1. 将大米淘洗干净，鲜人参洗净切粒，肉苁蓉、黄精切碎或用剪刀剪碎装入纱布袋扎好，枸杞子去杂质洗净，鹿肉切粒焯水冲洗干净备用。

2. 将肉苁蓉、黄精药袋放锅中煮沸 15 分钟，取出药包，放入大米、人参、鹿肉同煮熟烂，再放入枸杞子煮 10 分钟调入盐即可。

【功效】补气养血，强壮身体。

【用法】佐餐食用。

▶▶▶ 人参枸杞山药粥

【主料】糯米 100 克。

【配料】人参 5 克，鲜山药 100 克，枸杞子 10 克。

【调料】盐、白糖各适量。

【制法】1. 将糯米淘洗干净，人参研成粉、去渣，鲜山药去皮切丁，枸杞子去除杂质洗净。

2. 将糯米、山药和人参粉同煮烂再加入枸杞子煮 5 分钟，加盐或白糖调好口味即成。

【功效】补气养血，山药性味甘、平，入肺、脾、肾经，具有健脾、补肺、固精、益精之功效，治脾虚、泄泻、久痢、虚劳咳嗽、消渴、遗精、带下、小便频数等症。

【用法】佐餐食用。

▶▶▶ 双参粥

【主料】大米 100 克。

【配料】人参 5 克，水发海参 2 个。

【调料】盐。

【制法】1. 将大米淘洗干净，鲜人参洗净切成小丁，水发海参也切成小丁。

2. 将大米、人参丁，加适量清水煮至熟烂后，再加入海参丁稍煮10分钟，加盐调好口味即可。

【功效】补血壮阳，滋阴润燥，可称得上是一款高档的滋补养生粥品。

▶▶▶ 红参花生粥

【主料】大米150克。

【配料】红参5克，小粒花生米30克。

【调料】盐、白糖各适量。

【制法】1. 将大米淘洗干净，红参洗净，温水浸泡至软改刀成小粒，花生米洗净，用水浸泡两个小时冲洗干净。

2. 将大米、红参、花生米加水共煮至熟烂，可加盐或白糖调味即可。

【功效】大补元气，悦脾和胃，润肺理气，降胆固醇。

【用法】佐餐食用。

▶▶▶ 人参龙眼粥

【主料】大米150克。

【配料】人参粉5克，龙眼肉10克。

【调料】白糖。

【制法】1. 将大米洗净与人参粉、龙眼肉加适量水同煮至熟，再加入白糖调味即可。

【功效】补益心脾，安神益智。

【用法】佐餐食用。

▶▶▶ 人参核桃粥

【主料】大米150克。

【配料】人参5克，核桃仁10个，蜜枣10个。

【调料】盐、白糖各适量。

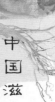

【制法】1. 将大米淘洗干净，鲜人参洗净改刀成粒，核桃仁切小粒，蜜枣也切成小粒状。

2. 将大米、人参、核桃、蜜枣加水煮至米烂汤稠，加盐或白糖调味即可。

【功效】大补元气，润肠通便。

【用法】佐餐食用。

▶▶▶ 人参苡仁茯苓粥

【主料】大米100克。

【配料】人参5克，薏苡仁30克，茯苓15克。

【调料】盐、白糖各适量。

【制法】1. 将大米淘洗干净，薏苡仁洗净，温水浸泡至透，茯苓洗净切碎。

2. 生晒人参研成粉，去渣备用。

3. 将大米、薏苡仁、人参粉、茯苓同入锅内加足量水，旺火烧沸后，再改用小火煮，煮时不要翻搅，煮约50分钟至米粒开花，加盐或白糖调味盛出即可。

【功效】具有大补元气、利水渗湿、健脾安神之功效，适用于水肿、小便不利、心悸、失眠等症。

【用法】佐餐食用。

▶▶▶ 人参松仁粥

【主料】小米100克。

【配料】人参5克，松仁20克。

【调料】盐、白糖各适量。

【制法】1. 将小米淘洗干净，松仁也洗干净。

2. 将鲜人参洗净，改刀成米粒状。

3. 锅置火上加清水、小米、人参、松仁同煮至米烂，加盐、白糖调味即好。

【功效】具有大补元气、生津润肺、益肾和中、润肠通便之功效。

【用法】佐餐食用。

▶▶▶ 人参红枣小米粥

【主料】小米 150 克。

【配料】人参 50 克，红枣 10 枚，枸杞子 10 克。

【调料】盐、白糖各适量。

【制法】1. 将小米淘洗干净，红枣、枸杞子洗干净。

2. 将生晒人参研成粉，去渣备用。

3. 将锅内加入适量清水，旺火烧沸后倒入小米、人参粉、红枣，搅匀烧沸，改用小火熬煮 1 小时，放入枸杞子调入盐、白糖煮 5 分钟，盛出即可。

【功效】具有补中益气、养血明目之功效，适用于脾虚气弱、食少便溏、倦怠乏力、眩晕、目昏不明等症。

【用法】佐餐食用。

▶▶▶ 人参虫草补身粥

【主料】糯米 100 克。

【配料】人参粉 5 克，冬虫夏草 5 克。

【调料】冰糖。

【制法】1. 将糯米淘洗干净，冬虫夏草洗净、焙干，研成细末。

2. 将糯米与人参粉、冬虫夏草粉和冰糖一并放入砂锅内，加清水适量煮至米熟烂为度，食用即可。

【功效】大补元气，滋补肺肾，壮阳补虚，是一款高档的食疗养生粥类佳品。

【用法】佐餐食用。

▶▶▶ 人参燕窝粥

【主料】糯米 100 克。

【配料】人参粉 5 克，燕窝 15 克，高汤 500 克。

【调料】盐、白糖各适量。

【制法】1. 将糯米淘洗干净。

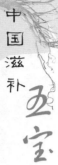

2. 将燕窝放入装有沸水的汤碗中，加盖浸泡待水晾凉后，换清水择去绒毛和污物，洗净后，另取一碗加高汤，同燕窝入笼蒸30分钟，使燕窝完全胀发，撕碎待用。

3. 将糯米、人参粉、燕窝共煮至熟烂可食为度，调入盐、白糖即可食用。

【功效】养阴益气，润燥补虚，是一款高档的滋补养生粥品。

【用法】佐餐食用。

▶▶▶ 人参淡菜二米粥

【主料】糯米50克，小米50克。

【配料】人参粉5克，淡菜50克。

【调料】花雕酒、盐、姜汁各适量。

【制法】1. 将糯米、小米淘洗干净，淡菜浸洗干净，水泡半日。

2. 将糯米、小米、人参粉、花雕酒、姜汁加适量水，同煮至米熟烂，再放入淡菜煮20分钟加盐调味即可。

【功效】人参大补元气，淡菜性味咸温，补肝肾，益精血，是阳痿、虚劳、带下者的食疗食补养生粥品。

【用法】佐餐食用。

▶▶▶ 参杏滋补粥

【主料】糯米50克，黑米50克。

【配料】人参5克，银杏20克。

【调料】盐、白糖各适量。

【制法】1. 将糯米、黑米淘洗干净，人参洗净切粒状，银杏去皮拍碎，加水同煮至米熟烂，加盐、白糖调味即可。

【功效】银杏性味甘、苦、涩，有小毒，入肺、肾经，敛肺气，定痰喘，缩小便，适用于肺虚久喘、遗尿等症。

【用法】佐餐食用。

▶▶▶ 参苓粥

【主料】红薯250克，粳米150克。

【配料】人参3克，白茯苓10克，生姜3克。

【制法】1. 将人参和生姜洗净，改刀切薄片，茯苓捣碎浸泡半个小时，用砂锅煎汁待用。

2. 将粳米淘洗干净，红薯去皮洗净，改刀成长方条待用。

3. 将砂锅置火上放入清水适量，依次下入人参、生姜片、粳米、茯苓粉、红薯条，煮成粥即好。

【功效】慢性胃炎患者食用尤佳。

【用法】佐餐食用。

▶▶▶ 仙人粥

【主料】粳米80克。

【配料】人参10克，制首乌40克，红枣10枚。

【调料】红糖适量。

【制法】1. 将人参洗净切薄片，制首乌水煎取浓缩汁去渣，红枣去核，粳米淘洗干净。

2. 将药汁同粳米、红枣同入砂锅，待粥将熟时放入红糖，稍煮待沸即可。

【功效】补益养血，益寿延年，适用于血虚、须发早白、面色萎黄之人。

【用法】佐餐食用。

▶▶▶ 人参黄芪粥

【主料】大米150克，糯米60克。

【配料】人参8克，黄芪60克。

【制法】1. 将人参洗净切薄片，同黄芪用水煎取浓汁。

2. 将大米、糯米淘洗干净，入砂锅熬粥至沸，放入人参和黄芪的浓缩汁，待粥熟时加入白糖搅拌均匀即可。

【功效】益气养血，适用于气血两亏之人。

【用法】佐餐食用。

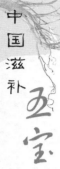

七、人参滋补美食菜肴

▶▶▶ 双参里脊片

【主料】猪里脊300克。

【配料】鲜人参10克，海参200克，青豌豆50克，竹笋50克，香菇50克，大葱白30克，生姜5克。

【调料】盐、香油、老抽、花雕酒、水淀粉各适量。

【制法】1. 将发好的海参，猪里脊肉切片，香菇洗净切丝，竹笋切片，人参洗净切片，大葱切断。

2. 将猪里脊片上蛋清粉浆，倒入三四成热的油内滑熟，倒入漏勺内。海参用沸水焯烫。

3. 锅置火上放入适量油，下入葱段炸香，人参片以及提取液放入锅内，再下入里脊片，人参调好味，勾水淀粉淋入香油，翻炒均匀即好。

【功效】大补元气，消除疲劳，强化身体，适用于久病体虚不复或年老体衰、精神萎靡身体疲倦者。

【用法】佐餐食用。

▶▶▶ 滑溜参杞肉片

【主料】猪里脊肉350克。

【配料】鲜人参15克，枸杞子20粒，鸡蛋1个，豌豆20克，黄瓜20克，冬笋20克。

【调料】盐、花雕酒、大葱、生姜、高汤、白糖、湿淀粉各适量。

【制法】1. 将里脊除去筋膜，片成柳叶片，用花雕酒、盐腌一会儿，用鸡蛋清、淀粉调糊浆拌好。

2. 将人参先洗净，斜切薄片，黄瓜和冬笋切成菱形片，大葱切豆瓣丁，生姜切末，枸杞子泡软洗净。

3. 锅置火上，注入宽油烧至四成热时，将里脊片下锅滑熟，捞出沥净油分，锅内少留底油，下葱、姜，烹入花雕酒，投入里脊片、豌豆、高汤、冬笋、人参片、枸杞子，随即加入盐、白糖调好口味，勾湿淀粉，淋明油出锅装盘即可。

【功效】滋补元气，强壮身体，适宜于体质虚弱、自汗盗汗、咳嗽气喘者。

【用法】佐餐食用。

▶▶▶ 参归腰花

【主料】猪腰 500 克。

【配料】鲜人参 10 克，当归 10 克，山药 50 克。

【调料】盐、花雕酒、酱油、白糖、大葱、生姜、香油各适量。

【制法】1. 将猪腰去膜和白筋，改荔枝花刀，入沸水焯一下。

2. 将山药去皮改刀成菱形片，大葱切豆瓣丁，生姜切末。

3. 将鲜人参洗净改刀成薄片，当归洗净，水煎煮取浓缩汁备用。

4. 将锅置火上放宽油，烧五至六成热时下腰花和山药冲炸一下捞出沥净油分，锅留底油适量，放葱姜略煸，烹入花雕酒，随即倒入腰花、山药片，调入盐、酱油、白糖，翻炒均匀，调好口味，勾湿淀粉芡，淋香油装盘即好。

【功效】猪腰性味咸、平。与人参当归同烹，补气血，壮腰肾，适宜于肾虚腰痛、身面水肿、遗精、盗汗等人。

【用法】佐餐食用。

▶▶▶ 红焖人参肘子

【主料】猪肘子 1 只（1500 克）。

【配料】鲜人参 10 克。

【调料】老抽、盐、白糖、大料、花椒、大葱、生姜、清汤、花雕酒各适量。

【制法】1. 将猪肘子用火烧焦外表毛皮，以温水浸泡，除净外

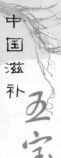

表杂质，冲洗干净，入锅内煮（加大料、花椒、料袋），煮至七八成熟，捞出晾凉后，改刀卤成 3 厘米见方的块备用。

2. 将鲜人参洗净改刀成片，大葱切豆瓣丁，生姜切末。

3. 锅置火上放适量底油，葱、姜爆锅，烹入花雕酒放肘子块、清汤、老抽、白糖、盐、人参片，烧焖至熟烂，调好口味，翻炒均匀，勾湿淀粉芡，淋明油出锅即可。

【功效】猪肘子性味甘、咸，滋阴润燥，治热伤病、伤津、消渴羸瘦、便秘，补元气，治病后虚弱、久虚不复有食补功效。

【用法】佐餐食用。

▶▶▶ 参羊猪尾

【主料】净猪尾 6 条。

【配料】人参片 6 克，淫羊藿 15 克，枣 10 枚。

【调料】盐、酱油各适量。

【制法】猪尾斩寸段，用沸水焯，淫羊藿水煎取汁，将猪尾、人参片、淫羊藿汁、枣加水适量，调入酱油、盐，大火烧开，小火煨熟。

【功效】补肾壮阳，对阳痿、早泄有食疗食补作用。

【用法】佐餐食用。

▶▶▶ 人参烧羊排

【主料】羊排 600 克。

【配料】人参 15 克，水发香菇、玉兰片各 25 克。

【调料】葱、姜、酱油、盐、老抽、水淀粉、花雕酒各适量。

【制法】1. 将人参洗净切片水煎，取浓缩汁 10 克，水发香菇、玉兰片改刀切片待用。

2. 将羊排改刀成 6 厘米左右的块，入沸水锅焯去浮沫，改用高压锅加入人参片，开气算起 8 分钟取出。

3. 锅置火上加入适量底油入葱段、姜片爆香。烹入花雕酒，再放入熟羊排、水发香菇、玉兰片和人参浓缩汁调好味，勾水淀粉芡，淋入香油翻炒均匀即可。

【功效】温中补虚，益气生津。适宜于肺虚咳嗽、脾虚食少、虚劳瘦弱、精神疲乏、心悸盗汗、产后虚冷及中老年气虚体弱等症。

【用法】佐餐食用。

▶▶▶ 红参当归煨牛尾

【主料】牛尾 750 克。

【配料】红参 15 克，当归 20 克，火腿肉 50 克，淮山药 100 克。

【调料】盐、料酒、白糖、大葱、生姜、大骨汤、鸡汤各适量。

【制法】1. 将牛尾去皮毛，剁成 5 厘米长的段，清水浸泡 3 个小时，用沸水煮去血水，冲洗干净，大葱切段，生姜切片备用。

2. 人参洗净温水泡软改刀成片，当归洗净，火腿肉改刀成长方片，淮山药去皮改刀成长方块。

3. 将砂锅内放入牛尾、人参、当归、葱段、姜片、料酒、白糖、大骨汤、鸡汤，旺火烧沸撇去浮沫，改用文火煨至熟烂，再加入火腿、淮山药煨制，20 分钟后取出食用即可。

【功效】补气养血，益肾精，补气补虚。

【用法】佐餐食用。

▶▶▶ 参羊牛尾

【主料】净牛尾 2 条。

【配料】人参片 6 克，淫羊藿 15 克，枣 10 枚。

【调料】盐、酱油各适量。

【制法】牛尾斩寸段，用沸水焯，淫羊藿水煎取汁，将牛尾、人参片、淫羊藿汁、枣加水适量，调入酱油、盐，大火烧开，小火煨熟。

【功效】补肾壮阳，对阳痿、早泄有食疗食补作用。

【用法】佐餐食用。

▶▶▶ 参汤卤鹿肉

【主料】鹿肉 1500 克。

【配料】人参 10 克，甘草 15 克，山奈 2 克，丁香 15 克，草果 2

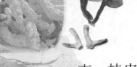

克，桂皮2克，小茴香2克，砂仁3克，紫蔻15克，白芷2克。

【调料】盐、白糖、生姜、料酒各适量。

【制法】1. 将鹿肉改刀成大方块剔去驴肉上的筋膜，用清水浸泡两个小时，入沸水锅中焯去血水捞出备用。

2. 将锅中放入清水适量，把人参、甘草、山奈、丁香、草果、桂皮、小茴香、砂仁、紫蔻、白芷、生姜用纱布包扎好，同鹿肉一同入锅中，放盐、白糖、料酒。

3. 锅置火上放适量底油，下白糖1两熬成糖色一并放入煮锅内，用旺火烧沸撇去浮沫，再改用小火慢煮约两小时，以肉熟烂为度，捞出鹿肉切成薄片，装盘淋少许卤汁食用即可。

【功效】大补元气、补脾益肺、生津止渴。适宜于脾气不足、消渴、虚脱、气短、喘促、盗汗等症。

【用法】佐餐食用。

▶▶▶ 养生鹿尾煲

【主料】鹿尾1根，鸡腿2个。

【配料】生晒人参5克，火腿肉100克，大枣10枚，枸杞子5克，松茸100克。

【调料】盐、料酒、生姜、鸡清汤各适量。

【制法】1. 将鹿尾洗净改刀成5厘米长的段，用沸水焯去血水，鸡腿改刀成5厘米长的块。

2. 将生晒人参用温水浸泡至软改刀成片，火腿肉改刀成长5厘米，宽2.5厘米左右的块，松茸改刀成片，大枣浸泡至发软去核，枸杞子洗净，生姜切丝备用。

3. 将砂锅洗净，放鹿尾、鸡腿肉、松茸、人参、火腿肉、大枣、枸杞子、生姜丝，用文火煲至熟烂为度，加盐调好口味，食用即可。

【功效】鹿尾性甘咸，配以人参、松茸同烹，可暖腰膝、益肾精，治阳痿、遗精腰痛，是补气补虚的一道高档滋补养生佳肴。

【用法】佐餐食用。

▶▶▶ 尕人参鹿肉丸子

【主料】鹿肉 750 克。

【配料】生晒人参 10 克，大枣 20 克，鸡蛋。

【调料】盐、鸡清汤、花雕酒、大葱、生姜各适量。

【制法】1. 将鹿肉去筋，冲洗干净，用刀剁成泥茸，大葱切丝，姜切末。

2. 将生晒人参研粉去渣，鹿肉加盐、花雕酒、鸡蛋清，顺时针搅匀上劲。

3. 锅置文火放入高汤至 70 度左右，将肉挤成丸子下锅，熟后调好口味即好。

【功效】具有大补元气，固脱生津，安神，壮元阳，益肾，消渴之功效。

【用法】佐餐食用。

▶▶▶ 人参蒸鹿肉

【主料】鹿肉 400 克。

【配料】鲜人参 15 克。

【调料】盐、花雕酒、味精、胡椒粉、生姜、大葱、鸡清汤各适量。

【制法】1. 将鹿肉去筋膜，改刀成薄片，大葱切段，生姜切片。

2. 将鲜人参洗净切薄片。

3. 将鹿肉放入蒸碗内，再放入葱段、生姜片、盐、胡椒粉拌匀，腌渍 30 分钟，加入鸡清汤，再加入人参片，置笼内，蒸 40 分钟即可。

【功效】具有补元气、益五脏之功效。适宜气血两亏、五脏虚弱、怠倦、乏力等症。

【用法】佐餐食用。

▶▶▶ 人参鹿茸烧甲鱼

【主料】甲鱼 1 只（750 克）。

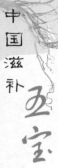

【配料】鲜人参 10 克，鹿茸 4 片，牛鞭 100 克。

【调料】盐、老抽、海鲜酱、花雕酒、白糖、葱段、姜片、鸡清汤、湿淀粉各适量。

【制法】1. 将甲鱼宰杀，去内脏冲洗干净，入沸水中焯去血水。

2. 将鲜人参洗净切薄片，鹿茸洗净温水泡软，牛鞭洗净改刀成鞭花，高压锅加水开锅算起 8 分钟即取出待用。

3. 锅置火上，放适量底油，用葱、姜片炸锅，烹入花雕酒、鸡清汤，放甲鱼和牛鞭、人参、鹿茸片，旺火烧开撇去浮沫，再放入海鲜酱油、老抽、白糖、盐，烧至熟烂，勾湿淀粉芡汁淋明油出锅装盘即可。

【功效】补气养血、温补肾阳、滋阴益气，适宜于阳痿滑精、腰痛肢软、身体虚弱等症，是食疗、食补的养生保健菜肴。

【用法】佐餐食用。

▶▶▶ 红参甲鱼石锅煲

【主料】甲鱼 1 只（750 克）。

【配料】红参 10 克，贝母 5 克，柴胡 5 克。

【调料】盐、花雕酒、鸡清汤、胡椒面各适量。

【制法】1. 将红参泡发透，改刀成薄片，贝母、柴胡洗净装入纱布袋内扎好。

2. 将甲鱼宰杀制净，改刀成肉块，用沸水焯去血水。

3. 将鸡清汤、红参、料袋、盐、花雕酒同放石锅中置旺火上烧沸，文火煲 1 小时左右，以甲鱼熟烂为度，洒少许胡椒面即可。

【功效】补元气，滋肝肾，养阴润，清热化痰，对于阴液不足所致的口干咽燥有辅疗作用。

【用法】佐餐食用。

▶▶▶ 参杞煨甲鱼

【主料】甲鱼 1 只（750 克）。

【配料】火腿 35 克，西兰花 100 克，生晒人参 10 克，枸杞子 20 粒。

【调料】盐、花雕酒、老抽、猪油、香油、大葱、生姜、胡椒面各适量，鸡清汤1500克。

【制法】1. 将生晒人参用温水泡软改刀成薄片，枸杞子洗净，西兰花洗净改刀成块焯水后投凉，火腿肉改刀成长方片，葱切段、姜切片待用。

2. 将甲鱼剁头放血，剥去壳，去内脏取甲鱼肉，剁成块用沸水焯去血水。

3. 将锅置火上，放猪油烧热，把葱段、姜片略煸，再下龟肉烹花雕酒，放老抽、盐、香油一起爆炒后，盛入砂锅内放鸡清汤，烧沸后撇去浮沫，再改用文火煨两个小时。

4. 将火腿片、西兰花、枸杞子，调入砂锅继续煨至汤汁稠浓、香起四溢时即可。

【功效】补肾、益精、养血、祛风湿、强筋壮骨，适用于久病经血亏虚、赢瘦乏力、虚劳咳嗽、咯血、骨蒸劳热及筋骨疼痛之人。

【用法】佐餐食用。

▶▶▶ 人参灵芝甲鱼煲

【主料】甲鱼1只（500克）。

【配料】生晒人参10克，灵芝30克。

【调料】盐、生姜、花雕酒、鸡清汤1000克。

【制法】1. 将生晒人参洗净，用温水泡软、改刀成薄片，灵芝洗净后改刀成块，生姜去皮洗净改刀成片待用。

2. 将甲鱼放入盆中，加约40度热水使其尿液排出，宰去头后用清水洗，再剥去龟壳、除内脏洗净。用沸水焯去血污。

3. 将瓦煲洗净后置旺火上，加鸡清汤、人参、灵芝、生姜、龟肉，盖好盖旺火烧沸，再改用文火煲两小时调入盐，调味即可。

【功效】人参补元气、固脱生津，龟肉性味甘咸、平，益阴补血、大补阴虚，配以灵芝，是一款益精气、补阴虚、美容养颜的滋补佳肴。

【用法】佐餐食用。

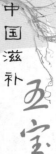

▶▶▶ 红参五圆龟

【主料】活龟 1 只（750 克）。

【配料】红参 10 克，枸杞子 10 克，莲子 20 克，红枣 15 枚，荔枝 15 粒，桂圆 15 粒。

【调料】盐、冰糖、花雕酒、大葱、生姜、胡椒面、鸡清汤、猪油各适量。

【制法】1. 将红参用温水泡软改刀成薄片，荔枝、桂圆分别剥去外壳，大葱切段、生姜切片待用。

2. 红枣用清水泡胀洗净去外皮，枸杞子洗净沥净水，莲子用清水发透、去皮膜捅去莲子心。

3. 活龟宰杀，去内脏洗净，改刀成块入沸水锅中焯去血水，捞出洗净控去水分。

4. 锅置火上注入猪油，烧至六成热时下入葱段、姜片煸炒，再下入龟肉，肉块稍煸一会，烹入花雕酒，加入盐、冰糖、鸡汤、红参，然后一起装入蒸钵内，用牛皮纸盖严，上笼蒸两个小时，取出揭下牛皮纸，拣去葱段、姜片，加入桂圆、红枣、莲子、荔枝、枸杞子、胡椒粉。

5. 将原料分别盛入装有 10 只佛跳墙的盅内，用酥面皮盖严，入烤箱内烤约 8 分钟即可。

【功效】气血双补，龟肉性味甘咸，是一款高档的滋补佳肴。

【用法】佐餐食用。

▶▶▶ 人参乌龟

【主料】乌龟 2 只。

【配料】人参 6 克，高汤 1000 克。

【调料】葱、姜、盐各适量。

【制作】乌龟去背壳斩块，用沸水汆过，放入高压锅内，加高汤、人参、葱、姜，烧开后，压 20 多分钟即可，用盐调味。

【功效】调肾益精，滋阴生血。

【用法】佐餐食用。

▶▶▶ 双参烩乌鱼蛋

【主料】乌鱼蛋 250 克，海参 100 克。

【配料】鲜人参 10 克，枸杞子 20 粒，火腿 20 克，玉兰片 20 克，青豆 20 粒。

【调料】盐、鸡油、绍酒、高汤、大葱、生姜、胡椒面、湿淀粉各适量。

【制法】1. 将水发乌鱼蛋用开水煮两个小时取出，晾凉后将其一片片地揭开，用凉水浸泡后冲洗干净，火腿改刀切丝，葱、姜也切丝。

2. 将鲜人参洗净改刀圆片，枸杞子温水浸泡，水发海参改刀切丝，同青豆、玉兰片焯水备用。

3. 将锅置火上注入高汤，放乌鱼蛋、人参、海参、玉兰片、火腿丝、枸杞子、青豆、葱姜丝，旺火烧沸，撇去浮沫，再放鸡油、盐、花雕酒调好口味，勾湿淀粉芡，撒上胡椒粉即好。

【功效】大补元气，固脱生津，安神益智，滋阴补血，益精明目，适用于目昏、眩晕、耳鸣、腰膝酸软等症。

【用法】佐餐食用。

▶▶▶ 人参鸡片

【主料】鸡脯肉 250 克。

【配料】鲜人参 10 克，黄瓜 30 克，玉兰片 30 克，水发香菇 30 克，鸡蛋 1 个。

【调料】葱末、姜末、盐、香油、鸡汤、食用油、湿淀粉各适量。

【制法】1. 将鲜人参洗净，斜切成圆薄片，水煎取浓汁，鸡脯肉切成片，黄瓜切成菱形片，水发香菇切片焯水。

2. 将鸡片放入碗内，加适量盐、鸡蛋清、水淀粉，搅拌均匀上好浆备用。

3. 锅置火上，放入足量的食用油，烧至三四成热时下入浆好的

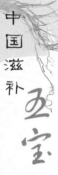
鸡片，用筷子打散，待鸡片颜色变白浮起时捞出，控尽油分。

4. 锅内留少许底油，放葱末、姜末爆锅，烹入花雕酒随即下入鸡片、玉兰片、黄瓜片、人参片和浓汁，用盐、鸡汤调好味，翻炒均匀，勾湿淀粉芡淋入香油，装盘即可。

【功效】大补元气，适宜于久病体虚之人。

【用法】佐餐食用。

▶▶▶ 人参枸杞鸡

【主料】鸡脯肉 300 克。

【配料】鲜人参 10 克，枸杞子 5 克，鸡蛋 1 个，水发香菇 25 克，香菜梗 25 克。

【调料】葱、姜、盐、高汤、花雕酒、食用油、湿淀粉、香油各适量。

【制法】1. 将鲜人参洗净切细丝，鸡脯肉改刀成丝，枸杞子淘洗干净，水发香菇切成丝，香菜梗切段，葱姜切丝备用。

2. 将鸡丝放入碗内，加盐、水淀粉、鸡蛋清搅拌均匀上好浆，另取一小碗，放入花雕酒、盐、高汤、水淀粉兑成芡汁。

3. 锅置火上放入足量的食用油，烧至三四成热时倒入鸡丝滑至变白色捞出，锅内留少许底油，下葱丝、姜丝、人参丝、煸炒出香味时，倒入鸡丝、水发香菇丝、枸杞子，迅速倒入兑好的碗汁翻炒均匀，淋入适量的香油，起锅即可。

【功效】大补元气、养血滋阴，适宜于体虚神疲眩晕之人。

【用法】佐餐食用。

▶▶▶ 红焖人参鸡块

【主料】鸡肉 750 克。

【配料】人参 15 克，口蘑 100 克。

【调料】盐、花雕酒、老抽、高汤、大葱、生姜、湿淀粉各适量。

【制法】1. 将鸡改刀成 3 厘米见方的块，入沸水锅中焯去血水备用。

2. 将鲜人参洗净改刀成片，口蘑洗净改刀成片，大葱切豆瓣丁，生姜切末。

3. 将锅置火上注入宽油下鸡块冲炸一下，捞出鸡块，锅留少许底油下入葱、姜，煸炒出香味烹入花雕酒，投入鸡块、人参片、口蘑片，放高汤、盐、老抽，旺火烧沸，撇去浮沫，小火焖至熟烂，勾湿淀粉芡，淋明油即可。

【功效】人参大补元气、固脱生津、安神，治劳伤虚损、食少、反胃、吐食、大便滑泻、虚咳、小便频数、崩漏、带下、产后乳少、病后虚弱，是一款常见简便易行的食补菜肴。

【用法】佐餐食用。

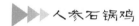 人参石锅鸡

【主料】鸡 1 只。

【配料】人参 15 克，大枣 6 枚，枸杞子 10 克，水发海参 25 克，香菇 30 克，杏鲍菇 30 克。

【调料】花雕酒、酱油、盐、冰糖、花椒、生姜、大葱、胡椒粉、高汤各适量。

【制法】1. 将鸡制净改刀切块，下沸水焯烫去血水，捞出待用。海参清洗干净改刀成条，人参洗净，香菇切片，杏鲍菇改刀成片状，葱姜切末。

2. 将石锅置火上，放入适量食用油烧热下入葱姜末爆香，烹花雕酒，随即放入鸡块、香菇、杏鲍菇、海参，再放入高汤，调好口味，烧 15～20 分钟即可。

【功效】补虚扶正，抗衰老，具有气血双补、固脱生津、安神之功效。

【用法】佐餐食用。

参菊鸡柳

【主料】鸡脯肉 300 克。

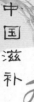

【配料】鲜人参 10 克，菊花 5 克，面粉 100 克，鸡蛋 1 个，面包糠 50 克。

【调料】盐、花雕酒各适量。

【制法】1. 将鸡脯肉洗净改刀成长约 6 厘米，宽 2.5 厘米的条，加盐、花雕酒腌渍入味。

2. 将鲜人参洗净浸泡至软，改成薄片，与菊花用水煎取浓汁。

3. 将人参和菊花浓汁加鸡蛋清、面粉、食用油和水调成糊。

4. 将锅置火上，注入宽油烧六成熟时，将鸡柳蘸面糊，再蘸面包糠，下油锅炸至熟，观其外表呈金黄色时捞起，沥干油分，装盘即可。

【功效】大补元气，鸡肉性味甘、温，益气、补精、添髓，治虚劳羸瘦、泄泻、下痢、消渴、水肿、小便频数、崩漏、带下、产后乳少、病后虚弱等症。

【用法】佐餐食用。

▶▶▶汽锅人参鸡

【主料】老母鸡 1 只。

【配料】生晒人参 15 克。

【调料】盐、绍酒、葱段、姜片各适量。

【制法】1. 将鸡制净，剁成块，入沸水内焯去血水。

2. 将生晒人参洗净，浸泡至软，改刀成片。

3. 将高压锅洗净，加入清水、鸡块、人参、葱段、姜片，置火上开锅算起，蒸 30 分钟取出葱段、姜片，加盐调好口味即可。

【功效】大壮元气，治虚劳、心衰、气短、喘促、补气血、津液不足。

【用法】佐餐食用。

▶▶▶参归山药炖母鸡

【主料】老母鸡 1 只（1500 克）。

【配料】生晒人参 15 克，当归 10 克，山药 200 克。

【调料】大葱、生姜、花雕酒、盐各适量。

【制法】1. 将老母鸡制净、冲洗干净，放砂锅中，加清水、花雕酒、葱段、姜片。

2. 将山药去皮改刀成长方块备用。

3. 将人参、当归洗净放锅中，同老母鸡用旺火烧沸，撇去浮沫，放盐、花雕酒，再改用文火炖至鸡八成熟时放入山药块，继续炖半小时即好。

【功效】益精添髓、大补元气，对气血亏虚、虚弱劳损、反胃食少、久病体衰有补益和调理功效。

【用法】佐餐食用。

▶▶▶ 天门冬人参炖乌鸡

【主料】乌鸡 1 只。

【配料】人参 15 克，天门冬 15 克。

【调料】绍酒、盐、葱、姜各适量。

【制法】1. 将乌鸡制净，鸡头鸡手全纳入鸡体内。用沸水焯去血水，另将人参和天门冬清洗干净切成薄片，姜切片，大葱切成段备用。

2. 将鸡放入盅，把人参和天门冬、葱段、姜片放在乌鸡身上，倒入清水，隔水大火烧开转至文火炖两个小时，加入盐、花雕酒，调好口味，继续炖 30 分钟即好。

【功效】补益气血，适宜于气血不足、面色无华、疲惫乏力之人。

【用法】佐餐食用。

▶▶▶ 人参乌鸡狮头

【主料】乌鸡 1 只。

【配料】生晒人参 15 克，当归 5 克，黄芪 5 克，白芍 5 克，鸡蛋 1 个，油菜 10 棵。

【调料】盐、花雕酒、高汤各适量。

【制法】1. 将乌鸡制净，剔骨去皮留净肉，剁成泥茸备用。

2. 将生晒人参研成粉末，油菜洗干净焯水。

3. 将锅内加清水，放当归、黄芪、白芍，煎煮20分钟取浓汁，药渣不用。

4. 将乌鸡肉加入参粉、鸡蛋、盐、花雕酒，顺时针方向搅拌上劲，然后挤成狮子头放入当归、黄芪、白芍的高汤中，中火慢慢炖至熟，放油菜心调好口味，装汤盆即成。

【功效】乌鸡性味甘平，入肝肾经，配以人参补虚养阳，大补元气，是妇女气血双补调理滋补的理想美味佳肴。

【用法】佐餐食用。

▶▶▶ 人参乌鸡

【主料】乌鸡1只（750克）。

【配料】人参片10克，桂圆肉20克，玉竹15克。

【调料】花椒、八角、盐、酱油各适量。

【制作】乌鸡斩块，用沸水汆过，放高压锅内，加入桂圆、玉竹及花椒、八角、酱油、清水适量，烧开后，压20多分钟即可，用盐调味。

【功效】大补气血，生津润燥。

【用法】佐餐食用。

▶▶▶ 人参糯米鸡

【主料】土鸡1只，糯米500克。

【配料】人参1只，红枣6枚，青豆20克。

【调料】盐、蜂蜜各适量。

【制法】1. 将土鸡洗干净，用沸水略烫一下，控去水分，将洗好的糯米、青豆放在鸡腹内，放入砂锅。

2. 再放上洗干净的人参、大枣，添清水适量加入蜂蜜、盐调好口味，上屉大火开锅，改用小火蒸至软烂入味即成。

【功效】具有大补元气、固脱生津、安神之功效。

▶▶▶ 红参菟丝炖土鸡

【主料】土鸡1只（1500克）。

【配料】红参 10 克，锁阳 5 克，菟丝子 5 克，火腿 100 克，山药 100 克。

【调料】盐、花雕酒、大葱、生姜各适量。

【制法】1. 将土鸡制净斩块，用沸水焯去血水，红参、锁阳用温水浸透切成薄片，火腿切片，山药去皮洗净，改成菱形块，菟丝子洗净待用。

2. 将土鸡放入炖盅，再放入红参片，锁阳和菟丝子用干净纱布包好同放炖盅内，加盖隔水炖 20 分钟改用中火炖 1 小时。

3. 将炖盅盖打开，再放入山药、火腿、花雕酒、盐、葱段、姜片加盖，再转用文火炖 1 小时即可。

【功效】红参补元气、生津安神，菟丝子温阳补肾、养血明目，锁阳补肾、益精血，与土鸡同烹功效尤为突出，适宜于阳痿、早泄、遗精、腰膝酸软、夜尿频以及老年性前列腺肥大等症。

【用法】佐餐食用。

▶▶▶ 参归鸡翅

【主料】鸡翅中 12 个。

【配料】人参 15 克，当归 20 克，面粉 150 克，鸡蛋 1 个。

【调料】盐、食用油、淀粉各适量。

【制法】1. 将人参洗净切成薄片，当归洗净入锅中，加清水和鸡中翅煮 20 分钟待水分稠浓时捞出。

2. 将面粉、淀粉、鸡蛋、盐、食用油加适量水调成酥糊。

3. 将锅置火上注入宽油，烧至六七成热时，把鸡翅中表面挂上酥糊，入油中炸至外表金黄色时捞出，沥去油分装盘即可。

【功效】鸡肉性味甘、温，人参大补元气，当归补血，三者同烹，温中益气、补精添髓。

【用法】佐餐食用。

▶▶▶ 酱爆参归鸡心

【主料】鸡心 300 克。

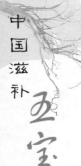
中国滋补五宝

【配料】人参 15 克，大枣 20 枚，百合 10 克。

【调料】盐、花雕酒、甜面酱、高汤各适量。

【制法】1. 将鸡心切片，用温水洗净血污。

2. 将人参洗净切薄片，大枣去核泡软，鲜百合洗净改刀成瓣片。

3. 将锅注入油烧至五成热时，放鸡心冲炸一下捞出。

4. 将锅留适量底油，下人参片、百合略炒，加甜面酱、盐，烹入花雕酒，放鸡心、高汤，调好口味，翻炒均匀勾湿淀粉薄芡，淋明油起锅即可。

【功效】气血双补、补心安神。

【用法】佐餐食用。

▶▶▶ 参杞香肝

【主料】鸡肝 300 克。

【配料】鲜人参 10 克，枸杞子 10 克，面粉 150 克，椰茸 50 克，鸡蛋 1 个。

【调料】盐、花雕酒、蚝油各适量。

【制法】1. 将鸡肝洗净改刀成片，加盐、花雕酒腌渍 30 分钟备用。

2. 鲜人参洗净改刀成薄片，枸杞子洗净，一同用水煎煮 20 分钟，取浓缩汁。

3. 将药汁、鸡蛋清、面粉加入调成糊。

4. 锅置火上宽油烧五六成热时，将鸡肝蘸面糊，再蘸一层椰茸，下油锅炸至熟，沥去油分即可。

【功效】气血双补，清肝明目，补肝益肾。鸡肝性味甘、微温，治肝虚目暗、小儿疳积、妇人胎漏等。

【用法】佐餐食用。

▶▶▶ 人参核桃鸡胗

【主料】鸡胗 750 克。

【配料】鲜人参 15 克，核桃仁 100 克，枸杞子 15 粒。

【调料】盐、花雕酒、胡椒面、海鲜酱油、香油、鸡清汤、大葱、生姜、湿淀粉各适量。

【制法】1. 将鸡胗改刀成菊花形刀口，再改刀使之成3厘米左右的块，大葱切豆瓣丁，生姜切末。

2. 将鲜人参改刀成薄片，水煎煮20分钟取浓缩汁，核桃仁用开水稍泡，剥去皮炸熟，枸杞子温水浸泡至软待用。

3. 锅置火上倒入足量食用油，待油温五成熟时投入鸡胗滑透捞出，锅留底油适量，放葱姜炸出香味，迅速倒入鸡胗与核桃仁、枸杞子。

4. 将花雕酒、盐、海鲜酱油、胡椒面、湿淀粉，兑好芡汁，倒入锅中翻炒均匀，淋香油出锅即成。

【功效】人参大补元气，核桃仁性味甘温、补气养血、润燥化痰、益命门、利三焦、温肾补阳、润肠通便，适宜于微寒肢冷、尿频、遗精、头晕眼花、大便燥结等症。

【用法】佐餐食用。

▶▶▶ 参汁双脆

【主料】猪肚头200克，鸡胗200克。

【配料】人参15克，枸杞子5克。

【调料】盐、酱油、花雕酒、大葱、生姜、高汤、湿淀粉各适量。

【制法】1. 将猪肚头筋膜除净，切成斜形花刀，再切成菱形小块，用碱水浸泡，再用清水去除碱味。鸡胗改成菊花状，切成长方形，放清水中浸泡。大葱切豆瓣丁，生姜切末。

2. 将鲜人参洗净，斜刀切成薄片，枸杞子温水泡软洗净。

3. 将猪肚头、鸡胗放入开水中烫透，捞出控去水分。

4. 锅置火上，放油烧至五成热时，把猪肚头、鸡胗放入锅中冲炸一下捞出，锅留适量底油，放葱、姜，随即下人参片，烹入花雕酒，添高汤、盐、白糖、酱油，翻炒均匀勾湿淀粉芡，淋明油出锅。

【功效】具有补中益气、健胃益脾、补虚损之功效。

【用法】佐餐食用。

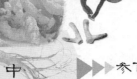

▶▶▶ 参百蒸蛋

【主料】鸡蛋 3 个。

【配料】人参粉 3 克，百合 10 克。

【调料】生抽、香油各适量。

【制法】鸡蛋打浆，调入人参粉，百合蒸熟，放入生抽、香油调味。

【功效】强心补虚，益气养阴。

【用法】佐餐食用。

▶▶▶ 酥炸鹌鹑

【主料】鹌鹑 10 只。

【配料】生晒人参 15 克。

【调料】盐、花雕酒、大葱、生姜、五香粉各适量。

【制法】1. 将生晒人参研粉，大葱切段，生姜切片。

2. 将鹌鹑冲洗干净，控干水分，用人参粉、五香粉、盐、花雕酒调匀，抹在鹌鹑体内外，腌 1 小时。

3. 将鹌鹑、葱段、姜片同放汤盅内，入笼蒸七至八成熟，取出备用。

4. 锅置火上，注入宽油烧至七成热时，将鹌鹑入油内炸至金黄色，皮酥脆即可。

【功效】具有补肺健脾、补气生津之功效，适宜于脾胃虚弱、肺燥咳嗽、气血两亏、身体羸弱等症。

【用法】佐餐食用。

▶▶▶ 人参炖乳鸽

【主料】乳鸽 2 只，火腿 150 克。

【配料】鲜人参 10 克。

【调料】盐、花雕酒、大葱、生姜、高汤各适量。

【制法】1. 将乳鸽制净，入沸水焯去血水，火腿切长方片，大葱切段，生姜切片。

2. 将鲜人参洗净，改刀成薄片。

3. 将乳鸽、火腿、人参、葱段、姜片、花雕酒、高汤同放炖锅内，旺火烧沸，撇去浮沫，改用文火炖 3 小时，调入盐即可。

【功效】大补元气，健脾益肺，宁神益智，生津止渴。

【用法】佐餐食用。

▶▶▶ 双参鸽蛋

【主料】水发海参 10 个，鸽蛋 20 个。

【配料】鲜人参 10 克，油菜心 16 个。

【调料】鸡油、老抽、海鲜酱、花雕酒、白糖、大葱、生姜、盐、鸡清汤、淀粉各适量。

【制法】1. 将鲜人参洗净改刀成薄片，水发海参剖成两半改刀成一字条，鸽蛋煮熟入冷水，晾凉后剥皮，大葱切段，生姜切片待用。

2. 油菜心洗净，加盐焯水至熟，摆盘待用。

3. 将海参焯水，炒锅置旺火上，下鸡油，放葱段、姜片煸炒出香味，烹入花雕酒，下海参、人参、鸽蛋、白糖、老抽、海鲜酱、鸡清汤，在中火上烧至汤汁稠浓时，用湿淀粉勾芡，淋香油出锅即可。

【功效】大补元气，补肾养血，壮元阳，是一款滋补佳肴。

【用法】佐餐食用。

▶▶▶ 三参老鸭

【主料】老鸭 1 只。

【配料】鲜人参 15 克，沙参 30 克，水发海参 100 克。

【调料】盐、花雕酒、葱、姜各适量。

【制法】1. 将老鸭制净放沸水内略烫一下，鲜人参洗净，沙参去皮洗净，葱切段，姜切片，水发海参切条备用。

2. 将老鸭、人参和沙参一同放入炖盅或砂锅内，加入适量水、花雕酒、葱段、姜片，大火烧开撇去浮沫，改用文火炖两个小时使鸭子肉熟烂，再下入水发海参，加盐调好味，继续炖 30 分钟即好。

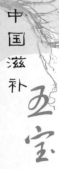

【功效】滋阴补阳、补肾益肺，适宜于阴血不足、口干咽燥，皮肤粗糙或肺燥干咳者。

【用法】佐餐食用。

▶▶▶ 红花人参鸭

【主料】鸭子1只（2000克）。

【配料】人参15克，藏红花5克。

【调料】盐、花雕酒、老抽、香油、蜂蜜、白糖、生姜、大葱、鸡清汤各适量。

【制法】1. 将鸭子开膛制净，在鸭子身上抹上盐、花雕酒、蜂蜜，放入六成热的油锅中把鸭子炸成金黄色时捞出。

2. 将人参洗净用温水泡软，改刀成片，藏红花用清水煮成稠汁备用。大葱切成段，生姜切片备用。

3. 锅置火上放入适量底油，葱段、姜片煸炒出香味时烹入花雕酒，加鸡清汤、盐、白糖并把鸭子、人参、藏红花汁同放锅内，旺火烧沸打去浮沫，改用微火煨至熟烂时取出，切成鸭片放入盘中即好。

【功效】红花性味辛温，活血祛瘀，滋阴补虚、利尿消肿、活血通经、大补元气，此菜特别针对女性，是极为有益的一道滋补佳肴。

【用法】佐餐食用。

▶▶▶ 芪参焖鸭

【主料】鸭子1只（约1500克）。

【配料】人参10克，黄芪10克，陈皮5克，银杏20粒，油菜心16棵。

【调料】盐、花雕酒、老抽、鸡清汤各适量。

【制法】1. 将鸭子制净，改刀成3厘米见方的块，入沸水锅中煮去血水，捞出冲洗干净，油菜心焯水摆盘四周备用。

2. 将人参洗净，改刀成薄片。黄芪、陈皮洗净一同煎煮，取浓缩汁，银杏去皮用温水浸泡至软透。大葱切豆瓣丁、生姜切末备用。

3. 将锅置火上放底油适量，葱姜炸锅，下入鸭块煸炒，烹入花雕酒，加盐、鸡清汤。人参、黄芪、陈皮取浓缩汁，再放入银杏小火烧至熟烂，勾湿淀粉芡，淋明油出锅装盘即可。

【功效】大补元气、固肾涩精，对脾胃虚弱、气衰血虚有补益作用，亦可作为肺结核、肺气肿及身体虚弱者的辅助治疗药膳。

【用法】佐餐食用。

▶▶▶ 玉竹人参煲全鸭

【主料】鸭子1只（约1500克）。

【配料】人参15克，玉竹50克。

【调料】盐、红葡萄酒、花雕酒、大葱、生姜、鸡清汤、香油各适量。

【制法】1. 将鸭子宰杀后除去毛和内脏，入沸水锅内煮去血水。

2. 人参和玉竹洗净，用温水泡软。葱切段、姜切片。

3. 将鸭子放砂锅内加入人参和玉竹、葱段、姜片、花雕酒、红葡萄酒，再注入鸡清汤，用旺火烧开后，撇去浮沫，盖严砂锅盖，改用文火焖煮至鸭肉熟烂，加盐调好口味滴香油食用即可。

【功效】玉竹性味甘、平，除烦闷、止渴、润肺、补五劳七伤虚损，人参大补元气配鸭肉，是一款滋阴润燥、补肺肾阴虚的滋补养生美食。

【用法】佐餐食用。

▶▶▶ 天麻参蒸鸭

【主料】鸭子1只（1500克）。

【配料】天麻40克，人参10克。

【调料】料酒、酱油、盐、大葱、生姜、鸡清汤各适量。

【制法】1. 将鸭子宰杀制净，入沸水锅内煮去血水冲洗干净备用。

2. 将人参洗净浸泡至软，改刀成薄片。天麻上笼蒸软切片。大葱切段、生姜切片。

3. 将鸭装蒸钵内，放人参、天麻、料酒、盐、酱油、鸡清汤蒸3 小时至熟烂为度食用即可。

【功效】大补元气、平肝息风、助阳气、补五劳七伤、通血脉、养肝血、平肝风，适用于神经官能症、高血压、关节炎、腰背痛等。

【用法】佐餐食用。

▶▶▶ 果鲜蛤士蟆油

【主料】水发蛤士蟆油 150 克。

【配料】人参 10 克，枸杞子 5 克，荔枝 25 个，菠萝 100 克，猕猴桃 2 个，橘子 2 个。

【调料】白糖 200 克，橙汁 20 克，淀粉适量。

【制法】1. 将蛤士蟆油择洗干净撕成碎块。

2. 鲜人参洗净改刀成薄片，水煎煮 20 分钟取浓缩汁，枸杞子洗净温水泡软，橘子去皮分成小瓣，猕猴桃去皮切成丁，荔枝去皮，菠萝去皮。

3. 锅内放水和人参浓缩汁，加入白糖与橙汁烧，然后放入蛤士蟆油、枸杞子、荔枝、橘子、猕猴桃丁、菠萝丁烧开撇去浮沫，勾湿淀粉薄芡盛入盅内即成。

【功效】气血双补，是一道高档的滋补养生菜肴。

【用法】佐餐食用。

▶▶▶ 人参蛤士蟆

【主料】蛤士蟆 10 只。

【配料】人参 10 克，山药 50 克，水发黄豆 50 克。

【调料】大葱、生姜、花雕酒、冰糖、盐、老抽各适量。

【制法】1. 将蛤士蟆用 70 度热水烫一下，捞出控净水分备用。

2. 将鲜人参洗净改刀成薄片，山药去皮改刀成厚片，葱切段、生姜切丝。

3. 锅置火上下适量底油，入葱段、姜丝，炸香锅烹入花雕酒倒入山药片、水发黄豆、蛤士蟆、人参片，用旺火烧沸，加入盐、老抽、冰糖，改用小火慢慢焖至熟透，调好口味勾湿淀粉芡，出锅即好。

【功效】大补元气、滋补肝肾、强筋壮骨，适宜于肝肾不足、头晕眼花、精力不足、肢软无力者食用，健康人食用可精力旺盛、美容健体、防病强身，是一道名贵的滋补养生菜肴。

【用法】佐餐食用。

▶▶▶ 参枣炖雪蛤

【主料】雪蛤30克。

【配料】鲜人参10克，大枣10枚。

【调料】盐、花雕酒、大葱、生姜、高汤各适量。

【制法】1. 将鲜人参洗净切片，大枣洗净去核，大葱切段，生姜切片。

2. 将雪蛤在清水中浸泡5至6小时，去污物，入沸水锅汆片刻捞出洗净，沥干水分待用。

3. 将雪蛤、人参、大枣放炖盅内隔水大火炖20分钟，改用小火炖两个小时，调入盐即可。

【功效】具有大补元气、补脾益肺、宁神益智、生津止渴之功效，适用于心衰、气短、喘促、虚脱、自汗肢冷、心悸、怔忡、久病体虚、神经衰弱等症。

【用法】佐餐食用。

▶▶▶ 脆熘参汁虾段

【主料】大虾20只。

【配料】人参15克，熟青豆20克。

【调料】盐、花雕酒、老抽、大葱、生姜、淀粉、白糖、醋、湿淀粉各适量。

【制法】1. 将大虾剥去表皮，用刀在背部片开，除去沙线、头尾，改刀成3厘米的小段。大葱切豆瓣丁、生姜切片。

2. 将生晒人参研成粉去渣，留一部分人参用水煎成浓缩汁，同

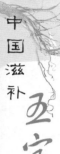

淀粉搅拌均匀加入清水调成糊。另取一小碗放人参药汁、盐、老抽、花雕酒、白糖、醋和湿淀粉兑成芡汁备用。

3. 将锅置火上注入宽油，待油温到五六成热时把虾段表面挂匀糊，投入锅内炸至外表呈金黄色时捞出，沥去油分。

4. 锅内留适量底油，放葱、姜爆香，倒入虾段和青豆迅速泼入兑好的碗汁，翻炒均匀淋明油起锅装盘即可。

【功效】人参大补元气，虾性味甘、温，入肝、肾经，能补肾壮阳、通乳，治阳痿、乳汁不下，有食补之功效。

【用法】佐餐食用。

▶▶▶ 翡翠人参虾

【主料】大虾 26 只。

【配料】人参 15 克，面粉 150 克，鸡蛋 1 个，熟青豆 30 克，菠菜 200 克。

【调料】盐、绍酒、湿淀粉各适量。

【制法】1. 将大虾剥皮背部片开除去沙线，冲洗干净，用绍酒、盐腌渍备用。

2. 将鲜人参洗净，水煎煮 20 分钟取浓缩汁。

3. 菠菜洗净用绞汁机搅碎过滤取汁。

4. 将人参浓缩汁、菠菜汁、鸡蛋、面粉、盐，调成糊待用。

5. 锅置火上，放宽油烧至五成热时，把虾段挂匀糊投入锅内炸熟，外表呈金黄色时捞出。锅留少许油，葱姜稍煸，随即放虾段、熟青豆，迅速泼入碗汁翻炒均匀，淋明油起锅装盘即可。

【功效】虾肉性味甘、温，人参大补元气，二者同烹具有补肾壮阳、通乳等食补之功效。

【用法】佐餐食用。

▶▶▶ 人参荔枝虾

【主料】荔枝 400 克，大虾仁 250 克。

【配料】人参 10 克，枸杞子 10 粒，鸡蛋 1 个。

【调料】大葱、生姜、盐、白糖、醋、淀粉、香油、高汤、绍酒各适量。

【制法】1. 将荔枝取净肉，大虾仁用盐、白糖、绍酒入味，加鸡蛋清、淀粉拌匀，人参洗净改刀成米粒状，枸杞子洗净温水泡软，大葱、生姜切末。

2. 锅内油热后，将虾仁倒入滑熟，捞出控去油分。

3. 锅热放葱姜末煸出香味，放荔枝、人参粒略炒，再放大虾仁、枸杞子，烹绍酒，调盐、白糖、高汤稍炒勾湿淀粉芡，翻炒均匀、淋醋，放香油出锅即可。

【功效】人参大补元气；枸杞子补血；荔枝性味甘酸温，生津、益血、理气、止痛，治烦渴、呃逆、胃痛、牙痛、外伤出血；虾仁性味甘、温，有补肾壮阳之功效。

【用法】佐餐食用。

▶▶▶ 迷你三吃龙虾

【主料】龙虾1只。

【配料】人参10克，小米100克，面包糠100克，鸡蛋1个，威化纸12张，枸杞子20粒，生菜球1个。

【调料】蒜蓉、辣根、海鲜酱油、盐、葱姜末、香油、白醋各适量。

【制法】1. 龙虾刺身：取龙虾肉，切薄片，盘中碎冰上放生菜叶，虾片依次码在生菜叶上，用辣根、白醋、盐、海鲜酱油兑汁蘸食。

2. 纸包龙虾：取龙虾肉，鲜人参洗净一同制成茸加盐、葱姜末上劲拌匀，包威化纸内拍一层干面粉，拖鸡蛋液蘸面包糠，下油锅炸熟，待外表呈金黄色时捞出即可。

3. 龙虾粥：将龙虾头及尾斩块，人参洗净切片与小米、枸杞子同煮至米烂，捞出虾皮放适量盐即好。

【功效】人参大补元气、固脱生津、安神；枸杞子补血；龙虾性味甘温、补肾壮阳、开胃健脾。此菜是一道高档的滋补佳肴。

【用法】佐餐食用。

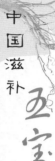

▶▶▶ 煎瓢养生虾

【主料】大虾 12 只。

【配料】鲜人参 10 克，猪里脊肉 100 克，猪肥膘肉 10 克，鸡蛋 1 个，面粉 200 克。

【调料】盐、花雕酒、大葱、生姜、高汤各适量。

【制法】1. 将大虾去虾须洗净，从背部片开取出沙线。

2. 将鲜人参洗净同猪里脊肉、猪肥膘、大葱、生姜用刀剁成泥，加鸡精、花雕酒、高汤搅匀，在虾的背部开口处，瓢入馅心备用。

3. 面粉和鸡蛋加适量清水调成糊状，锅置火上放适量底油，待油热将虾拖糊下入锅内，煎至外表呈金黄色时取出装盘即可。

【功效】虾肉性味甘、温，入肝、肾经，与人参同烹，大补元气，益肾壮阳，治阳痿、食少、倦怠、虚脱、心衰、气短、自汗、心悸等症。

【用法】佐餐食用。

▶▶▶ 人参杜仲虾

【主料】大虾 750 克。

【配料】人参 15 克，杜仲 5 克，水发银耳 50 克，黑木耳 50 克，鸡蛋 1 个。

【调料】盐、绍酒、湿淀粉、葱丝、姜丝各适量。

【制法】1. 将大虾去皮背部片开，取出沙线洗净，用干净纱布包裹挤出水分，加盐、味精调制入味，并用鸡蛋清、湿淀粉上浆。银耳和黑木耳洗净去根蒂改刀成细丝备用。

2. 将杜仲洗净，人参洗净改刀成薄片，放入锅内加清水煮取浓缩汁，放小碗内加盐、绍酒、湿淀粉兑成碗汁待用。

3. 锅置火上加宽油烧热后，放入虾球滑熟捞出，控去油分，锅内留底油适量放葱丝、姜丝，爆香锅，倒入虾球，随即将兑好的芡汁泼入，翻炒均匀即可。

【功效】补肾、强精、滋阴润燥、益胃润肠、补气养血，可作为肺热咳嗽、肝燥干渴、肾虚阳痿、胃炎、便秘等症状的食补菜肴。

【用法】佐餐食用。

▶▶▶ 参汁烤大虾

【主料】大虾4对。

【配料】鲜人参15克，枸杞子20克。

【调料】盐、绍酒、冰糖、番茄酱、白糖各适量。

【制法】1. 将人参洗净改刀成薄片，枸杞子洗干净，同入砂锅内煮，取浓缩汁备用。

2. 将大虾去除虾线洗净，放入热锅加番茄酱、盐、绍酒、冰糖和人参浓缩汁，用文火慢慢煨至汤汁稠浓红亮时起锅装盘即可。

【功效】大补元气，枸杞子性甘、平，滋肾润肺，补肝明目，与虾配食壮阳，是阳痿遗精早泄食疗、食补的美食佳肴。

【用法】佐餐食用。

▶▶▶ 人参灵芝兔

【主料】去皮兔肉（750克）。

【配料】人参粉10克，灵芝粉10克，火腿50克，西兰花200克。

【调料】盐、老抽、白糖、绍酒、五香粉、大葱、生姜、湿淀粉各适量。

【制法】1. 将兔肉选前后腿，斩成3厘米见方的块，用清水浸泡，去掉余血，沸水焯去血水，大葱切3厘米的段，生姜切末，火腿改刀成丁，西兰花改刀成小块焯熟，摆放盘的四周备用。

2. 锅置火上放底油少许，放葱段、姜末爆香锅，烹入绍酒，再入兔肉、高汤、人参粉、灵芝粉、火腿丁，调老抽、盐、白糖，大火烧沸，撇去浮沫，文火慢慢煨至熟烂，勾湿淀粉芡，翻炒均匀，淋入香油，出锅装入盘即可。

【功效】兔肉性味甘凉，入肝大肠经，此菜同人参、灵芝同烹有

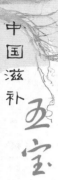

补中益气、安神益精气的滋补保健养生功效。

【用法】佐餐食用。

▶▶▶ 人参银耳炖血燕

【主料】血燕1只。

【配料】人参粉5克，油菜心1棵，银耳1朵。

【调料】鸡汤、盐、花雕酒各适量。

【制法】1. 将血燕用温水浸软，去除杂质，银耳用温水发透，油菜心洗净焯水备用。

2. 将人参粉、血燕、银耳、鸡汤、花雕酒同放炖盅内，隔水炖一个半小时，加盐调味，放入油菜心即可。

【功效】燕窝大补肺阴，人参补元气、固脱生津，对劳伤虚损、头眼昏花、妇女崩漏有辅助功效。

▶▶▶ 人参雪梨炖官燕

【主料】官燕1个。

【配料】人参5克，桂圆8个，雪梨1个。

【调料】清汤、冰糖各适量。

【制作】1. 将官燕用温水浸泡，取出杂质。

2. 将鲜人参改刀成薄片水煎煮20分钟取浓缩汁。

3. 桂圆除去外皮，雪梨去核切成小方丁。

4. 将官燕、人参浓缩汁、桂圆肉，加清汤同放炖盅内隔水炖1个小时，再放入冰糖、雪梨丁炖10分钟即可。

【功效】人参大补元气，燕窝大补肺阴，雪梨润肺清心、滋五脏之阳，桂圆肉壮阳益气补脾胃，是一款高档的滋补佳肴。

【用法】佐餐食用。

▶▶▶ 人参翡翠官燕

【主料】官燕1个。

【配料】人参5克，菠菜500克，鸽蛋2枚，西兰花1块。

【调料】盐或白糖。

【制法】1. 将官燕用温水浸泡，去杂质。

2. 将人参洗净改刀成薄片，鸽蛋煮熟剥皮，西兰花改刀成长约 6 厘米、宽约 3 厘米的长方块焯水。

3. 将菠菜洗净，榨汁机打碎，纱布虑汁待用。

4. 将官燕、人参片、菠菜汁隔水炖一个半小时，再放入鸽蛋、西兰花，按喜好口味加盐或白糖，调好口味继续炖 20 分钟即成。

【功效】人参大补元气，燕窝大补肺阴，菠菜汁养血润燥，色泽如翡翠透明，是一款不可多得的高档阴阳双补的美食佳肴。

【用法】佐餐食用。

▶▶▶ 红参龙眼官燕盅

【主料】新鲜龙眼肉 200 克，官燕 50 克。

【配料】红参粉 5 克。

【调料】冰糖、清汤各适量。

【制法】1. 将官燕用温水浸泡发透，取出杂质。

2. 将龙眼肉、发好的官燕和红参粉放炖盅内，加入清汤，加盖隔水慢火炖 1 小时。

3. 将冰糖放炖盅内再炖半个小时即好。

【功效】燕窝滋阴润肺，龙眼肉养脾健胃，红参大补元气、生津安神，治劳伤虚损，是一款高档的滋补菜肴。

【用法】佐餐食用。

▶▶▶ 软溜多宝鱼

【主料】多宝鱼 1 条（600 克）。

【配料】人参 15 克。

【调料】盐、海鲜酱油、白糖、绍酒、大葱、生姜、湿淀粉各适量。

【制法】1. 将多宝鱼制净，鱼身两面改斜刀，大葱切段、生姜切片。

2. 将人参洗净改刀成薄片，取容器放多宝鱼、人参片、葱段、

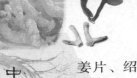

姜片、绍酒、海鲜酱油、白糖拌均匀腌渍 1 小时。

3. 将多宝鱼上笼蒸,水沸上汽时算起,8 分钟时取出,加湿淀粉勾成芡汁淋入香油搅拌均匀,浇淋鱼身上即好。

【功效】大补元气、固津生托、安神、益肾、消渴,治小便频数等症。

【用法】佐餐食用。

▶▶▶ 干烧人参鳜鱼

【主料】鳜鱼 1 条。

【配料】人参 15 克,猪五花肉 50 克,榨菜 30 克,川椒 2 个,莴笋 50 克,淮山药 50 克,银杏 15 克。

【调料】老抽、盐、白糖、花椒、高汤、大葱、生姜、海鲜酱油、花雕酒各适量。

【制法】1. 将鳜鱼制净,鱼身两面均用直刀法成纵横相交的刀纹,入热油锅内炸至呈金黄色时,捞出控干油分待用。

2. 将人参洗净改刀成丁,猪五花肉改刀成丁,榨菜切丁,川椒切丁,莴笋去皮切丁,大葱切豆瓣丁,生姜切末,淮山药去皮切丁,银杏去皮炸熟备用。

3. 将锅置火上放适量底油,放葱、姜、川椒、花椒粒稍煸,烹入花雕酒、高汤,放入炸好的鳜鱼、五花肉丁、榨菜丁、人参丁、莴笋、淮山药、银杏,调入海鲜酱油、老抽、盐、白糖,烧至入味待汤汁稠浓,观其汤汁全部渗入鱼内部时起锅即可。

【功效】鳜鱼性味甘、平,入肝、脾、肾经,与人参同烹补元气、除风湿、补虚损、强筋骨,治痨伤、风寒湿痹、产后淋沥、下痢脓血、痔瘘等症。

【用法】佐餐食用。

▶▶▶ 人参蒸鳜鱼

【主料】鳜鱼 750 克。

【配料】鲜人参 10 克,当归 5 克。

【调料】盐、花雕酒、蚝油、葱丝、姜丝、湿淀粉各适量。

【制法】1. 将鳜鱼制净改柳叶形花刀，用盐、花雕酒、蚝油拌匀入味放盘中。

2. 鲜人参洗净改刀切片，当归洗净控干水分放在鱼身上，置笼中蒸15分钟出锅。将余汁倒入锅中，调好口味勾湿淀粉芡浇淋在鱼身上，再撒上葱丝、姜丝即好。

【功效】主治五脏气血不足，气血双补，保中安神，经常食用可增强对疾病的抵抗力和自身的免疫力。

【用法】佐餐食用。

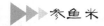 参鱼米

【主料】活鳜鱼1条（750克）。

【配料】鲜人参10克，火腿25克，松仁30克，水发香菇25克，熟青豆25克，鸡蛋1个。

【调料】盐、花雕酒、大葱、生姜、食用油、湿淀粉、香油、高汤各适量。

【制法】1. 将鳜鱼宰杀放血、刮鳞、去鳃、开膛去内脏，剁掉背鳍、腹鳍，洗净，再去皮骨，改刀成松子大小的粒，放碗内，加入盐、花雕酒、葱段、姜片，腌渍入味。

2. 将火腿、水发香菇改刀成松仁大小的粒。

3. 鲜人参洗净也改刀成松仁大小的粒。

4. 锅置火上注入花生油，烧至四成热时将松仁下油锅炸，呈金黄色时捞出，再投入鱼粒滑熟，倒入漏勺内，沥去油分。

5. 锅留适量底油，倒入人参、火腿、水发香菇、熟青豆煸炒一下，烹入花雕酒、高汤、盐，迅速放入鱼粒、松仁，翻炒均匀，调好口味，勾湿淀粉芡淋香油装盘。

【功效】补气血，益脾胃，治劳虚、赢瘦、肠风泻血。

【用法】佐餐食用。

▶▶▶ 人参贝母烧鳝鱼

【主料】鳝鱼1条（500克）。

【配料】人参15克，贝母10克，火腿100克。

【调料】盐、老抽、花雕酒、鸡清汤、大葱、生姜、海鲜酱、白糖各适量。

【制法】1. 将鳝鱼制净改刀成6厘米的段，入油锅内炸成金黄色时捞出沥去油分，大葱切段、生姜切末。

2. 将鲜人参洗净改刀成薄片，贝母洗净温水浸泡至软切片，同人参用水煎煮20分钟备用。

3. 将锅置火上放适量底油，下葱段、姜片、海鲜酱爆锅出香味，烹入花雕酒、鸡清汤、人参和贝母以及浓缩汁，投入鳝鱼段，调入盐、老抽、白糖，烧至熟透入味勾湿淀粉芡，淋明油装盘即可。

【功效】人参补元气，贝母清热化痰，鳝鱼性味甘、温，入肝、肾经，配鳝鱼同烹治痨伤、风寒湿痹、产后淋沥、下痢脓血、痔瘘，补虚损、除风湿、强筋骨，是一款烹制简便、食用性强的滋补佳肴。

【用法】佐餐食用。

▶▶▶ 砂锅人参碟鱼头

【主料】碟鱼头1个。

【配料】鲜人参15克，枸杞子3克，当归5克。

【调料】盐、花雕酒、大葱、生姜、高汤各适量。

【制法】1. 将碟鱼头制净，鲜人参洗净改刀成片，当归、枸杞子洗净备用。

2. 砂锅置火上，放入高汤、碟鱼头、人参、当归、枸杞子、葱段、姜片、花雕酒、盐，旺火烧开，再改用小火慢慢炖至汤浓鱼熟即可。

【功效】气血双补、健脾胃、补虚劳，可谓是一款高档的滋补养生佳肴。

【用法】佐餐食用。

▶▶▶ 参莲养颜鱼丁

【主料】黑鱼1条（750克）。

【配料】人参15克，鲜莲子150克，腰果50克，松仁10克，枸杞子20粒。

【调料】盐、花雕酒、鲜酱油、大葱、生姜、香油、鸡蛋清、湿淀粉各适量。

【制法】1. 将人参洗净改刀成薄片，大葱和生姜均切成末。

2. 将黑鱼制净，改刀成丁，用花雕酒、盐、鸡蛋清、湿淀粉拌匀浆好，下油内滑熟捞出待用。

3. 将腰果、松仁入油锅内炸熟，鲜莲子制净入油内滑熟捞出控去油分备用。

4. 将锅置火上，放适量底油，投入葱姜末炒香，烹入花雕酒，放入黑鱼丁、人参片，调入鲜酱油、鸡清汤，调好口味，再放入腰果、松仁、枸杞子，勾湿淀粉芡，淋香油起锅即成。

【功效】黑鱼性味甘、寒，补虚损、强阳养阴、大补气血，莲子性味甘温、涩、平，厚肠胃固精气、强筋骨、补虚损、利耳目、止脾泻，是一款女士美容佳肴。

【用法】佐餐食用。

▶▶▶ 参芪白果鱼丁

【主料】鲤鱼1条（1000克）。

【配料】人参10克，黄芪10克，白果仁500克，豌豆粒10克，鸡蛋1个。

【调料】盐、蚝油、海鲜酱油、白糖、香油、高汤、大葱、生姜、湿淀粉各适量。

【制法】1. 将鲤鱼制净、改刀成丁，用花雕酒、盐、鸡蛋清、淀粉拌匀上浆，鲜人参洗净改刀成丁备用。

2. 将黄芪用3杯水煎煮20分钟见浓缩汁至1杯时取出，除去药渣。

3. 白果洗净入温水中浸泡 15 分钟取出剥皮，放沸水中焯至熟捞出，沥去水分，大葱切丁，生姜切末。

4. 锅置火上放猪油，待油温三至四成热时，放入鱼丁和人参丁迅速滑散捞出，锅留适量底油，入葱、姜，炸出香味时，烹入花雕酒、黄芪浓汁、高汤，下入鱼丁、人参丁，调入海鲜酱油、蚝油、白糖，翻炒调好口味，勾淀粉芡淋香油出锅装盘即好。

【功效】白果性味甘苦涩平。此菜补心养气，益肾滋阴，止咳敛肺，是一道补虚润肺的养生佳肴。

【用法】佐餐食用。

▶▶▶ 参芪豆香鲫鱼

【主料】鲫鱼 500 克。

【配料】红参 10 克，黄芪 10 克，黄豆 100 克，冬笋 50 克，熟火腿 50 克，油菜心 16 棵，枸杞子 15 粒。

【调料】盐、老抽、花雕酒、海鲜酱油、鸡清汤、胡椒面、葱段、姜片各适量。

【制法】1. 将红参泡软发透，改刀切薄片，黄豆温水发透煮熟备用。

2. 将黄芪洗净和红参下锅，水煎 20 分钟取浓缩汁。

3. 将鲫鱼宰杀制净，将鱼身两侧剞成斜十字花刀，用开水焯一下，放入凉水内刮去黑皮，用清水洗净。

4. 将火腿和冬笋改刀成丁焯水，油菜心洗净用开水焯一下，入锅内调味稍炒，摆在盘的两侧待用。

5. 锅置火上放油适量入葱段、姜片煸炒出香味，烹入花雕酒，放入鸡清汤、鲫鱼、冬笋、火腿、枸杞子、熟黄豆、红参、黄芪水煎浓缩汁，旺火烧沸，再改用小火撇去浮沫，至熟调好口味，出锅拖入摆好油菜心的盘内即好。

【功效】红参、黄芪大补，鲫鱼性味甘、温，性和缓，能补而不燥，配以益气利水的黄豆，是脾虚湿盛、水肿、体虚的养生食疗的典型菜肴。

【用法】佐餐食用。

▶▶▶ 参归蒸鲫鱼

【主料】鲫鱼 2 条（约 800 克）。

【配料】生晒人参 10 克，当归 10 克，火腿 20 克。

【调料】盐、海鲜酱油、白糖、大葱、生姜、胡椒粉、花雕酒各适量。

【制法】1. 将当归片洗净浸泡至软，生晒人参洗净浸泡至发软，改刀成片，大葱切丝，生姜也切成丝。

2. 将鲫鱼去鳞、鳃及肠杂，冲洗干净，沥干水分，改刀成斜双十字花刀，置于盆内，放盐、海鲜酱油、花雕酒、白糖、胡椒粉、姜丝、葱丝、人参片、当归片，腌渍 40 分钟，置于笼内，开气算起蒸 8 分钟即可。

【功效】具有大补元气、补血活血、调经止痛之功效，适宜于气血两亏、月经不调、经闭腹痛、崩漏、血虚头痛、眩晕、痿痹、肠燥便秘、赤痢后重、痈疽疮疡、跌打损伤等症。

【用法】佐餐食用。

▶▶▶ 人参豉油泥鳅

【主料】泥鳅 750 克。

【配料】西兰花 200 克，人参 10 克。

【调料】盐、豉油、蒜泥、花雕酒、白糖、葱段、姜片、纯豆油、鸡清汤、湿淀粉各适量。

【制法】1. 将鲜人参洗净切薄片，泥鳅放容器内加盐，迅速盖上盖，待泥鳅吐出污物，用热水烫一下，再用冷水洗去黏液，并去腮及肚肠，洗净改刀成 6 厘米长的段。西兰花改刀成块、焯熟捞出入锅内稍炒，调好口味，待用。

2. 锅置旺火上，加纯豆油、葱段、姜片，煸炒出香味时，烹入花雕酒，下泥鳅、人参、豉油、盐、白糖、鸡清汤，烧沸水后，打去浮沫再用小火烧至熟，见汁稍浓时，勾湿淀粉芡淋明油出锅，盛

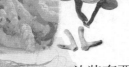

放装有西兰花的盘中即可。

【功效】人参大补元气，泥鳅性味甘、平，补中气、壮元阳，对脾胃虚弱、消化不良、阳痿早泄者，以及久虚不复有补益和辅疗作用。

【用法】佐餐食用。

▶▶▶ 补元鱼肚

【主料】水发鱼肚300克。

【配料】人参粉5克，笋片50克，水发木耳50克。

【调料】盐、酱油、甜面酱、料酒、淀粉各适量。

【制法】鱼肚切片，木耳撕碎，锅放底油，爆香甜面酱，放入鱼肚、笋片、木耳，调盐、酱油，料酒稍炒，勾淀粉芡即可。

【功效】补气填精，大补各类虚损。

【用法】佐餐食用。

▶▶▶ 参汁鲍鱼盅

【主料】鲍鱼10个。

【配料】鲜人参50克，西兰花适量，鸽蛋10个，南瓜200克，枸杞子适量。

【调料】盐、蚝油、花雕酒、高汤、冰糖、淀粉各适量。

【制法】1. 将鲍鱼洗净，泡软入高汤煨熟烂。

2. 将西兰花改刀成6厘米长、2厘米宽的块，焯水至熟。

3. 将鲜人参洗净，水煎煮20分钟取浓缩汁，鸽蛋入锅内煮3分钟，捞出投凉剥去外壳。

4. 将南瓜去外皮和瓤，入笼内蒸透打成茸泥，枸杞子洗净。

5. 将鲍鱼、鸽蛋、西兰花摆造型，用鲍鱼原汁加人参浓汁、南瓜茸、花雕酒、冰糖、蚝油、盐，勾湿淀粉芡，浇在鲍鱼上，撒上枸杞子即可。

【功效】鲍鱼性味甘、咸，补心缓肝，滋神明目，人参补元气、固脱生津、安神，治劳伤虚损、眩晕头痛、欠虚不复、阳痿、尿频、消渴等症。

【用法】佐餐食用。

▶▶▶ 木瓜人参蟹黄翅

【主料】水发鱼翅200克。

【配料】人参10克，鲜木瓜1个，蟹黄25克。

【调料】葱段、姜片、盐、花雕酒、高汤、湿淀粉各适量。

【制法】1. 将人参洗净，温水浸软切薄片，水煎煮取浓汁。

2. 将鱼翅放大汤碗中，加入高汤、人参浓缩汁，以及葱段、姜片、盐、花雕酒，入笼蒸1小时左右，取出汤汁。

3. 将木瓜雕刻成盛器，挖出瓜肉打成木瓜泥。

4. 将鱼翅放入木瓜盅内再加入蟹黄，入笼蒸半小时取出。

5. 将锅置火上加入高汤、木瓜泥和盐调好口味，勾湿淀粉芡，再将芡汁淋在木瓜盅上即可。

【功效】大补元气，木瓜性味甘、酸、温，平肝和胃，去湿舒筋，治吐泻、转筋、脚气、水肿、痢疾。鱼翅性味甘平，益气开胃补虚。

【用法】佐餐食用。

▶▶▶ 人参扒鱼翅

【主料】鱼翅200克。

【配料】鲜人参15克，当归5克，枸杞子10粒。

【调料】盐、花雕酒、冰糖、奶汤、葱段、姜片、香油各适量。

【制法】1. 将大排鱼翅泡软发透，摆在汤盘中。

2. 人参制净改刀切片同当归洗净，加水煎煮20分钟取浓汁100克。

3. 奶汤、人参、当归药汁加入盐、冰糖，调好口味，烧开浇在鱼翅上，撒上枸杞子上笼蒸15分钟取出，倒出蒸鱼翅的汁，加湿淀粉勾浓芡放香油浇淋在鱼翅上即可。

【功效】人参补元气，当归补血，鱼翅性味甘平，益气、开胃、补虚，此菜可谓是道名贵高档的滋补佳肴。

【用法】佐餐食用。

▶▶▶ 双参烧笋

【主料】海参 10 个。

【配料】人参 15 克，竹笋 200 克。

【调料】盐、花雕酒、老抽、白糖、高汤、香油、大葱、生姜、湿淀粉各适量。

【制法】1. 将水发海参去内脏，冲洗干净，改刀成长条，用沸水焯一下，大葱切段，生姜切片。

2. 将鲜人参洗净切成薄片，竹笋改刀成菱形片焯水。

3. 将锅置火上，油烧至五成热时，下海参、竹笋略炸，捞出沥去油分，锅留适量底油，放葱段、姜片炸香，取出葱姜不用，烹入花雕酒，投入海参、人参、笋片，加高汤、盐、老抽、白糖烧至入味，勾湿淀粉芡，翻炒均匀，淋香油出锅即可。

【功效】海参性味甘、咸、温，配以人参同烹，补肾益精，养血润燥，治精血亏损、虚弱劳怯、阳痿、梦遗、小便频数、肠燥便艰。

【用法】佐餐食用。

▶▶▶ 野山参炖鲍翅

【主料】鲍鱼 1 个，鱼翅 50 克。

【配料】野山参 2 克，红枣 6 枚，核桃仁 6 克，红花 6 克，菜心 100 克，松茸 50 克。

【调料】花雕酒、盐、大葱、生姜、鸡汤各适量。

【制法】1. 将野山参润透，洗净切薄片，核桃仁去皮，红枣去核，红花洗净，鱼翅发透，撕成丝，鲍鱼发透切薄片，大葱切段，生姜切片，菜心洗净焯水备用。

2. 将备好的原料放炖盅内，加入花雕酒、葱段、姜片、鸡汤旺火烧沸，撇去浮沫炖至熟烂再加入盐调味，最后放入菜心继续炖 5 分钟即可。

【功效】具有祛瘀阻、通经络、养气血的功效，是冠心病等的食补养生高档菜肴。

【用法】佐餐食用。

▶▶▶ **拔丝人参**

【主料】鲜人参2棵。

【配料】青红丝、淀粉、面粉、鸡蛋各适量。

【调料】白糖、芝麻、食用油各适量。

【制法】1. 将人参洗干净挖去根，改刀切成长6厘米、宽2厘米见方的长方条，用面粉蘸匀。

2. 将淀粉、面粉、鸡蛋放容器内加入清水调成糊。

3. 锅内放入宽油，烧至五成热时将蘸好糊的人参条，放入油锅内炸成金黄色时捞出。

4. 锅内放入白糖和适量清水熬成浅黄色，能拔出丝时，倒入炸好的人参条翻动炒锅，撒白芝麻、青红丝翻挂均匀出锅即可。

【功效】益气健脾、滋阴安神。

【用法】佐餐食用。

▶▶▶ **人参山药泥**

【主料】山药1000克。

【配料】红参10克。

【调料】冰糖、蓝莓酱各适量。

【制法】1. 将红参研粉去渣，冰糖研粉备用。

2. 将山药去外皮，用淡盐水浸泡1小时冲洗干净，入笼蒸至熟烂，取出制成泥。

3. 将山药泥和红参粉加冰糖搅拌均匀，入冰箱冰镇至冰凉，取出放盘中，撒上蓝莓酱即可。

【功效】补元气，健脾，补肺固肾，益精，治脾虚泄泻、消渴遗精、带下、小便频数。

【用法】佐餐食用。

▶▶▶ **红参冰糖银耳**

【主料】银耳2朵。

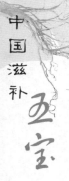

【配料】红参 10 克，枸杞子 10 克，大枣 10 粒，桂圆肉 10 克。

【调料】冰糖 150 克，湿淀粉适量。

【制法】1. 将银耳用温水浸泡至软，去根，撕成块状。

2. 将红参研碎去渣，枸杞子温水浸泡至软洗净，大枣温水浸泡去核，鲜桂圆去皮待用。

3. 将银耳、枸杞子、红参粉、冰糖放炖盅内加水，置火上烧沸，撇去浮沫，勾湿淀粉芡汁即可。

【功效】大补元气，滋阳润肺，降火生津。

八、人参滋补美食面点

▶▶▶ 人参麻团

【主料】糯米面 250 克。

【配料】人参 10 克，枣泥 180 克，白芝麻适量。

【调料】白糖 120 克。

【制法】1. 将人参洗净切薄片，水煎取浓汁待用。

2. 将白芝麻洗净沥干水分，入砂锅炒至金黄色脆香时并加白糖拌匀。

3. 糯米粉用人参浓缩汁和面做皮，枣泥为馅心，捏成核桃大的糯米团，将糯米团放入芝麻中来回滚动，直至蘸满芝麻，下油内炸至金黄色捞出装盘即可。

【功效】润肤抗衰，养血益胃，适用于体虚血亏之人。

【用法】佐餐食用。

▶▶▶ 参杞油卷酥

【主料】面粉 400 克。

【配料】人参粉 5 克，山药粉 100 克，枸杞子 10 克，芝麻 100 克，奶油 100 克，松仁 200 克，鸡蛋 4 个。

【调料】油 200 克，白糖 300 克，泡打粉、盐各适量。

【制法】1. 将松仁洗净，焙干擀成碎粒，芝麻焙干，枸杞子洗净用刀剁碎备用。

2. 把鸡蛋、油、盐、奶油、松仁、枸杞子、白糖和成馅心备用。

3. 将面粉、山药粉、人参粉、泡打粉各适量同放一盆内拌匀，然后分两份，一份和成水油面团，一份和成油酥面团。

4. 将水面团制剂后包入油酥面团剂，擀成长方形叠成四折，再擀开，约擀成长 20 厘米、宽 8 厘米、厚 0.5 厘米的面片待用。

5. 将馅擀成与面片大小一致的长方形盖在面片上，对头卷成如意卷形，用快刀切成大小均等的块，放入烤盘内，再入炉烤熟即可。

【功效】气血双补，健脾，补肺固肾，益精，治脾虚泄泻、久痢、虚劳咳嗽、消渴、遗精、带下、小便频数等症。

【用法】佐餐食用。

▶▶▶ 人参芸豆卷

【主料】白芸豆 500 克。

【配料】人参粉 5 克，豆沙 50 克。

【制法】1. 将白芸豆破碎去皮，放盆内用开水浸泡一夜，去净芸豆皮再把淘洗干净的芸豆瓣放沸水中煮，加适量食用碱煮 1 小时，捞出上笼蒸 20 分钟，人参粉焙熟待用。

2. 将芸豆制成泥去渣，加入人参粉拌匀，把芸豆泥搓成 3.5 厘米粗的细条，继而擀成 0.1 厘米厚、15 厘米长、6 厘米宽的长方形薄片，抹一层细豆沙泥馅，从长的边缘卷起，手轻轻捏一下、压一下，使它略微黏在一起，不再分开，切齐两端，再切成 2 厘米的段即成。

【功效】具有润肠、补气血、安神益智的保健功效。

【用法】佐餐食用。

▶▶▶ 参花粉脆饼

【主料】面粉 500 克。

【配料】人参花粉 3 克，芝麻 20 克。

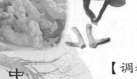

【调料】白糖。

【制法】1. 将面粉、人参花粉、白糖、芝麻加水和成面团饧发1个小时。

2. 将面团分成 12 个面剂，擀成薄饼。

3. 锅置火上烧热将薄饼放上烙熟即可。

【功效】补气养血，常食可增强免疫力，是抗衰老的保健美食。

【用法】佐餐食用。

▶▶▶ 人参山药糕

【主料】鲜山药 800 克。

【配料】人参粉 5 克，糯米粉 250 克，蜜枣 20 枚，青红丝 15 克。

【调料】白糖 120 克。

【制法】1. 将鲜山药去皮入笼蒸熟，压成细泥。

2. 将山药泥、人参粉、糯米粉、白糖和成面，稍饧 15 分至 20 分钟摊在蒸笼中，将蜜枣均匀地铺在上面，蒸 3 分钟左右，撒上青红丝装饰，待晾凉后切块即可食用。

【功效】山药性味甘平，健脾补肺，固肾益精，配以人参大枣同烹可谓糕中极品，此糕补脾胃、益气生津、安神养血，是一款滋补养生的面点。

【用法】佐餐食用。

▶▶▶ 人参果仁月饼

【主料】面粉 1000 克。

【配料】人参粉 6 克，山药粉 100 克，松仁、核桃仁、瓜子仁各适量，白芝麻和黑芝麻 10 克，鸡蛋 3 个。

【调料】冰糖、白糖、食用油、猪油各适量。

【制法】1. 将面粉、人参粉，加水和猪油搅匀和成酥皮面团。

2. 将松仁、核桃仁研碎成细末，加冰糖、白糖、黑芝麻、白芝麻、猪油拌匀成馅。（月饼皮和馅比重为 4∶6。）

3. 将面按成扁圆片，包入馅心，放入模具内，用手按平压实，使月饼花纹清晰，再磕出模具，码入烤盘，表面刷水或喷水。

4. 月饼烘烧分两次进行：一是烤至表面微带黄色，出炉刷蛋黄液；二是月饼烤至表面金黄色，不塌腰。

5. 炉温上火 220 摄氏度，下火 190 摄氏度，出炉即可食用。

【功效】补元气，生津止渴，滋养血脉，增进食欲，乌须生发，对大脑神经有益，能延缓记忆力衰退，具有补脑增智之功效。

【用法】佐餐食用。

▶▶▶ 人参鸡丁卤面

【主料】机制面条 500 克。

【配料】鲜人参 3 克，熟鸡肉丁 50 克，火腿丁 50 克，冬笋 50 克，黑木耳丁 20 克，黄瓜丁 20 克，虾仁 20 克，鸡蛋 2 个。

【调料】花雕酒、酱油、盐、葱末、姜末、鸡汤、湿淀粉各适量。

【制法】1. 将鲜人参洗净切小丁，面条下锅内煮熟备用。

2. 将锅内放适量底油，下葱姜炸锅，再下入人参丁、熟鸡肉丁、火腿丁、冬笋丁、黑木耳丁、黄瓜丁、虾仁煸炒，随即烹入花雕酒，添入高汤，烧沸撇去浮沫，再入盐、酱油调好口味，把鸡蛋液泼入沸汤内成蛋花，勾湿淀粉稀薄芡汁。

3. 将熟面条分别放在几个碗内，浇入卤汁即可。

【功效】具有补气开胃、益肝肾、增食欲的养生功效。

【用法】佐餐食用。

▶▶▶ 参苓包子

【主料】面粉 400 克。

【配料】山药粉 100 克，茯苓粉 100 克，人参粉 10 克，猪肉 100 克，水发海参 100 克，熟虾仁 100 克，炒熟鸡蛋末 100 克。

【调料】盐、花雕酒、香油、姜末、食用碱、食用油各适量。

【制法】1. 将面粉、山药粉、茯苓粉、人参粉倒在盆内，加酵母和面，制成酵面团，加盖湿洁布，放温处待用。

2. 将猪肉剁成肉馅，水发海参、熟虾仁切成米粒状，同熟鸡蛋

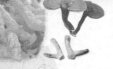

末加盐、花雕酒、姜末、香油调拌成馅。

3. 面发好后直接放碱水揉匀、稍饧，搓成约两厘米粗的长条，揪成面剂，擀成中间厚边缘薄的圆皮，包上馅心，折出16～18个褶，并直接入笼屉内。

4. 蒸笼上汽后，旺火蒸10分钟左右即可。

【功效】补气固精，益脾养胃，是脾胃不健、食少遗尿、尿频的食疗佳品，健康人食用能使人精力充沛、食欲旺盛、体质增强、防病延年。

【用法】佐餐食用。

▶▶▶ 人参茯苓脆饼

【主料】面粉500克，茯苓粉100克。

【配料】人参粉5克，芝麻20克，蜂蜜50克，花生100克，松仁30克，核桃仁50克。

【调料】食用油。

【制法】1. 将花生用热油炸熟去皮、研碎，核桃仁研碎。

2. 将面粉、茯苓粉、人参粉、蜂蜜、松仁、核桃仁碎、花生碎、芝麻加水和成面团，饧发1个小时。

3. 面团分成12个面剂，擀成薄饼，锅烧热，放适量底油，将薄饼放上烙熟即可。

【功效】补气润肠，滋养肝肾，适用于气虚体弱所致的心悸、神衰、失眠、浮肿、大便溏软等，经常食用可增强体力、养颜护肤，是一款家常滋补养生面点。

【用法】佐餐食用。

▶▶▶ 人参八宝饭

【主料】糯米250克。

【配料】红参粉5克，莲子20粒，核桃仁20克，大枣10枚，松子仁10克，葡萄干10克，地瓜干20克，桂圆肉10克。

【调料】熟猪油30克，白糖100克，湿淀粉适量。

【制法】1. 糯米淘洗干净，加水蒸熟，趁热用红参粉、白糖拌匀。

2. 将莲子洗净蒸熟，核桃仁、地瓜干、桂圆肉切粒，大枣去核，葡萄干和松子仁清洗干净。

3. 将一碗涂上一层猪油，在碗中用大枣、莲子、核桃仁、松子仁、葡萄干、地瓜干、桂圆摆成花样图案，再将糯米装入碗内，用刀抹平，上笼蒸15分钟，取出扣在盘中，锅中加水和白糖，勾湿淀粉芡汁，淋在八宝饭上即可。

【功效】大补元气，固脱生津，安神益智，健脾和胃，润肠通便，是一道清淡的滋补养生佳品。

【用法】佐餐食用。

▶▶▶ 人参山药饼

【主料】山药800克。

【配料】人参粉5克，淀粉50克，枸杞子20粒。

【调料】盐、黑芝麻、白芝麻各适量。

【制法】1. 将山药去皮，磨成浆粉，加人参粉、干淀粉、盐拌匀成糊，枸杞子洗净备用。

2. 将平底锅置火上烧热放适量底油，把糊摊成12份直径为6厘米的薄饼，煎至熟时，每个圆饼放枸杞子摆上图案撒黑芝麻、白芝麻煎至两面呈黄色时取出装盘即好。

【功效】健脾，补肺，固肾，益精，治脾虚、泄泻、久痢、虚劳咳嗽、消渴、遗精、带下、小便频数等症。

【用法】佐餐食用。

▶▶▶ 人参茯苓饺

【主料】猪瘦肉300克，面粉500克。

【配料】人参粉5克，茯苓10克，鲜笋100克。

【调料】盐、酱油、大葱、生姜、香油、花雕酒各适量。

【制法】1. 将茯苓研粉，同面粉拌匀，用开水烫面和好，饧20

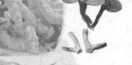

分钟，切面剂，擀成皮待用。

2. 将瘦猪肉、鲜笋洗净一同切末，加葱、姜末、盐、花雕酒、香油调拌均匀，包成饺子。

3. 将笼上火，把饺子放笼屉旺火蒸 20 分钟取出即好。

【功效】人参补元气、安神益智，茯苓性平，味甘淡，有宁心安神、益脾和胃的作用。

【用法】佐餐食用。

▶▶▶ 人参阿胶米饭

【主料】大米 500 克。

【配料】乌米 50 克，人参粉 5 克，核桃仁 10 克，阿胶 20 克，大枣 20 克。

【调料】白糖 80 克，蜂蜜 20 克。

【制法】1. 将大米和乌米淘洗干净，大枣洗净，阿胶捣碎，共同放在盘内加清水上笼蒸至熟，取出。

2. 将人参粉、核桃仁、白糖、蜂蜜拌匀上笼再蒸 5 分钟即好。

【功效】具有补气益肾、滋阴补血之功效。

【用法】佐餐食用。

▶▶▶ 人参什锦炒饭

【主料】白米饭 500 克。

【配料】人参 5 克，鸡蛋 2 个，鲜蘑菇、竹笋、豌豆、西红柿、莴笋、西芹、火腿各 50 克。

【调料】盐、胡椒粉、食用油各适量。

【制法】1. 将人参洗净切小丁，鲜蘑菇、竹笋、西红柿、火腿切小丁，莴笋和西芹去皮洗净也改刀成小丁，与豌豆共同入沸水内焯一下，捞出沥干水分备用。

2. 锅置火上放入适量底油，将打散的鸡蛋液倒入，炒熟炒碎，再放入白米饭、人参、鲜蘑菇、西红柿、火腿、莴笋、西芹、豌豆，翻炒均匀迅速放盐、胡椒粉调好口味，即可装盘食用。

【功效】具有利水渗湿、健脾之功效，适用于劳伤虚损以及食少倦怠、健忘、眩晕等症，是食补保健简便易行的主食。

【用法】佐餐食用。

▶▶▶ 人参拌面

【主料】机制面条500克。

【配料】鲜人参5克，黄瓜200克，猪里脊肉50克，绿豆芽50克，香菜20克，枸杞子10粒。

【调料】麻酱、酱油、白糖、米醋、香油、盐各适量。

【制法】1. 将面条入锅内煮熟备用。

2. 将鲜人参洗净切粒，沸水中煮熟，黄瓜去皮切丝，猪里脊肉切丝，下锅内炒熟取出，绿豆芽焯至熟，香菜切段，枸杞用温水浸泡至软洗净。

3. 将面条放盆中，加里脊丝、绿豆芽、人参、枸杞子、香菜，再调入麻酱、酱油、米醋、白糖、盐，拌匀再淋入香油即可。

【功效】具有补气血、安神益智的功效，适宜于气血津液不足之症，以及食少、倦怠、虚脱、气短喘促、自汗等症。

【用法】佐餐食用。

▶▶▶ 人参笋丝炒面

【主料】面粉500克。

【配料】鲜人参5克，竹笋100克，菠菜梗20克，菠菜叶50克。

【调料】海鲜酱油、花雕酒、盐、白糖、大葱、生姜各适量。

【制法】1. 将菠菜叶榨汁，加面粉和水和成面团，饧20分钟，制成面条下沸水锅中煮熟、捞出，投凉备用。

2. 将鲜人参切细丝，水煎煮成浓汁，竹笋切丝，同菠菜梗焯水，葱姜切末。

3. 锅置火上加底油，下葱姜煸香，下笋丝、菠菜梗稍炒，烹入花雕酒、人参丝及浓汁，迅速倒入面条，翻炒，再加海鲜酱、盐、白糖调好口味，出锅即可。

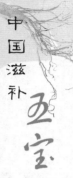

【功效】具有大补元气、固脱生津、安神益智的养生功效。

【用法】佐餐食用。

▶▶▶ 参丁脆饼

【主料】面粉 500 克。

【配料】人参粉 5 克，丁香粉 1 克，甘草粉 1 克，芝麻 2 克。

【调料】盐。

【制法】将面粉、人参粉、丁香粉、甘草粉、芝麻、盐，加水和成面团，分为 10 个面剂，擀薄饼烙熟。

【功效】温中助阳，益气健脾。

【用法】佐餐食用。

▶▶▶ 人参花卷

【主料】面粉 400 克。

【配料】人参粉 5 克，山药粉 50 克，玉米粉 50 克。

【调料】白砂糖、酵母、食用油各适量。

【制法】1. 将面粉、人参粉、山药粉、玉米粉同酵母加入清水和面。

2. 面团揉好后，擀一大面饼，拌油一层，撒入白砂糖，卷成卷，切 12 块，上笼蒸 15 分钟即可。

【功效】健脾补肺，固肾，益精，治脾虚、泻泄、久痢、虚劳咳嗽、消渴、遗精、带下、小便频数等症。

【用法】佐餐食用。

▶▶▶ 人参春卷

【主料】猪五花肉 300 克。

【配料】人参 5 克，面粉 200 克，鸡蛋 2 个。

【调料】盐、花雕酒、食用油、大葱、生姜、五香粉各适量。

【制法】1. 将人参洗净剁成米粒状，猪五花肉剁米粒状，大葱和生姜切末同放一盆中，加盐、花雕酒、五香粉调成馅料。

2. 将面粉鸡蛋加水和成面团，压成面皮切 10 厘米方的块，包馅料。

3. 锅置火上注入宽油，烧五六成热时，下春卷炸至金黄色装盘即可。

【功效】补元气，润肠，通便。

【用法】佐餐食用。

▶▶▶人参汤圆

【主料】糯米粉 500 克。

【配料】人参粉 5 克，蜜玫瑰 15 克，蜜樱桃、黑芝麻各 30 克。

【调料】白糖 150 克，鸡油 30 克，面粉 15 克。

【制作】将鸡油熬熟，滤渣晾凉。面粉放干锅内炒黄。黑芝麻炒香捣碎，将蜜玫瑰、蜜樱桃压成泥状，加入白糖，撒入人参粉和匀，做成馅儿。将糯米粉和匀，包上馅儿做成汤圆，等锅内清水烧沸时，将汤圆下锅煮熟即成。

【用法】可作早点或晚点，适量服用。

【功效】补中益气，安神强心，适用于脾虚、泄泻、心悸自汗、倦怠乏力等症。

【用法】佐餐食用。

九、人参滋补茶酒饮膏

▶▶▶人参核桃茶

【原料】人参 2～3 克，核桃仁 5 枚。

【制法】将人参与核桃仁清洗干净，用水一同煮沸代茶饮。

【功效】止咳化痰，滋阴润肺。

【用法】代茶饮用，每日 1 次。

▶▶▶人参茵陈茶

【原料】人参片 3 克，茵陈 15 克，白糖。

【制法】水煎取汁，调白糖。

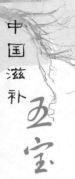

【功效】对肝炎患者有食疗作用。

【用法】代茶饮用，每日1次。

▶▶▶ 参菊茶

【原料】人参2片，菊花6朵，白糖。

【制法】开水冲泡，加白糖调味。

【功效】补气、清火、明目。

【用法】代茶饮，每日1次。

▶▶▶ 参杞茶

【原料】人参片2片，枸杞子6克，白糖。

【制法】开水冲泡，加白糖调味。

【功效】补气益肾。

【用法】代茶饮，每日1次。

▶▶▶ 红参鹿茸酒

【原料】红参15克，鹿茸6克，白酒750克。

【制作】将红参、鹿茸上屉蒸软，晾凉后置容器中，白酒浸泡30天。

【功效】补气壮阳，适用于阳虚、肢体不温等人，易上火者忌服，夏季不宜饮用。

▶▶▶ 双参酒

【原料】人参30克，沙参20克，麦冬20克，50度白酒1000克。

【制法】将人参、沙参、麦冬碾碎，同放容器中加入白酒，文火煮沸取出晾凉后密封30天饮用。

【功效】补气养阳，清热生津，适宜于烦倦口渴、口干舌燥、津液不足等。

▶▶▶ 七味滋补酒

【原料】人参45克，山药45克，白术50克，五味子35克，山茱萸 35 克，生姜 25 克，白酒 3000 克。

【制法】将以上 7 味中药捣碎，置容器中，浸泡 30 天饮用。

【功效】益气补肾，适用于食欲不振、肾虚遗精、脾肾虚弱等人，凡阴虚火旺者不宜服用。

▶▶▶补益参荔酒

【原料】人参 5 克，荔枝肉 150 克，白酒 800 克。

【制法】将人参、荔枝肉捣碎，浸泡 30 天饮用。

【功效】安神益智，大补元气，适用于精神萎靡、身体虚弱者。

▶▶▶益寿养颜酒

【原料】人参 40 克，麦冬 40 克，茯苓 40 克，生地黄 80 克，枸杞子 100 克，杏仁 50 克，白酒 1500 克。

【制法】将以上中药捣碎，放入白酒坛内，浸泡 30 天后饮用。

【功效】具有补肝肾、填精补髓、益气血、健脾胃、延年益寿之功效，适于精气亏损导致的腰膝软弱、头昏遗精、面色憔悴、肌肤不泽、神疲力倦、食少及大便秘结等症。

【用法】每日早晚各 1 次，每次空腹饮服 20～30 克。

▶▶▶枸杞鹿茸酒

【原料】鹿茸片 4 克，海马 6 只，枸杞子 130 克，红参 20 克，白酒 2000 克。

【制法】1. 将鹿茸片、海马、枸杞子放酒瓶内。

2. 将红参捣碎同白酒一同置瓶中密封瓶口，隔日摇晃几次。

【功效】具有补肾壮阳、益精血、强壮筋骨之功效，适于阳痿不举、精神疲乏、腰膝酸软等症。

▶▶▶补肾壮阳酒

【原料】人参 30 克，淫羊藿 30 克，菟丝子 30 克，肉苁蓉 30 克，海马 15 克，鹿茸 9 克，海狗肾 1 具，韭菜子 60 克，白酒 2000 克。

【制法】1. 将淫羊藿剪碎，其余药全部捣碎研成末。

2. 将海马上锅蒸软改刀成薄片同以上中药放置酒坛中，加入白

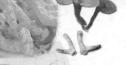

酒搅拌均匀，浸泡 30 日后饮用。

【功效】具有补肾壮阳、益精血、强筋骨之功效，适宜于阳痿不举、腰膝酸软、精神疲惫等症。

【用法】每日服 1 次，晚上临睡前服用 30～50 克。

▶▶▶ 参附酒

【原料】人参 30 克，砂仁 20 克，附子 20 克，白术 20 克，大茴香 15 克，白酒 1000 克。

【制法】将五味中药全部捣碎成粗末放酒瓶内，加入白酒密封瓶口，经常摇动酒瓶，30 天后饮用。

【功效】具有补气健脾、开胃消食、散寒止痛之效，适宜于脘腹冷痛、食少纳呆、泛吐清水、四肢不温、大便溏薄等症。

【用法】每天早、中、晚各饮 1 次，服用 20～30 克，温热饮用佳。

▶▶▶ 人参补气养血酒

【原料】人参 20 克，枸杞子 20 克，补骨脂、熟地黄、当归、白芍、生地黄、天门冬、麦冬、砂仁各 15 克，白酒 2000 克。

【制法】将以上中药捣碎，放入酒坛内，再加白酒浸泡加盖封严，隔日摇晃，30 天后饮用。

【功效】具有补气血、健脾胃、养心安神之功效，适宜于气血不足、心脾虚弱所致的健忘、头昏眼花等症，是老年人的滋补佳酒。

【用法】每日早晚各饮 1 次，每次 1 盅。

▶▶▶ 人参双料酒

【原料】人参、天门冬、生地黄、熟地黄、制首乌、麦冬、枸杞子、当归、茯苓各 30 克，白酒 2000 克。

【制法】将所有中药捣碎，同酒一起放坛中，加盖密封置阴凉处浸泡，隔日摇动使药内有效成分沁出，30 天后饮用。

【功效】具有滋补肝胃、添精髓、补益气血、安神益智之功效，适宜于腰膝酸软、体倦无力、精神萎靡、食欲不振等症。

▶▶▶ 参归滋补酒

【原料】人参 15 克，当归 25 克，茯苓 20 克，红枣 35 克，白酒 1000 克。

【制法】将红枣去核与其他中药一同捣碎，置于酒坛中加白酒密封，30 天后饮用。

【功效】具有补气血、健脾胃之功效，适用于气血双虚所致的面黄肌瘦、劳累倦怠、精神萎靡、脾虚泄泻、食欲不振等症。

【用法】每日早、中、晚饭前温饮一盅。

▶▶▶ 参茸酒

【原料】人参 15 克，鹿茸 5 克，肉苁蓉 20 克，补骨脂 20 克，菟丝子 20 克，白酒 1500 克。

【制法】将各种药捣碎放于瓷坛内，加白酒浸泡，密封于阴凉处浸泡，30 天后饮用。

【功效】具有补气养血、滋补肝肾、生精的功效，适用于腰膝酸软、健忘失眠、自汗盗汗、阳痿遗精、头晕耳鸣、两目昏暗等症，日服两次，每次 20～30 克。

▶▶▶ 人参枸杞酒

【原料】人参 15 克，枸杞子、熟地黄各 30 克，制首乌 40 克，茯苓 20 克，米酒 1500 克。

【制法】将各种药加工成粗末，与米酒共置干净酒瓶中，待药粉浸透加盖密封，置阴凉处浸泡，隔日可摇晃数下，30 天后饮用。

【功效】具有补肝肾、益精血、补五脏、宁心安神之功效，适宜于精血不足所致的阳痿、目花耳鸣早衰等。

【用法】每日早晚各饮 1 次，每次可饮 20 克左右。

▶▶▶ 人参酒

【原料】人参 50 克，白酒 500 克。

【制法】将人参捣碎装细口瓶中加白酒，密封瓶口浸泡，一日震摇一次，30 天后饮用。

【功效】舒筋活血，养心安神。

【用法】每日饮用 10 ~ 20 克。

▶▶▶ 三圣酒

【原料】人参 20 克，山药 20 克，白术 20 克，白酒 500 克。

【制法】将人参清洗干净，控干水分，山药、白术捣碎放入布袋内，放置容器中，加入白酒文火煮沸，取出待晾凉后，15 日后饮用。

【功效】大补元气，强健脾胃，适宜于久病体虚、脾胃虚弱、食欲不振等症。

▶▶▶ 美颜酒

【原料】人参 35 克，当归 35 克，制首乌 35 克，枸杞子 35 克，料酒 1800 克。

【制法】将上述 5 味药切片或捣碎，与枸杞子同置容器中，加入料酒密封，30 天后饮用。

【功效】健身益寿，润肤乌发，适宜于面色不华、皮肤毛发干燥之人。

▶▶▶ 人参龙眼饮

【原料】人参 5 克，龙眼肉 35 克，白糖少许。

【制法】1. 将人参洗干净沥干水分待用。

2. 将人参、龙眼肉、白糖放入盆内，加清水少许，再将容器放入锅内隔水蒸 45 分钟，即好。

【功效】适宜于神经衰弱患者饮用。

▶▶▶ 人参膏

【原料】人参片 300 克，蜂蜜 500 克。

【制作】人参放砂锅内，加清水适量烧开，20 分钟后去渣留汤汁，入蜂蜜熬 5 分钟，放瓶内储存。

【用法】每日早晨 1 勺，开水冲饮。

【功用】抗寒、补气、抗衰老。

▶▶▶ **两仪膏**

【原料】人参粉 150 克，熟地黄 500 克，蜂蜜 200 克。

【制作】人参粉、熟地黄放砂锅内，加清水适量，烧开后小火熬 30 分钟，去渣取汁，加入蜂蜜熬 5 分钟，放瓶内贮存。

【用法】每日两次，每次 1 勺。

【功用】补气血，治劳损。

▶▶▶ **人参红枣膏**

【原料】人参粉 150 克，红枣 500 克。

【制作】将人参粉、红枣放砂锅内，加适量水，烧开后小火熬成膏状，去渣提膏，放瓶内贮存。

【用法】每日 1 勺，开水冲饮。

【功用】补血、保肝、强身。

▶▶▶ **人参黄芪膏**

【原料】人参粉 150 克，黄芪 300 克。

【制作】将人参粉、黄芪放砂锅内，加清水适量烧开后，小火熬成膏状，去渣提膏，放瓶内贮存。

【用法】每日 1 勺，开水冲饮。

【功用】理气、抗疲劳。

▶▶▶ **人参枸杞膏**

【原料】人参粉 150 克，枸杞子 300 克。

【制作】人参粉、枸杞子放砂锅内，加清水适量烧开后，小火熬成膏状，去渣提膏，放瓶内贮存。

【用法】每日 1 勺，开水冲饮。

【功用】补气、强身、壮肾。

▶▶▶ **人参天麻膏**

【原料】人参粉 150 克，天麻片 200 克。

【制作】人参粉、天麻放砂锅内，加清水适量烧开后，小火熬成

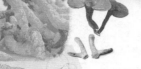

膏状，去渣提膏，放瓶内贮存。

【用法】 每日1勺，开水冲饮。

【功用】 提神、健脑、抗疲劳。

▶▶▶ 人参核桃膏

【原料】 人参粉150克，核桃仁500克，蜂蜜300克。

【制作】 人参粉加清水适量，在砂锅内熬20分钟，加入切碎的核桃仁、蜂蜜熬5分钟，放瓶内贮存。

【用法】 每日1次，每次两勺。

【功用】 补元阳、乌须发。

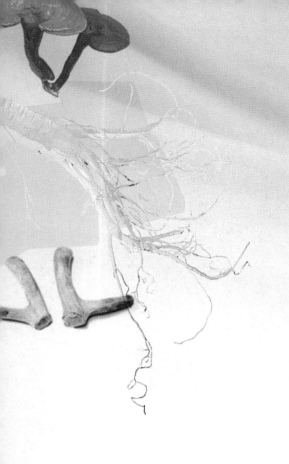

强身健骨——鹿茸

一、鹿茸食用的历史溯源

据历史考证和对鹿科动物进化的研究，獐、麂、梅花鹿、马鹿、麋鹿、水鹿和白唇鹿的原产地都在中国。丰富的资源基础为我们的祖先提供了优越的养鹿条件。据河南安阳殷墟遗址挖掘和古籍记载，公元前 12～14 世纪的商代，捕鹿养鹿已相当普遍，之后历代典籍亦有养鹿记载。我国现代意义上的养鹿业也有近 300 年的历史。我国是世界上最早将鹿茸作为药用的国家，不但历史悠久，而且种类繁多、品质优良、应用广泛，均居世界首位。在历代的医学典籍和现代药学文献中，有关鹿茸的功能、主治、方剂等记述十分丰富。

中国最早的药学典籍《神农本草经》中，就收载有鹿茸、鹿角和鹿角胶等。梁代陶弘景所著《名医别录》在《神农本草经》的基础上，增收了鹿肉、鹿肾、鹿骨和鹿髓 4 种。唐代李敬等著《新修本草》又增加了鹿齿、鹿脂和鹿筋。明代李时珍所著《本草纲目》又收录了鹿皮、鹿胆等。明代刘文泰所著《本草品汇精要》载有鹿角霜。清代赵学敏所著《本草纲目拾遗》兽部之三，记有鹿胎，但未单列条目。后由清代张璐所著《本经逢原》另列鹿胎条目 1 条，以补其遗。近代（1958 年）青海省药材公司编《青海药材》载有鹿尾和鹿泪。此后，国内又陆续将鹿茸胶、鹿骨胶、鹿内肾等进行研究利用。《中药大辞典》（1986 年）收载梅花鹿和马鹿茸 19 种，獐产品 3 种，麂产品 1 种，麋鹿茸 5 种。另外，其他文献记有驼鹿和狍产品各 1 种。

二、鹿茸的传说故事

鹿是我国人民最喜爱的动物之一，认为它能给人们带来吉祥、健康、幸福和长寿。鹿也是我国传统的名贵药用动物，汉代时就有"鹿身百宝"的说法，具有极高的药用价值和保健功效，能够预防和治疗多种疾病，而鹿的初生幼角——鹿茸更是被视作"宝中之宝"，是灵丹妙药的象征，所以在民间流传着很多有关鹿和鹿茸的传说故事。

▶▶▶ 鹿茸和仙女的传说

在东北长白山地区流传着一个关于鹿茸的美丽神话故事。

很久很久以前，关东的大地上没有一条大江大河，生活在这里的动物们一到干旱季节就要受到干渴的折磨，痛苦万分。王母娘娘知道后十分同情它们，就指派了七名仙女降临凡间，凿开了长白山天池，放出了一片清清碧波，从云端直落而下，形成一条瀑布，流成二道白河。白河之水又日夜不停地向前奔涌。涌出了松花江，救活了鸟兽们。可是不料开凿天池的任务过于繁重，工程完工时，七个仙女就累倒了六个，她们个个精神萎靡，疲惫至极，未累倒的那个仙女十分焦灼，因为如果她们不能按时返回天宫就将罹患大祸。正在这时，从森林里跑出一只梅花鹿，它来到仙女们面前，泪眼婆娑，猛然间只见它一头向石坨子撞去，撞断了犄角，口含茸血喂仙女饮。六个仙女得到了鹿茸的滋补，转眼间就变得精神焕发。

这故事虽属虚构，却说明了鹿茸的奇妙威力。至今关东人仍然对鹿茸情有独钟，视它为瑰宝，并作为生命的依托。

▶▶▶ 屈原与鹿茸

　　屈原（公元前340年~公元前278年）是世界文化名人，中国最伟大的浪漫主义诗人之一，也是我国已知最早的著名诗人和伟大的政治家。在湖南溆浦广泛流传着一个古老的关于屈原和鹿茸的故事。

　　在湖南溆浦的溆水岸边有一座小山，叫鹿鸣山。相传屈原在这里住过一段时间。

　　每到夜晚，他总是用琴声来寄托自己的心声，当地的百姓也总是到他的住处，陪着他高兴，陪着他流泪。一天，屈原正弹着一首忧伤的曲子，寄托着自己怀才不遇的忧愁，弹着弹着，窗外竟传来一阵阵梅花鹿的哀鸣。从此，这山上的鹿也像老百姓一样，天天晚上来聆听屈原弹琴，也陪着他高兴，陪着他流泪。一天瘴气流行，屈原和百姓都染上了瘟疫。他躺在床上，想到昏君误国，民不聊生，不禁老泪纵横。突然，一阵幽香扑鼻而来，顿觉舒服了许多。一群鹿嘴里衔着带露的兰草，来到了茅屋。一头老鹿还跪在地上，把犄角伸进屈原的嘴里，不一会儿，屈原就觉得浑身舒服，病也就全好了。他望着这一群鹿，心里感激不尽，但心里惦记着生病的百姓，还是心神不宁。鹿们好像是明白了屈原的心思，纷纷跳下河，一边将犄角在河边的石头上磨，一边望着屈原叫。于是屈原就舀起鹿茸水，一家家送去，大家喝了鹿茸水，很快就好了。屈原离开溆浦的时候，百姓们相约送行，恸哭不已。这山上的鹿也都一个个来到路边，含泪齐鸣。这就是记载于《溆浦县志》上的关于"鹿鸣山"的传说。

▶▶▶ 鹿茸的传说

　　从前，有三兄弟，父母死了以后，他们就分了家。老大为人尖刻毒辣；老二为人吝啬狡诈；老三为人忠厚老实、

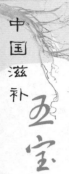

勇敢勤劳，受到人们的称赞。

有一天，兄弟三人相约，一起去森林里打猎。老三勇敢地走在前面，老二胆小走在中间，老大怕死跟在后边。

走着走着，树林里发出了异常的响声。老大、老二都吓得躲在大树后面，蹲下来不敢动弹，只有老三无畏地向发出声音的地方走去。哦！原来是一只长着嫩角的鹿。老三不慌不忙，拿起了猎枪，扣动扳机，"砰"一声，鹿被击中头部，倒在草丛里一动不动了。把鹿打死了，怎么分呢？"我看就这样分吧！大哥是一家之首，就应该分头；弟弟是一家之尾，应该分脚和尾巴。"狡猾的老二说，"我不上不下，不前不后，不头不尾，应该分身子。"尖刻的老大连连摆手说："不行不行，打猎还分什么我大你小！最合理的办法是，谁打着哪里就分哪里，打着什么分什么。"精明的老二极力表示赞同。

忠厚的老三争不过他们只好提着一个没有肉的鹿头回家了。按照寨规，不管谁打得野味，都要分一部分给大家尝尝。老三难办极了，鹿头上一点肉也没有，怎么分给大家呢？他想出一个办法：去借了一口大锅来，挑了满满两桶水倒进去。然后就把鹿头放到锅里煮，由于太少，鹿角也不像过去那样砍下来扔掉了，他都放进去，熬成了一锅骨头汤，把汤给寨子里的每个乡亲都端去一碗。

怪事出来了，吃了很多鹿肉的老大老二没有把身子补好，而喝了鹿头汤的人，却个个觉得全身发热，手脚有使不完的劲，人也强壮了。

"这到底是为什么？"有经验的老人想，以前吃鹿肉从没将鹿角放在一起做，所以就没起到什么作用，这次老三把一对嫩角都放进去煮了，所以效果截然不同。以后，人们反复试了几次，证明嫩鹿角确实有滋补身子的功效。因为嫩鹿角上长有很多茸毛，大家就把这种大补药叫作鹿茸了。

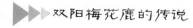 双阳梅花鹿的传说

相传，天宫里有一对通体橙红色的神鹿，这对神鹿青梅竹马、两小无猜、形影不离。有一天，这对神鹿做了天宫禁忌的事。不久，王母发现母鹿怀孕，触犯了天规，深知一旦玉帝知道此事必定斩杀神鹿，于是暗嘱这对神鹿，速速逃离天宫。

世上没有不透风的墙，天宫也是如此。一日，玉皇大帝发现这对神鹿多日不见，便询问王母。王母得知无法隐瞒，只好实话实说。玉帝闻之大怒，愤恨不已，但事已至此，又无良策。为了惩罚这对神鹿，特下诏：让公鹿头上长出犄角，变得难看。凡间有言：情人眼里出西施。母鹿对长了犄角的公鹿越看越爱，公鹿显得更加高傲、雄伟和健壮，母鹿并把犄角取名为鹿茸。天长日久，母鹿思念天宫，日渐消瘦。公鹿看在眼里，急在心中，想尽办法也无济于事。情急之下，将鹿茸撞断，捧着血淋淋的鹿茸，献给母鹿。见此情形，母鹿痛哭流涕，紧紧地和公鹿拥抱在一起。后来，公鹿将鹿茸泡于水中，让母鹿每天喝一口，没过多久，母鹿身心得到了康复。一对神鹿情侣，更加恩爱。此事被玉帝知道后，深受感动，怜爱之意油然而生。便传令：让这对神鹿到森林茂密、绿水相依、不是仙境胜似仙境的苏瓦延（今双阳）一带安家落户。为了区别于其他动物，玉帝将一片片梅花金叶洒向神鹿。从此，神鹿身上披上了一朵朵金色的梅花。苏瓦延一带也就有了珍贵的梅花鹿。

 # 三、鹿茸的种类

（一）我国目前人工饲养的主要茸用鹿种

我国目前人工饲养的主要茸用鹿种主要是梅花鹿和马鹿。经过

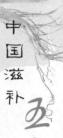

多年人工培育，已形成人工培育品种（品系）的有双阳梅花鹿、西丰梅花鹿、长白山梅花鹿、塔里木马鹿、天山马鹿等优良鹿种，对于我国养鹿业的发展起到巨大的推动作用。

（二）鹿茸的品种

药用鹿茸系脊索动物门哺乳纲鹿科动物马鹿和梅花鹿的雄性未骨化密生茸毛的幼角。《中国药典》按动物基源将鹿茸分为花鹿茸和马鹿茸两种。鹿茸呈圆柱状分枝，鹿茸主干习称"大挺"。在其品种的分类方面，由于各地在用药的习惯上不尽相同，常有其他的分类方法，现归纳如下。

花鹿茸：又名花茸、毛茸、黄毛茸、黄毛鹿茸、梅花鹿茸，为梅花鹿雄鹿的幼角，主产于吉林、辽宁、黑龙江及河北等地。

马鹿茸：又名马茸、草茸、赤鹿茸、八岔鹿茸、青毛茸、青毛鹿茸，为马鹿雄鹿的幼角，主产于吉林、辽宁、黑龙江、内蒙古及新疆等地。

关鹿茸：又名东鹿茸，产于长白山一带，品质较佳。

西鹿茸：产于西北地区，品质较次。

嫩鹿茸：指质嫩柔软者，品质佳。

白唇鹿茸：又名岩茸，为动物白唇鹿的幼角，主产于西藏、云南、青海、四川等地。

水鹿茸：又名春茸，为动物水鹿的幼角，主产于四川、云南、广东等地。

白鹿茸：又名草茸，为动物白鹿的幼角，主产于四川西部。

 四、现代医学对鹿茸的研究

现代研究表明鹿茸具有以下作用。

1. 增强免疫功能。

鹿茸可显著增强单核－巨噬细胞系统的吞噬功能，对小鼠的胶体炭粒的廓清速度和氢化可的松、环磷酰胺所致的小鼠单核－巨噬细胞系统抑制有明显的激活作用，可增加小鼠肝、脾巨噬细胞的吞噬系数，增加小鼠胸腺的重量，并增加白细胞及肾虚患者 T 淋巴细胞的比值，促进健康人淋巴细胞转化，还可增加小鼠血清溶血素抗体含量，提高凝集效价，增加氢化可的松所致小鼠萎缩脾的重量，明显提高小鼠血清免疫球蛋白 IgG 含量，对机体免疫机能抑制状态时作用更为显著。

2. 抗氧化作用。

鹿茸乙醇提取物灌胃，可明显降低老化小鼠脑和肝组织中丙二醛含量。鹿茸乙醇提取物可使 SAM－P 小鼠肝线粒体总超氧化物歧化酶、铜/锌超氧化物歧化酶及锰－超氧化物歧化酶等活性明显升高，并呈明显的量效关系，但对正常小鼠超氧化物歧化酶活性影响不明显。

3. 抗肿瘤作用。

鹿茸多糖腹腔注射对肉瘤 S_{180} 有明显的抑制作用，但对 $walker_{256}$ 癌肉瘤无论腹腔注射还是灌胃均无效。

4. 抗炎作用。

鹿茸多肽对角叉菜胶、左旋糖酐、新鲜蛋清等引起的小鼠足跖肿胀及棉球肉芽肿等有抑制作用，并能显著抑制组胺、5－羟色胺和前列腺素 E_2 等炎症介质的致炎反应。

5. 抗溃疡作用。

鹿茸多糖对醋酸型、应激型和幽门结扎型胃溃疡皆有明显抑制作用，但对吲哚美辛型溃疡无效，可降低胃蛋白酶活性，抑制胃酸分泌，促进前列腺素 Ez 合成。

6. 抗创伤作用。

鹿茸精对已产生颅压升高，脑干移位、变形以及颈椎脱臼和椎动脉狭窄的家兔机体功能有明显的改善作用，能使受体抑制的耗氧量、呼吸商以及活性降低的醛缩酶、转氨酶、碱性磷酸酶有所恢复。

7. 抗应激作用。

鹿茸精或鹿茸提取物，可明显延长小鼠游泳的时间，还能增强小鼠耐低温和耐高温能力。

8. 对心脏的影响。

鹿茸精能使大鼠离体心脏的冠脉流量增加、心收缩幅度加大、心率减慢，具有强心作用；对氯仿诱发的小鼠室性纤颤具有保护作用，对氯化钡诱发的大鼠心律失常具有治疗作用。

9. 抗缺氧作用。

对常压缺氧、低压缺氧及异丙肾上腺素所致耗氧增加的小鼠，本品可提高其耐缺氧能力。

10. 对神经系统的影响。

鹿茸对精神紧张症、神经衰弱或感受性强的人有镇静和强壮神经系统的作用，能促进神经肌肉系统的功能改善和副交感神经末梢的刺激作用。其所含的神经节苷脂类物质，能促进损伤的中枢神经系统恢复和外周神经的再生。

11. 性激素样作用。

鹿茸能使雄鼠血浆中睾丸酮含量增多，并能增加未成年雄性小鼠睾丸、前列腺、肛提肌的重量。鹿茸精能促使小鼠子宫重量增加、充血，并促进排卵。

12. 促进核酸和蛋白质合成作用。

鹿茸中促进核酸和蛋白质合成的有效成分是多胺类物质。物质对 ^3H – 亮氨酸和 ^3H – 尿嘧啶核苷掺入肝细胞蛋白质和核酸均有明显的促进作用，同时亦可使肝核糖核酸聚合酶活性增强。

13. 促进糖酵解作用。

鹿茸精给大鼠肌肉注射可增加大鼠脊神经组织的氧消耗，促进糖酵解并使呼吸商值增加，但对三羧酸循环无影响。给大鼠灌胃也可使糖酵解增强。酶的变化以己糖激酶、磷酸果糖激酶、醛缩酶和甘油激酶的活性升高最为明显。

14. 对血压的影响。

鹿茸精可使急性失血性低血压家兔的血压恢复加快，但大剂量则使血压下降，心率减慢。给麻醉猫静脉注射鹿茸精 0.5 ~ 5 毫克/千克，可引起血压一次性降低，其降血压物质为溶血磷脂酰胆碱。

15. 促进造血功能作用。

鹿茸乙醇提取液注射，可使动物红细胞和网状红细胞增加数量也随之平行增加，其促进造血功能的作用和给药量成正比关系。对采用乙酰苯丙肼所致的溶血性贫血小鼠和家兔，以及大鼠5/6肾切除术造成的肾性贫血模型，鹿茸注射液有促进骨髓造血功能、提高外周血细胞数量和血红蛋白含量的作用。

16. 增智作用。

多次皮下注射鹿茸神经节苷脂0.5克/千克，对小鼠记忆获得、记忆再现、记忆牢固等3个不同记忆阶段均有明显的促进作用，鹿茸神经节苷酯能促进脑内蛋白质合成，是益智的有效成分。

17. 强壮作用。

鹿茸能增强动物对低温和高温环境的适应能力，延长戊巴比妥钠小鼠的睡眠时间，对饥饿小鼠有显著的抗疲劳作用，鹿茸液能明显提高大鼠脑、肝、肾的耗氧量，促进肌肉增生，改善营养不良和蛋白质代谢障碍。

18. 抗衰老作用。

鹿茸总脂连续灌胃，对老年鼠组织B型单胺氧化酶活性的抑制作用明显强于青年小鼠。长期灌服鹿茸总脂能明显抑制老年小鼠脑单胺氧化酶活性，并使脑多巴和5－羟色胺含量明显增加，提高鹿茸的抗衰老作用。

五、中医典籍对鹿茸功效的阐述及应用

鹿茸首载于《神农本草经》，列为中品。《本草纲目》列于兽部第五十一卷《鹿》项下。李时珍曰："鹿，处处山林中有之。马身羊尾，头侧而长，高脚而行速。牡者有角，夏至则解。大如小马，黄质白斑，俗称马鹿。牝者无角，小而无斑，毛杂黄白色，俗称麀鹿。孕六月而生子。鹿性淫，一牡常交数牝，谓之聚麀。"

关于鹿茸，苏颂在《本草图经》中说："四月角欲生时，取其茸阴干，以形如小紫茄子者为上，或云茄子者太嫩，血气犹未具，不若分歧如马鞍形者有力。"更完备的说法见于寇宗奭："茸，最难得不破及不出却血者。盖其力尽在血中，猎时多有损伤故也。所以如紫茄者为上，名茄子茸。取其难得耳。然此太嫩，血气未具，其实力少，坚者又太老，惟长四五寸，形如分歧马鞍，茸端如玛瑙红玉，破之肌如朽木者，最善。"

（一）鹿茸的性味归经

甘咸，温。

1. 《本经》："味甘，温。"

2. 《别录》："酸，微温，无毒。"

3. 《本草蒙筌》："味甘咸，气温，无毒。"

入肝、肾经。

1. 《雷公炮制药性解》："入肾经。"

2. 《本草经疏》："入手厥阴、少阴，足少阴、厥阴经。"

（二）鹿茸的功能主治

壮元阳，补精血，益精髓，强筋骨。主治虚老羸瘦、精神倦乏、眩晕、耳聋、目暗、腰膝酸痛、阳痿、滑精、子宫虚冷、崩漏、带下等。

（三）鹿茸的临床应用

1. 补益气血。

气血是构成人体的基本物质。人体生命活动，全靠脏腑的功能活动，而脏腑功能的正常活动，又依赖于精、气、血等作为物质基础。鹿茸功擅益精，精旺则能化气生血。以前治疗气血不足的许多经验良方，诸如香茸丸、茸桂百补丸、参茸固本丸、补天大造丸等都以鹿茸为主要成分，可以看出，鹿茸为补气生血的必施之品。

2. 温肾壮阳。

鹿茸用于肾阳不足和精血亏虚所致的阳痿早泄、宫寒不孕、尿频不禁、头晕耳鸣、腰膝酸痛、肢冷神疲等症。中医认为，肾藏精、生髓，为人体生长发育和生殖的本源。肾阳虚弱，则可出现精神疲倦、形寒肢冷、腰脊痛、阳痿、遗精、早泄、不育等。古往今来，鹿茸一直被视为益精填髓、温肾助阳的上乘之品，为温肾壮阳、补督脉、益精血的要药。可单用研末服，或同山药浸酒服，亦可配伍人参、熟地、枸杞子等补气养血益精药同用，以增强疗效，如参茸固本丸。有关治疗性功能低下的中成药，诸如三鞭丸、全鹿丸、参茸卫生丸等，总是离不开鹿茸。近代临床也多将鹿茸与淫羊藿、仙茅、巴戟天、山萸肉等益肾药配合使用，相辅相成，以增强疗效。据报道，用鹿茸制剂治疗阳痿、遗精、早泄等肾阳虚患者的性功能障碍，或用鹿茸精进行穴位注射治疗，均能取得满意的疗效。药物学家通过动物实验发现，鹿茸可以使小鼠动情期延长，由此而证明了前贤用药之精妙。

3. 强心复脉。

许多学者认为，鹿茸对心血管系统及心肌有特异性作用，可使其功能异常恢复常态，达到强心益脉的效应。实验表明，中等剂量的鹿茸制剂，能增加冠状动脉的血流量，增强心肌收缩力，加速心率，增大心缩幅度，提高心缩搏出量及每分钟的输出量，消除心肌疲劳，使已疲劳或衰弱的心肌活动得到改善，达到强心的目的，还能改善全身循环，提高机体各种活动功能和耐受力。临床上，常用鹿茸制剂治疗各种原因所致的心力衰竭，尤其是风湿性心脏病伴有心悸、腰痛、尿少等症，以及应用于低血压及其他慢性循环障碍，具强心升压益脑的作用。因此，也有人将鹿茸用于治疗肺心病缓解期和神经衰弱、植物神经功能失调等，取其强心益脑复脉之效。

4. 化瘀生肌。

鹿茸有温补精血、行血、化瘀、消肿、托毒外出和生肌的作用。因此，常用于治疗疮疡久溃不愈、阴疽内陷不起、外科疮疡及伤科跌打损伤等症。可与当归、黄芪、肉桂等配伍应用于多种疾病，尤其是慢性经久不愈者，疗效更佳。实验表明，鹿茸对长期不愈和新生不良的溃疡及创伤，能增强其再生过程，加强氮素及碳水化合物的代谢，从而促进溃疡面和骨折的加速愈合。国外学者通过大量临床实验，给跌打损伤病人肌注鹿茸精，对损伤的愈合和消除头痛、头昏、肢节疼痛、耳鸣、耳聋、四肢麻木、失眠及疲乏等症状，均收到明显的疗效。

5. 强筋壮骨。

鹿茸有强健筋骨的作用，向来为古今医家所推崇。可治疗老年人精衰血少、腰脊酸楚、肢节疼痛、筋骨痿软、手足拘挛，小儿发育不良、筋骨痿软、行迟、齿迟、囟门不闭合等症，鹿茸不仅可以单味服用，还可以与龟板、熟地、杜仲、续断、肉苁蓉、巴戟天等配伍成复方应用，均能起到益肾壮骨强筋的作用。

6. 固崩止带。

鹿茸是一味妇科良药，用于妇女冲任虚寒和带脉不固的崩漏不止，带下过多，并有安胎、暖宫的作用。2000多年前，《神农本草经》就指出其"主漏下恶血"。本品能补肝益肾，调理冲任，固崩止带，可用于治崩漏带下属于虚寒症状者。

当今化学分析证明它含有极少量的女性卵泡激素，并能促进生殖系统的生长发育、兴奋机体功能。临床上对于崩漏带下、不孕、胎漏属于虚寒者，可配伍当归、阿胶、乌贼骨、蒲黄等同用，如鹿茸散（《千金方》）。治白带过多，可配伍狗脊、白蔹为末，用艾煎醋，打糯米糊为丸服（《济生方》）。

7. 补肝益肾。

用于肝肾精血不足导致的筋骨酸软、小儿发育不良、骨软行迟、囟门不闭合等症。多配伍熟地、山药、山萸肉等同用，如加味地黄丸。

8. 强身抗老。

鹿茸为全身强壮药，其强壮作用的机制是鹿茸通过调节神经的兴奋、抑制过程和内分泌功能，促进核酸及蛋白质合成，增强肝脏解毒，刺激造血系统，提高免疫力和调节新陈代谢而发挥效用，从而起到强壮身体、抵抗衰老的作用。

（四）鹿角的功能主治

鹿角首载《神农本草经》，为常用中药。为梅花鹿或马鹿已骨化的角或锯。

茸后翌年春季脱落的角基，分别习称梅花鹿角、马鹿角、鹿角脱盘。

温肾阳，强筋骨，行经消肿。用于阳痿遗精、腰脊冷痛、阴疽疮疡、乳痈初起、瘀血肿痛等症。

【用法与用量】内服或外用，6~15g，也可入丸、散、胶囊剂。

【注意】阴虚阳亢者慎用。

（五）鹿角胶的功能主治

鹿角胶首载《神农本草经》，列于中品，名为"白胶"。《本经逢原》名曰"鹿胶"，为常用中药。梅花鹿或马鹿的角经水煎熬，浓缩制成的固体胶。

温补肝肾，益精养血。用于阳痿滑精、腰膝酸冷、虚劳羸瘦、崩漏下血、便血尿血、阴疽肿痛等症。

【用法与用量】内服，烊分兑服，3~6g，或入丸、散、膏及胶囊剂。

【注意】阴虚阳亢者慎服。

（六）鹿角霜的功能主治

鹿角霜首载《本草品汇精要》，为较常用中药。为梅花鹿或马鹿角去胶质的角块。

温肾助阳，收敛止血。用于脾肾阳虚、食少吐泻、白带、遗尿尿频、崩漏下血、痈疽痰核等症。

【用法与用量】内服，9~15g，煎汤或研粉入丸、胶囊剂。

【注意】阴虚阳亢者慎服。

六、鹿茸的食用方法及宜忌

鹿茸是滋补强壮的佳品，食用鹿茸一般为。

1. 嚼食：每次1~2片鹿茸，口含，使它湿润，慢慢嚼碎吞咽。

2. 制粉冲服：将鹿茸制粉，用开水冲服，也可装入胶囊开水冲服或与蜂蜜调和用开水冲服。

3. 浸药酒：用高度的酒浸泡15天，每日摇动。每次根据自己的酒量饮用。肝、肾、胃类及消化系统溃疡不宜饮用药酒。

4. 入馔食用：在一日三餐中与其他食物配合，多用鹿茸片、鹿茸粉煨、炖、煮、炒，制作菜肴和汤羹，可与米谷制作粥。

鹿茸虽然是补药补品，但在以下情况不宜选用。

1. 肾虚有火者不宜用。

中医认为："肾虚有火者不宜用，以其偏于补阳也。上焦有痰热及胃家有火者不宜用，以其性热复腻滞难化也。凡吐血下血，阴虚火炽者概不得服。"（《本草疏经》）曹柄章云："鹿茸补精填髓之功效虽甚伟，服用不善，往往发生吐血、衄血、尿血、目赤、头晕、中风昏厥等症。"

2. 外感疾病不宜服用。

正逢伤风感冒，出现头痛鼻塞、发热畏寒、咳嗽多痰等外邪正盛的人，无论外感风寒，还是外感风热，大凡邪在肌表，必有恶寒、恶风、发热、头痛、肢节疼痛等症状，这时切忌服用鹿茸。

3. 有"五心烦热"症状、阴虚的人不宜服用。

临床见有干咳少痰、咯血、烦躁、唇赤舌绛、舌面光剥或干裂、津少口渴、两眼干涩昏花、午后潮热、两颧发红、盗汗、手足心热、脉象细数等症，均为肾阴不足，虚火旺盛所致，属于虚热证，若误用鹿茸等温补药，显然药不对证，必然造成助火劫阴，伤津耗液。轻者症情加剧，重者险证迭起。

4. 内有实火者不宜服用。

小便黄赤，咽喉干燥或干痛，不时感到烦渴而具有内热症状的人，大凡出现高热烦渴、目赤肿痛、痰黄、吐血、衄血、尿血、热毒疔疮痈疽、口苦、大便秘结、小便黄赤、脉象弦数洪大者，均为内有实火所致。若以鹿茸进补，只能是抱薪救火，适得其反。

5. 有高血压症、头晕、走路不稳、脉眩易动怒而肝火旺的人不宜服用。

6. 经常流鼻血，或女子行经量多、血色鲜红、舌红脉细，表现是血热的人不宜服用。

7. 食用鹿茸及各种鹿茸制剂的禁忌。

服用鹿茸时最好不要喝茶、吃萝卜，尽量不要服用含有莱菔子、谷芽、麦芽和山楂等中药，因其会不同程度地削弱鹿茸的药力。

不宜与水杨酸类同用。鹿茸含有糖皮质激素样成分，与水杨酸类衍生物同用会增加消化道溃疡的发生率。

不宜与奎宁同用。奎宁具有多元环结构，碱性较强，可与鹿茸产生沉淀，使其吸收减少，疗效降低。

不宜与甲苯磺丁脲、氯磺丙脲、苯乙双胍等降糖药同用。鹿茸中所含糖皮质激素样成分使蛋白质和氨基酸从骨骼中转移到肝脏，在酶的作用下使葡萄糖及糖原升高，与降糖药产生拮抗作用。

七、鹿茸滋补美食汤、粥

▶▶▶ 黄芪参茸乌鸡汤

【主料】乌鸡肉 200 克。

【配料】人参 10 克，黄芪 20 克，鹿茸 5 片。

【调料】盐。

【制法】1. 乌鸡肉洗净切成块，人参、黄芪、鹿茸洗净。

2. 将以上原料全部放入炖盅内，加入适量开水，加盖，用文火隔水炖 2 ~ 3 个小时，加盐调味食用。

【功效】双补气血，强壮益精。适用于纵欲房劳、气血亏虚、脏腑失养所致的头晕目眩、自汗盗汗、五心烦热、心悸怔忡、失眠多梦、遗精早泄等症。

【用法】佐餐食用，每日 1 ~ 3 次，每次 150 ~ 200 克。

▶▶▶ 养颜益寿汤

【主料】鸡肉 500 克。

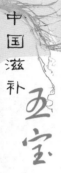

【配料】红枣 8 枚，怀山药 15 克，人参 10 克，鹿茸 3 克。

【调料】盐、姜、葱、料酒、鸡汤各适量。

【制法】1. 鹿茸用酒浸泡 30 分钟后，取出洗净，红枣去核洗净，怀山药洗净润透切片，人参润透切片，姜切片，葱切段。

2. 鸡肉切成 3 厘米长、2 厘米宽的块，放入碗内，加入盐拌匀腌渍 30 分钟。

3. 将鸡肉和药物装入蒸盅内，加入姜、葱、鸡汤，用武火蒸 40 分钟即成。

【功效】滋补气血，壮阳暖腰，生精填髓。主治腰膝酸软、喘咳短气、神疲少食、阳痿、滑精、自汗、耳鸣等。

【用法】佐餐食用，每日 1~3 次，每次 150~200 克。

▶▶▶ 参茸大补汤

【主料】嫩母鸡 1 只（500 克）。

【配料】生姜（洗净、去皮）2 片，人参、鹿茸各 5 克，红枣 2 枚。

【调料】盐。

【制法】1. 将嫩母鸡宰杀，去毛，剖洗干净备用。人参切片备用。红枣去核洗净备用。

2. 将全部原料放入炖盅内，加凉开水适量，加盖，隔水慢火炖 3 个小时即可食用。

【功效】温补肾气，抗衰延年。主治劳伤虚损而致食倦怠、健忘、眩晕头痛、阳痿尿频等症。

【用法】佐餐食用，每日 1~2 次，每次 150~200 克。

▶▶▶ 鹿茸北芪仙茅鸡肉汤

【主料】新鲜鸡肉 150 克。

【配料】北芪 12 克，仙茅 12 克，淫羊藿 12 克，鹿茸 2 克。

【调料】盐。

【制法】1. 鸡肉去皮，放入开水中稍煮，取出洗净。鹿茸、北芪、仙茅、淫羊藿分别用水洗净。

2. 将原料放入电子瓦煲内，加入适量水，炖 4~5 个小时。入盐调味，即可饮用。

【功效】温肾壮阳，强壮筋骨，增强抵抗力。适合夫妻日常饮用，尤其冬天时，常饮可增加身体抵抗力。对体力劳动者，功效更为显著。

【用法】佐餐食用。

▶▶▶ 鹿茸鸡翅汤

【主料】鸡翅 250 克。

【配料】鹿茸 3 克。

【调料】香油、盐各适量。

【制法】1. 将鸡翅洗净放鹿茸和 2000 克水中慢火煮，水开后去掉浮沫，炖煮 30 分钟，调味即可。

【功效】补肾壮阳，强身健脑。主治肾脑双虚、神经衰弱、自主神经失调及性欲减退。

【用法】佐餐食用，吃肉喝汤，每日 1~2 次，每次 150~200 克。

▶▶▶ 鹿茸猪胞汤

【主料】猪膀胱 1 具。

【配料】白果仁 20 克，山药 30 克，鹿茸 1 克。

【调料】盐。

【制法】1. 猪膀胱洗净。

2. 诸药捣碎，纳入膀胱内，扎口，下锅炖烂，入盐调味。

【功效】汤药同服。温肾健脾止带。适用于肾虚带下清冷、面色晦暗、小便清长、腰部酸痛、小腹冷感、舌质淡、脉沉迟等症。

【用法】佐餐食用。

▶▶▶ 鹿茸补肾汤

【主料】猪瘦肉 200 克。

【配料】枸杞子 15 克，红枣 10 枚，猪腰 2 只，鹿茸 2 克，鸡肉 200 克。

【调料】酱油、盐、姜、葱各适量。

【制法】1. 鹿茸用酒浸泡洗净，枸杞子去杂质洗净，红枣去核洗净，猪腰一切两半，去白色臊腺，切成腰花，猪瘦肉、鸡肉洗净，切成 4 厘米见方的块，姜切片，葱切段。

2. 鸡肉、猪瘦肉、猪腰、鹿茸、枸杞子、红枣、酱油、姜、葱、盐同放炖锅内，搅匀，加清水 2000 克。

3. 炖锅置武火上烧沸，再用文火炖煮 50 分钟即成。

【功效】补肾壮阳，填精补髓。主治肾阳虚之阳痿、滑精、腰膝酸冷、虚寒带下、精亏眩晕、耳鸣等症。

【用法】佐餐食用，每日 1~3 次，每次 150~200 克。

▶▶▶ 鹿茸附片汤

【主料】猪蹄 2 只。

【配料】附片 6 克，鹿茸 1 克。

【调料】盐、生姜各适量。

【制法】鹿茸、附片、猪蹄洗净，同入砂锅，文火久煮，起锅时加生姜、盐调味即成。

【功效】补肾壮阳，益精养血，强筋健骨。

【主治】肾阳不足及精液亏虚而致不射精、畏寒身冷、腰膝酸痛、阳痿、精冷不育、精神疲乏等。

【用法】佐餐食用。

▶▶▶ 鹿茸枸杞鲍鱼汤

【主料】新鲜鲍鱼 1 只。

【配料】枸杞子 5 克，鹿茸片 2 片，红枣 4 枚。

【调料】生姜、盐各适量。

【制法】1. 鲍鱼去壳、去污秽，用水洗净，切成片状。鹿茸和枸杞子用水漂洗干净。生姜和红枣洗净，生姜去皮切两片，红枣去核。

2. 将全部原料放入炖盅内，加入凉开水，盖上盖，放入锅内，隔水炖 4 个小时，加入盐调味，即可饮用。

【功效】 益精明目，强身健体。主治血气不足、肝肾亏损、头晕眼花、精神疲乏、妇女月经不调等，还可防止视力早衰。

【用法】 佐餐食用。

▶▶▶鹿茸海参汤

【主料】 海参 20 克。

【配料】 鹿茸 10 克。

【调料】 姜、葱、盐、料酒、胡椒粉各适量。

【制法】 鹿茸片放在用白纸垫锅的纸上，用微火加热，然后刮去鹿茸茸毛，备用。海参用水发透，然后将鹿茸、海参放在盆内，再加入调料、清汤，蒸 1～2 个小时即成。吃鹿茸、海参，喝汤。

【功效】 补肾壮阳，益精补髓。适应用于肾阳虚所致的阳痿、腰膝酸痛、耳鸣、妇女宫冷不孕等症。

【用法】 佐餐食用。

▶▶▶参茸乌龟汤

【主料】 乌龟 2 只。

【配料】 鹿茸片 12 克，人参 12 克，枸杞子 12 克。

【调料】 盐、高汤各适量。

【制法】 乌龟放盆中，注入开水，烫死洗净；去内脏和龟甲，龟肉切块。人参、枸杞子洗净。下油起锅，略炒龟肉，加适量清水煮沸后，倒入炖盅内，放入鹿茸、人参、枸杞子，炖盅加盖，文火隔水炖 3 小时，调味食用。

【功效】 补精益气。适应房劳过度、性机能减退、阳痿早泄、精稀清冷等症。

【用法】 佐餐食用。

▶▶▶鹿茸水鸭汤

【主料】 水鸭 1 只。

【配料】 鹿茸 5 片，姜 3 片。

【调料】 盐。

【制法】1. 将水鸭去内脏洗净。

2. 用适量的清水加姜片，水鸭与鹿茸同煮约 3 个小时，调味即可食用。

【功效】补肾壮阳，益气养血。凡老年人阳气虚衰、手脚冰冷、气虚血弱、头昏脚软者都适宜服用。

【用法】佐餐食用，每日 1～3 次，每次 150～200 克。

▶▶▶ 雀茸汤

【主料】麻雀 5 只。

【配料】鹿茸 1 片，小茴香 5～6 粒，肉桂 3 克。

【调料】葱、姜、糖、料酒、盐各适量。

【制法】麻雀去毛，弃肠杂，洗净，与鹿茸、小茴香、肉桂以及葱、姜、糖、料酒等调料一起，加水适量，以文火煎煮成汤。

【功效】补肾阳，暖腰膝，缩小便。主治阳虚眩晕、阳痿、早泄、遗精、腰脊冷痛、小腹寒冷、夜尿频多、白带过多、崩漏不止等症。

【用法】佐餐食用。

▶▶▶ 鹿茸银耳汤

【主料】水发银耳 100 克。

【配料】鹿茸片 1 克，鹌鹑蛋 12 个，油菜 25 克。

【调料】红樱桃、盐、葱段、姜块、熟猪油、高汤各适量。

【制法】1. 将银耳摘去根，洗净备用。油菜叶切成丝。樱桃切末备用。

2. 取 12 个小勺洗净擦干，抹上熟猪油，将鹌鹑蛋打在小勺内点缀上油菜、樱桃，形如兰花，上屉蒸 3 分钟后取出。

3. 锅内放入汤烧开，再放进葱段、姜块煮出香味捞出，下入盐调好口味，再下入银耳、鹌鹑蛋氽透，捞在汤碗内。然后将汤撇去浮沫，倒在汤碗里，撒上鹿茸片即成。

【用法】佐餐食用。

 参茸粥

【主料】粳米 150 克。

【配料】党参 10 克，鹿茸 1 克。

【调料】红糖。

【制法】将党参 10 克，鹿茸 1 克，共研细末。煮大米为粥，食粥时调入参茸粉一食匙及红糖少许，和匀服用。每日 1 次。

【功效】通治诸虚，延年抗老。主治久病体弱、产后虚羸、未老先衰及一切气血精液不足者。

【用法】佐餐食用。

▶▶▶ 鹿茸粥

【主料】粳米 100 克。

【配料】鹿茸 1 克，生姜 3 片。

【调料】盐。

【制法】先将鹿茸炙酥为末，再煮大米为粥，待煮沸后放入鹿茸末、生姜同煮为稀粥。分两次服，温热食，3~5 日为 1 疗程。

【功效】温肾阳，益精血。适用于肾阳不足所致的阳痿、早泄、滑精、腰痛，妇女子宫虚冷、不孕、崩漏、带下者。

【注意事项】阴虚火旺、口干舌燥、尿黄便秘或感冒发热者忌服。适宜于冬季服用。

【用法】佐餐食用。

▶▶▶ 鹿茸枸杞粥

【主料】大米 150 克。

【配料】鹿茸粉 3 克，枸杞子 15 克。

【调料】白糖。

【制法】先将大米煮粥，待沸后加入鹿茸粉、枸杞子同煮为粥，用白糖调食。

【功效】补肾壮阳。适用于肾阳虚证，有畏寒肢冷，腰膝酸痛，尿频，男子阳痿、遗精，女子宫寒不孕、带下清稀等。

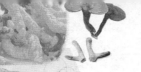

【用法】分两次早晚温热食用。

▶▶▶鹿茸山药粥

【主料】大米150克。

【配料】鹿茸粉3克，山药粉15克。

【调料】白糖。

【制法】先将大米淘洗干净煮粥，待沸后加入鹿茸粉、山药粉同煮为粥。

【功效】健脾补肾壮阳。适用于肾阳虚弱之畏寒肢冷，腰膝酸痛，尿频，男子阳痿、遗精，女子宫寒不孕、带下清稀及脾胃虚弱之食少乏力者。

【用法】分两次早晚温热食用。

▶▶▶鹿茸羹

【主料】鸡肉150克，水发海参25克。

【配料】鹿茸2克，口蘑、青菜各15克，鸡蛋1个，肥肉膘50克。

【调料】盐、料酒、鸡油、水淀粉、鸡汤各适量。

【制法】将鹿茸磨成粉，海参、青菜、口蘑都切成小片，肥肉膘和鸡肉剁茸，加鸡蛋清、鸡汤和适量盐，搅成糊状，再放入鹿茸搅匀备用。锅内放鸡汤，烧开后将鹿茸、鸡汤，用油纸漏斗挤成珍珠形拖入汤内，再放入海参、口蘑和佐料，烧开后用淀粉勾芡，淋上鸡油，盛在汤盆内即成。

【功效】补气血，壮元阳，益肾精。适用于肾虚阳痿、遗精、早泄、虚寒带下等病人食用。阴虚火旺者忌食。

【用法】佐餐食用。

▶▶▶什锦鹿茸羹

【主料】水发海参30克，大虾30克。

【配料】鹿茸片1克，水发干贝5克，水发口蘑、冬笋各适量。

【调料】料酒、湿淀粉、盐、鸡油、汤各适量。

【制法】将海参、口蘑、大虾、冬笋切成小方丁备用，撕开干贝，用开水焯海参、大虾后控干水分。锅内放汤，加盐、料酒、大虾、海参、干贝、口蘑、冬笋烧开后，放入鹿茸片，用湿淀粉勾芡，淋上鸡油，装汤碗内即可食用。

【功效】壮阳益精，滋阴补肾。

【用法】温热食用。

▶▶▶ 鹿茸裙边羹

【主料】裙边200克。

【配料】鹿茸3克，高汤500克，笋片50克，菜心30克。

【调料】盐、酱油、淀粉、香油各适量。

【制法】裙边切丝与鹿茸、笋片、高汤放锅内加水适量，调入盐、酱油烧开5分钟，勾淀粉芡汁，放入菜心烧开，淋香油。

【功效】滋阴壮阳，补虚润燥。

【用法】佐餐食用。

▶▶▶ 三鲜茸羹

【主料】水发海参1个，虾仁50克，鸡胸肉50克。

【配料】鹿茸6克，高汤500克，水发木耳30克，菜心30克。

【调料】盐、料酒、淀粉、香油各适量。

【制法】海参切丁，虾仁切丁，鸡肉切丁共放锅内，添入高汤、清水适量，放入鹿茸、盐、料酒烧开5分钟，放入木耳、菜心，勾淀粉芡烧开，淋香油。

【功效】补中益气，滋阴壮阳。

【用法】佐餐食用。

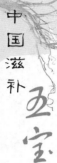

八、鹿茸滋补美食菜肴

▶▶▶ **鹿茸炖乌鸡**

【主料】乌鸡250克。

【配料】鹿茸5克。

【制法】乌鸡洗净，切块，与鹿茸一起置炖盅内。加开水适量，文火隔水炖熟，调味服食。

【功效】温宫补肾，益精养血。主治宫冷、肾虚精衰不孕者，症见婚久不孕、月经不调、经血色淡量少、小腹冷感、腰酸无力等。

【用法】佐餐食用。

▶▶▶ **鹿茸炖鸡**

【主料】母鸡500克。

【配料】鹿茸10克。

【调料】姜片、盐。

【制法】1. 鹿茸切片。

2. 母鸡宰杀后去毛、内脏，洗净，与姜片同熬至汤浓，滤去渣滓撇去浮油。

3. 另起锅将鸡汤与鹿茸片同炖两个小时。盐调味即可。每周服1次。

【功效】壮命门火，适用于女性命门火衰所致的中老年宫冷、久不生孕、性冷淡、血压过低等症。

【用法】佐餐食用。

▶▶▶ **鹿茸汽锅鸡**

【主料】光鸡1只。

【配料】鹿茸10克。

【调料】葱姜、花椒、盐各少许。

【制法】光鸡剁核桃块，洗净入汽锅内加葱段、花椒5粒，鹿茸加水没过，盖好盖上笼蒸熟。取出葱姜、花椒，放盐调味。

【功效】大补虚弱。

【用法】佐餐食用。

▶▶▶鹿茸鸡锅仔

【主料】白条鸡500克。

【配料】鹿茸25克，水发香菇适量。

【调料】老抽、蚝油、炸蒜仁、胡椒粉、料酒、盐、鲜汤、香油、葱段、姜片各适量。

【制法】1. 白条鸡洗净，剁成两厘米左右见方的块，用沸水焯一下，捞出沥水待用。鹿茸、香菇洗净待用。

2. 加底油烧热，下葱姜爆香后，烹入料酒，加入鲜汤，放入鸡块、鹿茸、香菇，调入盐、老抽、蚝油，烧开后，撇去浮沫，入砂锅内，置小火上熬约50分钟，至鸡肉酥烂，出锅盛入锅仔内，放入炸蒜仁、味精、胡椒粉，淋入香油，置火上烧开即成。

【功效】滚烫鲜香，肉酥味美。

【用法】佐餐食用。

▶▶▶鹿茸鸡冻

【主料】仔鸡3只。

【配料】鹿茸粉10克，肉皮2500克，葱50克，姜50克，花椒15克。

【调料】酱油、盐、白糖、清汤各适量。

【制法】1. 把刮洗干净的肉皮与鹿茸粉一起放锅内，加入调料和清水，煮两个小时，把肉皮捞出。

2. 把子鸡肉剁成块，放入锅内，待鸡肉煮烂，将鸡肉与汤一起盛入盆内，待晾凉后即成。

【功效】壮元阳，补气血，益精髓，强筋骨。

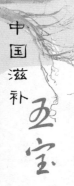

【主治】肾阳虚之阳痿、滑精、腰膝酸冷、虚寒带下、精亏眩晕、耳鸣等。

【用法】佐餐食用。

▶▶▶鹿茸银耳鸡丸

【主料】鸡肉 250 克。

【配料】水发银耳 50 克，鹿茸粉 3 克，猪膘 5 克，火腿 5 克，冬笋 5 克，油菜 5 克，鸡蛋 1 个。

【调料】盐、绍酒、花椒水、高汤各适量。

【制法】1. 将鸡肉、猪膘砸成细泥，用鸡蛋清调散，放入少许盐、花椒水、鹿茸粉、少许高汤，调成粥状。

2. 把火腿、油菜、冬笋切成片。

3. 锅内放入清水，水八成开时将粥泥挤成樱桃大小的圆子，放入锅内，氽熟捞出。

4. 锅内放入高汤，加入盐、绍酒、花椒水、冬笋、油菜、火腿、银耳和圆子。烧开后撇去浮沫，盛入汤碗内即成。

【功效】壮元阳，补气血，益精髓，强筋骨。主治肾阳虚之阳痿、滑精、腰膝酸冷、虚寒带下、精亏眩晕、耳鸣等。

【用法】佐餐食用。

▶▶▶家麟戏野凤

【主料】山鸡脯肉 300 克。

【配料】鸡蛋 5 个，蛋清 50 克，鹿茸 10 片，虾肉 50 克，鸡芽子肉 50 克，笋尖 15 克，豌豆 15 克，火腿 15 克，香菜叶 15 克。

【调料】盐、酱油、绍酒、红曲、红干辣椒、白糖、葱、姜、蒜、高汤、淀粉、熟猪油各适量。

【制法】1. 将鸡蛋煮熟去皮，切成 4 瓣去掉蛋黄。鸡芽子肉去白筋加虾肉一起砸成泥，放在碗中加各种调料搅成茸糊，抹在蛋清内的蛋黄处，上屉蒸两分钟取出，摆在盘内的周围呈荷花形，上浇鲜咸的白汁。

2. 将山鸡脯肉去白筋切成方丁，加蛋清、淀粉和少许盐抓匀。笋尖、干辣椒切丁。

3. 将鸡汤放小碗中，加绍酒、盐、味精、酱油、红曲、白糖、淀粉兑成汁。

4. 炒勺置于旺火上，放油烧至五成热时倒入鸡丁，滑至断生倒入漏勺内。勺内留少许底油，放入干辣椒丁、葱丁、姜丁、蒜丁、笋丁和豌豆煸炒，接着将滑好的鸡丁倒入勺内翻炒，再倒入兑好的汁，翻炒均匀，淋明油出勺倒在盘中间，再把鹿茸片撒在鸡丁上即成。

操作关键：1. 鸡丁改刀要均匀，爆制时要汁紧油明。2. 选用鹿茸片要薄如纸，分撒均匀。

【用法】佐餐食用。

▶▶▶ 鹿茸鸡片

【主料】鸡里脊肉 150 克。

【配料】哈士蟆油 3 克，鹿茸 1 克，猪膘 50 克，水发玉兰片 5 克，热火腿 10 克，鸡蛋 1 个，鲜蘑 10 克，油菜 5 克。

【调料】料酒、盐、花椒水、香油、鸡汤、麻油各适量。

【制法】将哈士蟆油放在碗内泡软，去籽及黑线，用水洗净。把鸡里脊肉剔去白筋，把猪膘切成薄片，二者放在一起用刀背砸成细泥，放入鸡蛋清、鸡汤搅匀，再加入盐、料酒、花椒水，最后加入鹿茸、哈士蟆油拌匀。油菜、玉兰片、火腿、鲜蘑均切成小薄片，锅内放入鸡汤，汤开时用手抓起鹿茸、哈士蟆油、鸡泥徐徐下汤内成珍珠疙瘩状，再放入火腿、鲜蘑、油菜、玉兰片，同时将余下的盐、花椒水、料酒倒入，汤开时撇去浮沫，加入麻油盛在大碗内即成。

【功效】此汤为鹿茸与哈士蟆油两种滋补强壮品组成，有补肾壮阳、益精养血的作用。其中鹿茸，性味甘、咸、温，有壮元阳、补气血、益精髓、强筋骨的作用。哈士蟆油又是补肾益精、润肺养阴的珍品。两物相合，能增强机体的功能，降低肌肉的疲劳，促进人体新陈代谢，具有滋肺补肾、养阴益血的功效。

【用法】佐餐食用。

▶ 茸胶炖鸡脖

【主料】鸡脖肉250克。

【配料】鹿茸3克，阿胶10克，怀山药10克，桂圆肉5克。

【调料】盐。

【制法】1. 鸡脖肉洗净、去皮，切成块，飞水。

2. 怀山药、桂圆肉洗净。

3. 将鸡脖肉、怀山药、桂圆肉放进炖盅，倒进一碗半沸水，盖上盅盖，隔水炖之。

4. 待锅内水沸后，先用中火炖一个小时，后用小火炖一个半小时即可。

5. 炖好后，除去药渣（能吃药渣者可保留药渣），加适量盐便可服用。

【功效】养颜生血，强精润肝。主治阴虚肾亏、头晕眼花。泄泻者忌用。脾胃虚弱、消化不良者不宜服用。

【用法】佐餐食用。

▶▶▶ 鹿茸扒黄蘑

【主料】熟鸡腿肉125克。

【配料】水发黄蘑100克，鹿茸片2克，葱10克，姜块10克。

【调料】酱油、盐、花椒水、绍酒、白糖、猪油、鸡汤、湿淀粉各适量。

【制法】1. 将鹿茸片洗净。把鸡腿肉切成4厘米长的片，码在盘的一边，黄蘑用开水烫一下捞出，用凉水过一下，挤净水分，用刀片切成块，码在盘的另一边。

2. 锅内放入油，待油烧至六成熟时，用葱、姜块炝锅，加酱油、盐、鸡汤、花椒水、绍酒、白糖。待汤开后，捞出葱、姜块，加入鹿茸片，用文火煨透，加入湿淀粉，撇去浮沫，将鸡腿、黄蘑放入锅内，加入鹿茸片，用文火煨透，加入湿淀粉勾芡，放入明油，翻个出锅盛在盘内即成。

【功效】 壮元阳，补气血，益精髓，强筋骨。主治虚劳羸瘦、精神倦怠、眩晕、耳鸣、耳聋目暗、腰膝酸痛、阳痿、滑精、子宫虚冷、崩漏寒带下等。

【用法】 佐餐食用。

▶▶▶ 龟胶鹿茸蛋羹

【主料】 鸡蛋 1～2 个。

【配料】 鹿茸粉 0.5 克，龟胶 3 克。

【调料】 盐。

【制法】 鸡蛋打散，加水适量，蒸成鸡蛋羹，然后放入鹿茸粉、龟胶。根据口味喜好加盐食用。

【功效】 慢性咳喘。

【用法】 佐餐食用。

▶▶▶ 鹿茸蛋

【主料】 鸡蛋 1 个。

【配料】 鹿茸粉 0.3 克。

【制法】 将鹿茸粉放入鸡蛋内蒸熟。

【功效】 补肾阳，益精血。适用于低血压，以及体质虚弱、消瘦、怕冷、手足发凉、阳痿、夜尿多等症。老人不宜长服，否则易致肥胖，并引起高血压。

【用法】 佐餐食用。

▶▶▶ 鹿茸烧甲鱼

【主料】 甲鱼 750 克。

【配料】 鹿茸片 1 克。

【调料】 香菜、葱段、姜片、花椒、料酒、酱油、盐、白糖、猪油、鸡汤、湿淀粉各适量。

【制法】 将甲鱼宰杀后洗净，用酱油浸泡入味。待油锅热，将甲鱼炸成金黄色。锅内留油，将姜葱、花椒制成调味油，再将甲鱼置

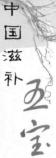

碗内，加酱油、料酒、猪油、鸡汤、白糖、鹿茸片上屉蒸熟，将原汤滗出，再用少许原汤烧开，用湿淀粉勾芡，撒上香菜，即可食用。

【功效】温补肾阳，滋阴益气。适用于肾阳虚的阳痿、滑精、宫寒不孕或肝肾阴虚的腰痛、崩漏、带下等症。

【用法】佐餐食用。

▶▶▶ 鹿茸蒸甲鱼

【主料】甲鱼1只。

【配料】鹿茸5克。

【调料】葱、姜、鸡汤、盐各适量。

【制法】甲鱼去五脏切块入瓷钵，加鸡汤、鹿茸、姜葱蒸熟，加盐调味即成。

【用法】佐餐食用。

▶▶▶ 人参鹿茸炖龟

【主料】龟1只。

【配料】鹿茸片、枸杞子、人参各6克。

【调料】盐。

【制法】1. 将龟放入盆中烫死剖净。人参、枸杞子洗净。

2. 起锅下油略炒龟肉，加适量清水煮沸后倒入炖盅，放入鹿茸、人参、枸杞子，加盖隔水小火炖3小时，放入盐调味即可。

【功效】益气血，补精髓，养颜，美发，补血等。

【用法】佐餐食用。

▶▶▶ 阿胶鹿茸炖甲鱼

【主料】甲鱼300克。

【配料】阿胶15克，鹿茸5克，怀山药10克，桂圆肉5克。

【调料】盐。

【制法】1. 甲鱼切成大块，飞水去其血污。

2. 怀山药浸透洗净，桂圆肉洗净。

3. 将所用原料置于炖盅，加入1碗水，炖盅加盖，隔水炖之。

4. 待锅内水开后，先用中火炖 1 个小时，然后再用小火炖两个小时即可。

5. 将药渣捞出，放进少许盐，咸淡随意。

【功效】润血通脉，驻容养颜。主治心弱血虚、面色苍白。

【用法】佐餐食用。

▶▶▶ 鹿茸炖羊肾

【主料】羊肾 1 对。

【配料】鹿茸 5 克，菟丝子 15 克，小茴香 9 克，葱 10 克，姜 15 克。

【调料】盐、料酒、植物油、胡椒粉各适量。

【制法】1. 将鹿茸润透切片，烘干碾成末，菟丝子、小茴香装入纱布袋中扎口，葱、姜拍碎。

2. 羊肾剖开，去臊腺，洗去尿臊味，切成片，放入油锅中稍煸一下。将药袋、葱、姜、料酒、盐同入锅中，注入清水。用火烧沸，撇去浮沫后，改文火炖至羊肾熟。拣去药包、葱、姜，撒入鹿茸末，烧沸，用盐、胡椒粉调味即成。

【功效】鹿茸性味甘、咸、温，具有壮元阳、补气血、益精髓、强筋骨之功效。羊肾味甘性温，能补肾气、益精髓，加用温肾助阳之小茴香、菟丝子，共奏温补肾阳、益精填髓之效。适用于肾阳不足而致的阳痿、遗精、尿频之人。阴虚火旺者慎用。

【用法】佐餐食用。

▶▶▶ 鹿茸龟板炖羊肾

【主料】羊肾 2 对。

【配料】鹿茸 5 克。

【调料】龟板 100 克。

【制法】将羊肾对半剖开，去筋膜，漂洗干净。将鹿茸、龟板加清水适量，浸泡一会儿，入砂锅用文火煎煮，过滤取汁。如法煎煮 3 次，最后用纱布包绞榨汁，合并滤液。将羊肾放入药液中以文火炖之，待羊肾熟透即可服食。

【功效】有温肾壮阳、强腰健骨之功效。适用于肾阳不足所致的阳痿、遗精、早泄及腰脊冷痛、四肢不温、脚膝无力、小便自遗等症。

【用法】佐餐食用。

▶▶▶ 鹿茸蒸肉

【主料】猪五花肉 400 克。

【配料】大米 200 克，鹿茸粉 10 克。

【调料】五香粉、料酒、盐、老抽、蚝油各适量。

【制法】猪五花肉切大片，大米放锅中炒黄，捣半碎状与五香粉、鹿茸粉、料酒、盐、老抽、蚝油拌匀，在小蒸笼中，一层大米一片猪肉片逐层码放，蒸熟即可。

【功效】壮元阳，补气血，益精髓，强筋骨，香糯适口，是一款滋补佳品。

【用法】佐餐食用。

▶▶▶ 鹿茸炖猪腰

【主料】猪腰 2 只。

【配料】鹿茸 5 克。

【调料】料酒、盐、白糖、葱花、姜丝各适量。

【制法】1. 将鹿茸磨成细粉。将猪腰洗净，去臊腺切成腰花。

2. 锅内放鹿茸、猪腰、水，再加料酒、盐、白糖、葱花、姜丝武火烧沸，改为文火炖至腰花熟而入味，即可出锅。

【功效】猪腰又称猪肾。具有补肾气的功效，与鹿茸相配成菜，补肾功效更强。多用于治疗肾虚腰痛、阳痿、滑精、子宫虚冷等病症。阴虚火旺者忌食。

【用法】佐餐食用。

▶▶▶ 鹿茸烩腰片

【主料】猪腰子 250 克。

【配料】鹿茸粉 5 克，黄瓜 15 克，水发玉兰片 15 克，姜丝 3 克。

【调料】盐、绍酒、花椒油各适量。

【制法】1. 将猪腰子片成两半，去掉腰心，顺着腰子切成花纹状，再横着片成坡刀片。

2. 锅内加水烧开，放入腰片余透，捞出过凉水，控干水分，放在盘内，黄瓜、玉兰片切成片，用开水焯后过凉，与腰片放在一起，再放上鹿茸粉、盐、绍酒、姜丝、花椒油拌匀，装入盘中即成。

【功效】壮元阳，补气血，益精髓，强筋骨。多用于治疗肾虚阳痿、腰膝酸冷等症。

【用法】佐餐食用。

▶▶▶ 猪尾巴煲

【主料】猪尾巴 500 克。

【配料】鹿茸 5 克，山药 20 克，肉苁蓉 10 克，菟丝子 10 克，乌鸡 1 只，火腿 50 克，玉兰片 50 克，姜、葱各 10 克。

【调料】料酒、盐各适量。

【制法】山药、肉苁蓉切片。猪尾巴去脏，用开水余去血水。菟丝子炒香。乌鸡宰杀后，去内脏及爪。火腿、玉兰片切片。姜拍松，葱切段。将猪尾巴、鹿茸、山药、肉苁蓉、菟丝子、乌鸡、火腿、玉兰片、姜、葱、料酒同放煲内，加水适量。将煲置武火上烧沸，再用文火煲 30 分钟，加入盐搅匀即成。

【功效】补肾壮阳，抗老益寿。

【用法】佐餐食用。

▶▶▶ 鹿茸牛肉卷

【主料】精牛肉 500 克。

【配料】鹿茸 5 克，花生仁 200 克，藕 100 克，鸡蛋 1 个，番茄 300 克，黄瓜 150 克，五香粉 1 克，姜、葱、辣椒仔各 15 克，生菜 75 克，干细粉丝 20 克，植物油适量。

【调料】盐、胡椒粉、料酒各适量。

【制法】1. 肉洗净切块，片成大片，用盐、胡椒粉、五香粉、

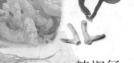

辣椒仔、料酒、姜（切片）、葱（拍破）、腌渍三十分钟备用。

2. 花生米用开水泡后去皮，蛋清加豆粉调成浓糊。

3. 番茄切成荷叶花瓣，黄瓜加工成绿叶形，鲜藕切成细丝。

4. 盘子的一端用藕丝番茄拼成大荷花，中间放少许生菜丝，另一端摆绿叶。

5. 将肉片上铺鹿茸片裹成圆柱形，蘸蛋清糊放入碎花生仁中均匀蘸上一层，待用。

6. 油烧六成热，下入肉卷，炸至花生仁酥黄时捞出，装盘即成。

【功效】外酥肉嫩，色泽浅黄，香辣味浓。含较多的优质蛋白质、人体必需氨基酸，利用率不低于猪肉，有温补、益气血、补脾脏的作用。

【用法】佐餐食用。

▶▶▶ 鹿茸牛筋羹

【主料】泡发牛筋300克。

【配料】鹿茸粉1.5克，杜仲10克。

【调料】酒、葱、盐各适量。

【制法】杜仲煎汁备用，牛筋切条状加鲜汤煮软后，加入杜仲汁与鹿茸粉煮沸，再加入酒、葱、盐调味，并勾芡成羹。

【功效】补肾壮筋，壮腰健步。用于治疗体力劳动者腰酸背痛、肢体易疲劳乏力者等。

【用法】佐餐食用。

▶▶▶ 鹿茸海参

【主料】水发海参300克。

【配料】火腿片30克，人参片4克，鹿茸粉0.5克。

【调料】盐、上汤各适量。

【制法】将海参切成条状洗净，人参片加水少许先蒸软后，起油锅将海参、火腿片略加煸炒，加上汤、人参片及鹿茸粉煮数分钟后调味即成。

【功效】益气补肾，强心壮阳。对性功能差、精液不足、腰膝酸软、精力减退等有益。

【用法】佐餐食用。

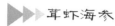 茸虾海参

【主料】水发海参250克。

【配料】虾仁50克，鹿茸粉3克，水发干贝50克，冬笋片25克，油菜心25克。

【调料】盐、绍酒、酱油、湿淀粉、白糖、花椒水、香油、鸡汤各适量。

【制法】1. 虾仁洗净。将海参切成长条，用开水焯一下捞出。

2. 把油菜心、冬笋片焯一下捞出。

3. 锅内放入酱油、绍酒、白糖，下入鹿茸粉、虾仁、海参、干贝，加花椒水、盐，用文火煨两分钟，再加入冬笋、油菜，上武火勾淀粉芡，淋上香油，出锅盛入盘内即成。

【功效】壮元阳，补气血，益精髓，强筋骨。主治肾阳虚之阳痿、滑精、腰膝酸冷、虚寒带下、精亏眩晕、耳鸣等症。

【用法】佐餐食用。

鹿茸虾子笋

【主料】水发海参250克。

【配料】冬笋250克，虾子10克，鹿茸3克。

【调料】酱油、绍酒、花椒水、白糖、猪油、湿淀粉、汤各适量。

【制法】1. 将鹿茸烘干碾粉。

2. 把虾子放入碗中，用凉水洗净，用热水泡洗捞出。

3. 把冬笋切成3厘米长的块。

4. 锅内放入油，油热时，放入虾子炸，再放冬笋煸炒，加入酱油、鹿茸粉、绍酒、花椒水、糖，添入汤，用文火煨两分钟，用湿淀粉勾芡明油，盛入盘内即成。

【功效】壮元阳，补气血，益精髓，强筋骨。主治肾阳虚之阳痿、滑精、腰膝酸冷、虚寒带下、精亏眩晕、耳鸣等症。

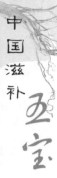
【用法】佐餐食用。

鹿茸大虾

【主料】对虾12只。

【配料】鹿茸3克，天门冬、麦冬各6克。

【调料】生菜、植物油、盐、姜、葱、料酒各适量。

【制法】1. 对虾漂洗干净，沸水中加植物油、姜、葱、料酒各适量，然后下对虾汆熟即离火。

2. 鹿茸、天门冬、麦冬煎汁。

3. 汆熟的对虾，加入上述药汁，经调味后装在有生菜底的盆子中即成。

【功效】鹿茸性温味甘咸，能益精补肾、壮阳，配性味甘咸、补肾壮阳的对虾，药食互补，使益精补肾效果更佳，并用天门冬、麦冬滋阴，以调节阴阳平衡。

【主治】中老年肾亏怕冷，遗精阳痿，女子不育者，可在春季用此膳食以治之。但若对虾、蟹有皮肤过敏者不宜食此药膳。阴过虚、阳过亢者也不宜食用。

【用法】佐餐食用。

斑茸鱼翅

【主料】水发鱼翅300克。

【配料】鹿茸粉3克，鸡肉300克，猪膘15克，葱5克，姜块5克，火腿末2.5克，香菜段2克，鸡蛋2个。

【调料】盐、湿淀粉、绍酒、花椒水、猪油、高汤各适量。

【制法】1. 将鸡肉抽尽筋，同猪膘、鹿茸粉砸成细泥。用鸡蛋清搅散，放入高汤、盐、花椒水、湿淀粉、绍酒搅成稀粥状。

2. 锅内放入猪油，烧热后，用葱、姜块炝锅，除去葱、姜块，放入鱼翅，煸炒片刻。放入搅匀的泥，用文火煸炒，炒热倒入盘中，撒上火腿末，把香菜段摆放在盘边即成。

【功效】壮元阳，补气血，益精髓，强筋骨。主治肾阳虚之阳痿、滑精、腰膝酸冷、虚寒带下、精亏眩晕、耳鸣等症。

【用法】佐餐食用。

▶▶▶鹿茸汽锅乳鸽

【主料】乳鸽2只。

【配料】鹿茸5克，冬虫夏草、火腿各适量。

【调料】白酒、盐、料酒、清汤、鸡油、葱姜各适量。

【制法】1. 将乳鸽焯水去血污。鹿茸加料酒、白酒浸泡，上笼蒸20分钟取出。葱姜拍松。

2. 将乳鸽放入汽锅，加入清汤、鹿茸、火腿、冬虫夏草、盐、葱姜、鸡油上笼蒸至乳鸽酥烂即可。特点为鸽肉酥烂，鲜香可口。

【用法】佐餐食用。

▶▶▶鸽蛋鹿茸裙边

【主料】鸽蛋5只。

【配料】鹿茸10克，裙边400克。

【调料】西兰花、鲜味汁、蚝油、盐、淀粉、高汤各适量。

【制法】1. 将鹿茸加入高汤，上笼蒸10分钟取出。裙边发好切成块待用，西兰花焯水捞出待用，鸽蛋去壳制成小鸟形待用。

2. 锅置火上，加入高汤、裙边、鹿茸、蚝油、盐、鲜味汁调好口味，勾芡，出锅装盘，盘边围上西兰花，放上鸽蛋即成。特点是形态美观，品味鲜美。

【用法】佐餐食用。

▶▶▶炒鹿茸筋

【主料】水发鹿筋600克。

【配料】鹿茸3克，油菜心200克。

【调料】盐、绍酒、鸡汤、淀粉、鸡油、猪油、葱、姜油各适量。

【制法】1. 将鹿筋切成5厘米长的段，放入开水勺内烫一下捞出，用凉水过凉，控干水分。

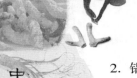

2. 锅内放入猪油，油热后，加入鸡汤，放入鹿筋、鹿茸，加盐、绍酒，用文火煨两分钟。

3. 另用锅加底油，加入鸡汤、油菜心、盐、绍酒。开锅后用淀粉勾芡，淋上明油，将油菜心取出，根向内摆在圆盘周围。

4. 把锅内的鹿筋，移至武火上，勾淀粉芡，加葱、姜油、鸡油，盛在油菜中间即成。

【功效】壮元阳，补气血，益精髓，强筋骨。主治肾阳虚之阳痿、滑精、腰膝酸冷、虚寒带下、精亏眩晕、耳鸣等。

【用法】佐餐食用。

▶▶▶鹿茸裙边

【主料】鹿茸5克，裙边250克。

【配料】西兰花。

【调料】高汤、盐、鲜味汁、水淀粉各适量。

【制法】1. 将鹿茸加入高汤上笼蒸10分钟取出。

2. 裙边入开水中煮至熟烂为止，刮去杂物。

3. 切西兰花飞水待用。

4. 锅内加入高汤、裙边、鹿茸，调好口味，勾芡，出锅装盘，用西兰花围边即可。

【功效】壮元阳，补气血，益精髓。

【用法】佐餐食用。

▶▶▶鹿茸三珍

【主料】水发鱼翅、水发海参、干贝、鸡脯肉各250克。

【配料】鹿茸10片、鸡蛋清适量。

【调料】盐、料酒各适量。

【制法】1. 将鹿茸、干贝洗净，加调料上锅烹制。

2. 将海参、鱼翅用开水余透，将鸡脯肉切成肉末，拌入鸡蛋清和调料。

3. 将鱼翅、海参、干贝、鸡肉丸和鹿茸一次放入汽锅内，加清汤调料蒸 1 个小时即可。

【用法】佐餐食用。

▶▶▶ 鹿茸燕窝

【主料】鹿茸片 50 克。

【配料】燕窝 50 克。

【调料】盐、绍酒、清汤各适量。

【制法】1. 将燕窝放在盆里，用热水泡开，把燕毛和杂质摘净，放凉水中洗干净，再用开水烫一下。然后用筷子打开，挤干水分放碗里，加入少许碱面，用开水浸泡，见涨开时，滤去碱水，用开水洗净，待碱味消除，用鲜汤投洗。控去汤汁后分装在碗中，再将鹿茸片放入碗中。

2. 锅置火上加清汤、盐、绍酒，烧开后撇去浮沫，将鲜汤盛在鹿茸燕窝碗中即可。

【功效】"鹿茸燕窝"是鹿鸣宴的头道热菜。主料选用关东特产鹿茸，配合燕窝，采用汆的方法烹制而成。成品汤清如晶，浓淡相宜，滋鲜味美，营养丰富。

【用法】佐餐食用。

▶▶▶ 鹿茸猴头蘑

【主料】水发猴头蘑 250 克。

【配料】鹿茸 3 克、火腿、冬笋各适量。

【调料】猪油、盐、绍酒、花椒水、鸡汤、姜、葱、湿淀粉各适量。

【制法】1. 把水发猴头蘑用水洗净，切成厚长片正面向下，码在盘内。火腿、冬笋切成小片，葱、姜切成块。

2. 锅内放猪油，烧热后，用葱、姜块炝锅，加鸡汤、盐、冬笋、火腿片，再把猴头蘑、鹿茸片放入锅内，盖严，移在文火上煨 10 分钟，取出葱、姜块，用湿淀粉勾芡，淋上明油，出锅即成。

【功效】壮元阳，补气血，益精髓，强筋骨。主治肾阳虚之阳痿、滑精、腰膝酸冷、虚寒带下、精亏眩晕、耳鸣等。

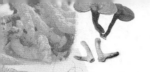
【用法】佐餐食用。

参茸玉球

【主料】鹿茸粉 0.5 克，鱼茸、虾茸各 150 克。

【配料】人参粉 3 克。

【调料】盐。

【制法】将鹿茸粉加入鱼茸、虾茸中搅和，加入盐，然后用匙舀入沸水中煮成球形凝固的鱼虾丸子，然后置盆中，浇上糖醋味的芡浆即成。

【功效】延年益寿。

【用法】佐餐食用。

九、 鹿茸滋补茶酒饮膏

▶▶▶ 人参鹿茸酒

【原料】人参 20 克，鹿茸 8 克，白酒 500 克。

【制法】将人参切片，鹿茸蒸软，浸泡于白酒中，密封浸泡 30 天后即可饮用。

【功效】补气助阳。适用于精神萎靡、食欲不振、畏寒肢冷、腰膝酸软、失眠健忘等症。

【用法】每日早晚各 1 次，每次饮服 15～20 克。

▶▶▶ 鹿龄集酒

【原料】人参 15 克，熟地黄 15 克，海马 10 克，鹿茸 10 克，肉苁蓉 20 克，白酒 1000 克。

【制法】将人参、鹿茸研为粗末，再与其他药物一起浸泡于白酒中，密封浸泡 1 个月，即可饮用。

【功效】益气补血，补肾壮阳。适用于气虚及肾阳虚引起的腰膝酸软、性功能衰退、耳鸣，或由于肾阳虚而致的男性不育症。

【用法】每日早晚各 1 次，每次饮服 10 克。

▶▶▶ 鹿茸虫草酒

【原料】鹿茸 10 克，冬虫夏草 45 克，高粱酒 800 克。

【制法】将上述各药制成片，放入瓶中，倒入高粱酒密封。置阴凉处，经常晃动，10 天后过滤即可饮用。

【功效】温肾助阳，补益精血。适应肾阳虚衰、精血亏损所致的腰膝酸软无力、畏寒肢冷、男子阳痿不育等症。

【注意事项】阴虚者禁用。

【用法】每日 1 次，每次饮服 20 ~ 30 克。

▶▶▶ 鹿茸山药酒

【原料】鹿茸 15 克，山药 60 克，白酒 1000 克。

【制法】将鹿茸、山药与白酒共置容器中，密封浸泡 30 天以上便可服用。

【功效】补肾壮阳。适用于性欲减退、阳痿、遗精、早泄，肾阳虚弱所致的遗尿、久泻、再生障碍性贫血及其他贫血症。

【用法】每日 3 次，每次饮服 15 ~ 20 克。

▶▶▶ 羊睾鹿茸酒

【原料】羊睾丸 1 对，鹿茸 3 克，白酒 500 克。

【制法】将羊睾丸（小公羊为佳）洗净，悬挂于通风处晾干，与鹿茸一起置广口瓶中，倒入白酒浸泡 15 ~ 20 天即成。

【功效】温补肾阳，填精益髓。适用于肾阳虚损的不育、阳痿、遗精等症。

▶▶▶ 鹿茸羊肾酒

【原料】鹿茸 30 克，菟丝子 75 克，茴香 40 克，羊腰子 3 只，白酒 1000 克。

【制法】羊腰子剖开，去臊腺，先用白酒 500 克煮 1 小时，余下的酒汁过滤，其余药入白酒中浸泡，并兑入用羊腰煮的酒，密封。

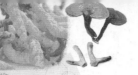

浸泡 21 日后，过滤，去渣留液，装瓶备用。

【功效】养血补阳，生精补髓。主治头晕目眩、肢软无力、腰膝酸软、发冷等症。

【用法】每日两次，每次 5～10 克，早晚饮用。

▶▶▶ **鹿茸酒**

【原料】鹿茸片 10 克，白酒 500 克。

【制法】浸泡 30 天。

【功效】壮元阳，补气血，益精髓，强筋骨。适用于虚劳体瘦、精神倦乏无力，肝肾虚而致眩晕耳聋、目眩、腰膝酸痛等。

【用法】每日两次，每次半杯。

▶▶▶ **参茸酒**

【原料】人参 60 克，鹿茸 30 克，防风 3 克，鳖甲 3 克，萆薢 3 克，羌活 3 克，川牛膝 3 克，独活 3 克，杜仲 3 克，白术 3 克，玉竹 3 克，当归 6 克，秦艽 6 克，红花 6 克，枸杞子 6 克，丁香 2 克，白酒 1000 克。

【制法】浸泡 30 天，去渣即可。

【功效】温阳益气，祛风除湿。

【用法】每次 1 小盅，每日 1～2 次。

▶▶▶ **参茸酒**

【原料】白酒 8000 克，鹿茸 20 克，白糖 800 克，菟丝子 60 克，牛膝 40 克，熟地黄 40 克，肉苁蓉 40 克，人参 20 克，附子（制）20 克，黄芪 20 克，五味子 20 克，茯苓 20 克，山药 20 克，当归 20 克，龙骨 20 克，远志（制）20 克，红曲 10 克。

【制法】密封浸泡 30 天即可。

【功效】滋补强壮，助气固精，用于气血亏损、腰酸腿痛、手足寒冷、梦遗滑精、妇女血亏、血寒、带下淋沥、四肢无力、行步艰难。

【用法】口服。1 次 10～15 毫升，1 日两次。

【注意事项】孕妇忌服。

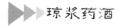 琼浆药酒

【原料】人参60克，鹿茸30克，桂圆肉30克，熟附片120克，陈皮90克，狗脊120克，枸杞子120克，补骨脂120克，黄精60克，金樱子肉40克，韭菜子120克，淫羊藿120克，冬虫夏草60克，怀牛膝120克，灵芝120克，当归60克，佛手60克，驴肾60克，雀脑50克，红糖300克，白蜜500克，白酒10000克。

【制法】密封浸泡60天，去渣饮用。

【功效】助肾壮阳，滋补气血。适用于肾阳虚损、精血耗伤、四肢乏力、手足不温、精神不振、阳痿不举、阴囊湿冷、遗精早泄、腰酸寒冷、妇女白带清稀等症。

【用法】口服。

▶▶▶ 参茸三七酒

【原料】人参15克，鹿茸15克，三七（熟）150克，白术（麸炒）90克，茯苓（蒸）60克，五味子（蒸）90克，枸杞子60克，肉苁蓉90克，补骨脂（盐制）90克，麦冬90克，巴戟天（盐制）60克，怀牛膝（酒制）30克，白酒10000克，蔗糖45克。

【制法】浸泡60天，去渣饮用。

【功效】益气补血，养心安神。用于气血不足、病后虚弱、阳痿遗精、失眠健忘等症。

【用法】口服。1次10毫升，1日2~3次。

【注意事项】高血压及感冒热证忌用，孕妇慎用。

▶▶▶ 褚实助阳酒

【原料】褚实子（微炒）100克，鹿茸100克，制附子30克，川牛膝60克，巴戟天60克，石斛60克，炮姜30克，肉桂（去粗皮）30克，大枣60克，白酒2500克。

【制法】浸泡60天，即可。

【功效】脾肾阳虚、阳痿早泄。

【用法】每日早、晚各1次，每次空腹温饮10毫升。

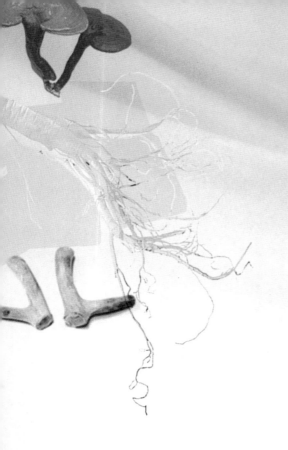

上品圣药——阿胶

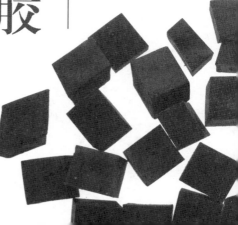

一、 阿胶食用的历史渊源

　　"胶剂"是中药的重要组成部分之一，它采用加热提取的方法制作，在药用时易于入药，易于人体吸收，有特殊的疗效，所以多被历代医家重用。中国现存最早的中医著作，成书于战国时代公元前475年的《五十二病方》，有四处用胶，其中三处用"煮胶"，一处用胶块。药用胶剂有：阿胶、鹿角胶、牛皮胶、龟胶、鳖甲胶、龟鹿胶、虎骨胶等，其中阿胶与人参、鹿茸并称为三大名类贵中药材。

　　在现存的中医药物典籍中，最早文字记载阿胶的是中国东汉时期的《神农本草经》亦称《本经》，按《中国医史年表》分析大约成书于公元1年。《神农本草经》将药物分为上品、中品、下品三大类，将阿胶列入上品的12种之内。成书于公元200年至210年间的《伤寒论》，载有"阿胶三两、一云三挺"。在猪苓汤、黄连阿胶汤中使用阿胶。同时期著名文人孔融的《同岁论》中有"阿胶径寸，不能止黄河之浊"的句子，即表明阿胶有洁净饮水的作用。典籍的记载是一个很长时期实际运用的经验总结，由此可见阿胶的使用可追溯到更久远的年代。

　　明代罗颀所著的《物原》中说"轩辕作胶"，轩辕即黄帝。《孟子·公孙丑上》中"纣之……箕子、胶鬲，皆贤人也"，说明公元前1300年至公元前1028年时，即有专门负责制胶的人（胶鬲）。《周礼·考工记·弓人》中记载有鹿胶、马胶、牛胶、鼠胶、鱼胶、犀胶等。胶的使用首先是用以黏结器物，随后用于医药，在医疗的长期实践中，疗效不明显的逐渐被淘汰，疗效突出的逐渐被收入药典。中药的药材特别讲究产地，有道地药材之说，因为同一物种在不同的气候、温度、水质、土质等条件下生长后，它本身的成分和药性有很大的差异，如贝母以川贝为好，红花以藏红花为优，广州石牌产的广藿香与海南产的广藿香成分不同，同是驴皮胶，唯山东东阿生产的驴皮胶疗效独特，并被称为阿胶。公元230年三国时期，曹操之子曹植被封为东阿王，他称赞阿胶"授我仙药，神皇所造，教我腹食，还精补脑，寿同金石，永世难老。"

公元400年北纬郦道元之《水经注》中记录东阿"有井大如轮，深六七丈，岁常煮胶以贡天府，本草所谓阿胶也，故世俗有阿井之名"。说明阿胶在很早以前就成为向皇室进献的贡品，这种朝贡成为历朝历代的惯例。如唐太宗将阿胶赐予年老的大臣，并派大将尉迟恭巡视东阿，修葺阿井，足见对阿胶的重视。唐玄宗李隆基的宠妃杨玉环，绝代佳人，迷倒唐玄宗，与西施、貂蝉、王昭君并列中国古代四大美女，她的倾国倾城美貌得益于食用阿胶，"铅华洗尽依丰盈，雨落荷叶珠难停，暗服阿胶不肯道，却说生来为君容"（全唐诗之官词补遗）。她的姐姐虢国夫人为保持美丽的容颜，也常食阿胶。"虢国夫人娥眉长，酥胸如兔裹衣裳，东莱阿胶日三盏，蓄足冶媚误君王"。皇室对阿胶的推崇达最高峰是清代，咸丰年间咸丰皇帝晚年无子，懿贵妃怀孕后患上了"血证"，众御医多次献药无效，户部侍郎陈宗妫是山东东阿人，他知道阿胶是上品圣药，遂将东阿"树德堂"生产的阿胶献给皇上，懿贵妃服用阿胶后"血证"得到控制，保住了胎身，足月生下一个男婴，即后来登位皇极的同治，懿贵妃母以子贵，被封为慈禧，也就是后来掌理朝政大权的慈禧太后。咸丰皇帝钦赐"树德堂"店主邓发四品朝服黄马褂一身，赐"福"字一个，为方便他进宫贡献阿胶，赐进宫用贡折一个，也就是通行证。从此以后邓发将他生产的阿胶定为"福"字品牌称号，到同治年间载淳皇帝更为重视阿胶，每年派官达四品的钦差去东阿监督阿胶制作，宫廷所用的阿胶称"九天贡胶"、"九朝贡胶"，这种阿胶需九天九夜方能炼制成功。

光绪二十二年（1896年）洋务大臣（外交大臣）李鸿章出使英国，74岁高龄的李鸿章体虚咳喘，临行前慈禧太后安排御医诊疗后，赐宫廷御药，方为阿胶、熟地、知母、贝母组方。一路服用，效果显著，李鸿章大称奇妙。阿胶不仅为帝王皇室重用，在民间也畅行食用。如宋代理学大师朱熹的《朱子文钞》中的一封家书"慈母年高，当以心气平和为上。少食勤餐，果蔬时体。阿胶丹参之物，时以佑之。延庚续寿，儿之祈焉。"人何良俊《思生》一诗记录了他服食阿胶的体会"万病皆由气血生，将相不和非敌攻，一盏阿胶常左右，扶元固体享太平。"在南方江浙一带，自古流行冬令季节食用膏方进补养生习俗，在众多的膏方中，匀有阿胶的使用。另外女性为保持青春不衰，在日常生活中常用阿胶做粥做汤羹，作为滋补佳品的阿胶，在广东、江浙、川渝、山东省销售额均过亿元。仅传统节日春节，阿胶在江浙销售额达2000多万元，由此可见滋补"上品"地位的阿胶，在民众滋补养生生活消费中的重要性。

二、 阿胶的传说

传说在中国的大唐盛世，山东东阿镇上住着一对年轻的夫妻，丈夫名叫田铭，妻子名叫阿桥。两人靠贩卖毛驴维持生计，夫妻恩爱，勤俭持家，日子过得还算小康。两人成亲多年，阿桥终于怀孕，十月怀胎，一朝分娩，产下了一个八斤多重的大胖小子。他们无限欢喜，但阿桥因分娩时失血过多、气血亏损，产后身体一直虚弱无力、脸色苍白、不思饮食、终日卧床。家里家外的事务都压在田铭肩上。田铭请了许多郎中诊看他的妻子，亲手煎熬了无数剂汤药，也不见好转，心中十分着急。田铭贩卖毛驴，各家买回去有的用以载物运输，有的用以拉车驮人，有的用以推磨拉碾、开粉面磨坊，还有那酒馆饭庄用驴肉做出美味佳肴。田铭听说驴肉能补养身体，心想让阿桥吃些驴肉，也许身体能好起来，就与伙计们宰杀了一头毛驴，把驴肉放在锅里，添加了些八角大料焖煮起来。不久，驴肉飘香，引得伙计们围拢过来，这个道"田大哥，都说天上的龙肉，地下的驴肉，这驴肉是啥味道，也让咱尝尝"，那个说"咱们贩驴，还不知道驴肉煮出来味道这么馋人，大哥你多少也让咱尝一口"，伙计们七嘴八舌，有的竟自己动起手来，使得田铭暗暗叫苦不已，可对多年哥们兄弟又不好拒绝，不多时大伙散去，这锅驴肉只剩下一锅汤水，给爱妻补身调理的打算成泡影。田铭满脸无奈，收拾炉火汤锅，看见案板边放有剩下来的驴皮，心想猪皮能吃，驴皮也不会差，驴肉让伙计们吃了，把驴皮炖给阿桥喝，多少也算了却自己的一番心意，于是坐了下来，细心地把驴毛清理干净，把驴皮切成小块，添了一锅水，大火烧开，小火焖熬，直到把那驴皮熬成一锅浓浓的驴皮汤，舀进盆里，阿桥每天吃一次驴皮胶冻，待吃完这一沱后，食欲开始大增，体力精神逐日渐好，日常的家务也不用田铭操心费力，生活恢复了正常。田铭专身操持贩驴业务。不久，有位伙计的妻子分娩以后也出现了气血大衰的症状，服了许多药物也不见好转，伙计想起阿桥产后吃驴皮冻恢复健康的事，向田铭请教，如法熬制，妻子服食后病症很快痊愈，驴皮胶祛病疗疾、补益强身的功效，很快一传十、十传百的在百姓中流传开来，成为有名的民间验方，驴皮胶的神奇功效引起医家的重视，在屡试皆灵的基础上，驴皮胶成为医家开方重用的一种药材。

田铭是一位很有经营头脑的人，他看到驴皮胶的市场需求和有利可图的商机，针对驴皮胶冻不易存放的缺点，经过反复试验，成功的研制出一整套驴皮固体胶的制作技术，开始收购驴皮，大量生产驴皮胶，驴皮胶作为商品流通起来，生意十分兴隆，财富滚滚而来，外地人士见有利可图，也收购驴皮，如法熬制驴皮胶销售，不久出现了令人奇怪的现象，外地生产的驴皮胶入药，患者服用后没有起到应有的疗效，由此引起的医疗官司层出不尽，民间的纠纷引起官府的重视，官府和郎中联合调查驴皮胶的生产过程和实地探测，发现在制作技术相同的情况下，外地水与东阿地域的水，水质大不相同，同一体积的水，东阿地域的水要比其他地方的水重3%~4%，钙、镁、钠多种矿物质的含量较高，水质清冽甘美、色绿且醇。田铭熬制驴皮胶的取水井"阿井"还有一神话故事："昔有猛虎居西山，爪刨地得泉，饮之久，化为人，后遂将此泉为井"，阿井水有化虎为人的神奇作用。用东阿地域独特的水质与驴皮所含的物质经过熬制化合出的驴皮胶方有神奇独特的医疗作用。奥秘揭示以后，官府下令只准东阿镇熬胶，其他各地一律取缔，在东阿镇生产的驴皮胶，因取用阿井水熬制得名阿胶。东阿县令将阿胶进贡于唐王李世民，李世民赏给年迈体弱的大臣，服用后效果良好，大家称赞它是上等补品。李世民差大将尉迟恭巡视东阿，尉迟恭来到东阿城，调研了阿胶的熬制过程，大为赞赏，代表唐王赏赐田铭金锅银铲，召集匠人将阿井修葺一新，并在井边竖立一石碑，上刻"唐朝钦差大臣尉迟恭至此重修阿井"，在昭示唐王恩赐的同时，也悄悄为自己留下了百世虚名。此碑如今仍在东阿镇阿井边耸立。

驴是制作阿胶的原料，中国饲养驴年代久远，它属于脊椎动物门哺乳纲奇蹄目马科动物，是一种优良的役畜，它耐粗食、抗病能力强、寿命长，是可乘骑、驮物、拉车的良畜，民间也常用它拉磨、磨面粉，以吃苦耐劳著称，《汉书》称它为"奇畜"，《朝野金载》称它为"麒麟楦"。

三、 中医典籍对阿胶的评价

中医认为：气、血、津液是构成人体的基本物质，是脏腑、经络等进行生理活动的物质基础。可以用各种食物补充促进气、血、津液的生息，可以用各类药物调整气、血、津液的流动。中医认为阿胶是补充调理气血的上品和圣药。中医第一部药典东汉时代的《神农本草经》将药物分为三类：上品、中品、下品。上品一百二十种为君药，主养命以应天，无毒多服，久服不易伤人，欲轻身益气，不老延年，评价"阿胶，味甘、平。主心腹内崩，劳极洒洒如疟状，腰腹痛，四肢酸疼，女子下血，安胎。久服轻身益气，一名傅致胶。"

唐朝《食疗本草》评价阿胶"治一切风毒骨节痛，呻吟不止

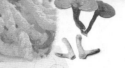

者，烊和酒服食。"此后历代本草典籍对阿胶多有论述。

《千金食治》中述阿胶治"大风"。

《药性论》中述阿胶"主坚筋骨，益气止痢。"

《别录》中述阿胶治"丈夫小腹痛，虚劳羸瘦，阴气不足，脚酸不能久立，养肝气。"

《日华本草》中述阿胶"治一切风，并鼻洪、吐血、肠风、血痢及崩中带下。"

《汤液本草》中述"阿胶，益肺气，肺虚极损，咳嗽唾脓血，非阿胶不补。"

《本草纲目》中述阿胶"疗吐血、衄血、血淋尿血，肠风下痢。女人血痛血枯，经水不调，无子崩中带下，胎前产后诸疾。男女一切风病，骨节疼痛，水气浮肿，虚劳咳嗽喘急，肺痿唾脓血，及痈疽肿毒。和血滋阴，除风润澡，化痰清肺，利小便，调大肠，圣药也。"《本草纲目》是中药本草典籍中的巨著，对后世影响很大，《本草纲目》收录 1892 种药物，唯独誉称阿胶为圣药，足见阿胶在众多中药中的显著地位。

《本草纲目拾遗》中述阿胶"治内伤腰痛，强力伸筋，添精固肾。"

《本草分经》中述阿胶"清肺养肝，补阴滋肾，止血去瘀，除风化痰，润燥定喘，利大小肠，治一切血病，风病，大抵补血与液，为肺大肠，要药，伤暑伏热成痢者必用之。"

阿胶在几千年的内科、妇科、儿科、男科医疗实践和养生保健中被大量的运用，并记载于历朝历代医方著作里。如：中医经典名著东汉时代张仲景的《伤寒论》中的"猪苓汤"以猪苓、阿胶、茯苓、泽泻、滑石组方，治阳明病的症状，少阴病的症状。"黄连阿胶汤"以黄连、阿胶、黄芩、芍药、鸡子黄组方，治少阴病的症状。

《金匮要略》中的"胶艾汤"以阿胶、川芎、炙甘草、当归、艾叶、干地黄、白芍组方，治女性冲任虚损、血虚偏寒证。

南朝刘宋陈廷之的《小品方》中的"胶艾汤"以阿胶、艾叶组方，治女性妊娠受伤下血腹痛。

宋代《圣济总录》中的"阿胶汤"，以阿胶、大麻仁、人参、干姜、远志，附子、甘草组方，治肾虚小便频数。"阿胶芍药汤"以阿胶、赤芍、当归、甘草组方，治尿血。"葱姜汤"以阿胶、葱组方，治补血、养血。"阿胶饮"以阿胶、人参组方，用于润肺止咳，益气养阴。

《太平圣惠方》中"阿胶散"以阿胶、赤石脂，当归、黄连、芍药、干姜、组方，治血痢。

南宋《仁斋直指方论》中"胶蜜汤"，以阿胶、葱白、蜂蜜组方，治老年血虚津液匮乏便秘。

金代刘完素的《宣明论方》中"阿胶梅连丸"，以阿胶、黄连、乌梅肉、黄柏、当归、赤芍、炮姜、赤茯苓组方，治痢疾。

宋代钱乙的《小儿药证直诀》中"阿胶散"，以阿胶、牛蒡子、甘草、马兜铃、糯米、杏仁组方，治小儿肺虚咳嗽。

元代《局方》中"阿胶枳壳丸"，以阿胶、枳壳组方，治女性产后虚羸，便秘。

清代喻昌的《医门法律》中"清燥救肺汤"，以阿胶、桑叶、石膏、甘草、人参、胡椒仁、麦冬、杏仁、枇杷叶组方，治温燥伤肺重症。

中药的使用以方剂形式呈现，即多种中药配合进行疾病的治疗和滋补的调理。阿胶被历代医家大量运用。今以《景岳全书》中"两仪膏"演化的"复方阿胶浆"为例，以阿胶、红参、党参、熟地、山楂组方，以补血圣药，血肉有情之品阿胶为君药，补血增精，以红参、党参大补元气，以熟地滋补肝肾，以山楂健脾肾促进消化吸收。用于气血两虚，头晕目眩，心悸失眠，食欲不振等症状的患者。

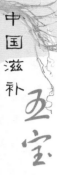

四、现代医学对阿胶的研究

以现代科学技术检验分析阿胶的成分多由胶原及其部分水解产物组成，含氮16.43%~16.54%，基本上是蛋白质，水解产生多种氨基酸，其中有赖氨酸10%，精氨酸7%，组氨酸2%等。

（一）阿胶补血作用的机理

阿胶的补血作用与其所含的甘氨酸、苏氨酸、组氨酸、精氨酸等有关。阿胶中含有18种氨基酸能促进血红蛋白的合成。甘氨酸有调节血清的作用，精氨酸又可促进机体生长素和睾酮分泌增加，苏氨酸、组氨酸、赖氨酸等其他氨基酸均具生血作用，促进血红蛋白合成，共同起到补血的效果。所以阿胶能促进造血功能，能明显提高红细胞和血红蛋白的含量，因而具有生血作用。

（二）阿胶止血的作用机理

传统医学认为"黑则止血"，阿胶为黑褐色固体，具止血作用。阿胶能增加血小板含量。现代医学研究证明，阿胶的止血机理是通过提高人体血液中血小板的含量，来阻止因血小板减少而引起的出血。

阿胶含有胶原蛋白，具有黏滞性，当被人体吸收后，附着在毛细血管的表面，缩短了血液的凝固时间，起到止血作用。此作用只用于吐血、衄血、便血、尿血等内出血。对体外大出血效果不明显。

（三）阿胶滋阴补肾的作用机理

补充氨基酸：机体吸收阿胶中的赖氨酸、亮氨酸、精氨酸等并使之参与机体各种酶的合成，以改善体内平衡，而精氨酸又可促进机体生长素的分泌增高，加快新陈代谢及生长发育。

补充锌元素：阿胶能增加锌的摄入量及有利于体内锌的吸收利用。阿胶中含有较高的锌，服用后可增加人体锌的摄入量，更好地改善男子不育、女子不孕、发育迟缓症状，起到滋阴补肾的效果。

同时阿胶为动物蛋白，还可以促进摄入食物中锌的吸收利用，如半胱氨酸、组氨酸、谷氨酸等可促进锌的吸收。

（四）阿胶提高机体免疫力的作用机理

阿胶具有提高 NK 细胞活性、提高免疫器官的功能，促进健康人淋巴细胞转化作用，提高机体免疫力。阿胶能明显促进白细胞分泌细胞因子，促进淋巴细胞增值、调整淋巴细胞亚型比例及促进造血干细胞增殖分化，产生免疫抗体，即免疫球蛋白，提高机体免疫力。故阿胶在提高细胞免疫力、增强免疫调节作用方面，具有较高的中医临床价值。

阿胶能增强机体内单核细胞、巨噬细胞的吞噬能力，提高机体免疫力。机体腹腔内单核细胞、巨噬细胞的吞噬能力低下时，机体免疫力差，易患病；机体腹腔内单核细胞巨噬细胞的吞噬能力强时，机体免疫力增强，因而达到提高机体免疫功能、强身健体的目的。

阿胶能升高白细胞，使机体内白细胞数量增加，提高机体免疫力。放疗化疗过程中，杀死癌细胞的同时，也杀死了正常红细胞、白细胞，致使红细胞、白细胞降低，引起机体损伤，免疫力下降，机体支撑不住，不得不停止治疗。阿胶具有升高白细胞和抗辐射损伤作用。因此，阿胶可作为白细胞减少症及放疗化疗的辅助治疗药物，使放疗化疗顺利进行。

（五）阿胶提高机体耐力的作用机理

阿胶通过促进红细胞的合成，增加血氧含量，补充营养、强心补肺达到耐缺氧、耐寒冷、抗疲劳、增强机体耐力的作用。

大家知道，人们在剧烈运动后，感到头晕眼花、腿部疼痛、乏力、不愿动，这是因为人体内氧含量不足所致。改善这些症状的办法之一，就是要增加血氧含量。阿胶中含有大量的蛋白质、氨基酸和微量元素，是红细胞合成的重要原料，可以促进红细胞的合成，增加红细胞在血液中的含量，因而增加血氧含量，耐缺氧、耐寒冷、抗疲劳。

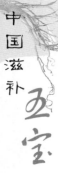

（六）阿胶强筋健骨的作用机理

阿胶通过补钙、补肾、补充骨骼发育所需的营养物质等而达到强筋健骨的作用。

阿胶含有较高的钙元素，服用后可增加体内钙的摄入量，有效地改善因缺钙而导致的骨钙丢失、钙盐外流、骨质疏松和骨质增生及各类骨折。同时，阿胶中含有胶原蛋白，还能促进体内已摄入钙的吸收，增加钙的储量和沉积，改善上述症状，达到强筋健骨的作用。

阿胶中含有较高的锌元素，有补肾作用。按中医肾主骨理论，阿胶通过补肾而固钙（钙质不外流），而达到强筋健骨的作用。预防或治疗骨质疏松等症。

（七）阿胶调经安胎的作用机理

补肾：按照"肾虚为经病之本，调经重在补肾"的中医理论，阿胶为血肉有情之品，功在补肾，可通过滋阴补肾而调经。

通淤：中医认为，淤则痛，通则不痛。阿胶具有活血化瘀、调经止痛的作用，可用于妇女月经不调、行经腹痛（痛经）、崩漏、胎动不安、不孕不育、孕妇身体虚弱、腰腿酸痛及习惯性流产、产后失血、恶露不止等症。

补血：妇女以血为本，阿胶善于补血，故尤适于女性保健，对妇女青春期、经期、孕期、产期（哺乳及产后恢复期）、中年期、更年期、老年期均有良好的调理滋补作用。

（八）阿胶抗肌萎作用

阿胶能使肌细胞再生，并可促进钙的代谢，有正钙平衡作用，并可改善症状，因而可防治或治疗进行性肌营养不良症。

（九）阿胶抗衰老作用

阿胶富含胶原蛋白及氨基酸、微量元素，具有丰富的综合营养价值，同时微量元素能激活酶，使之发挥生物学的作用，加快新陈代谢，因而阿胶能强身健体、营养肌肤（可使肌肤光洁、红润、富弹性）、美容养颜、抗衰老（延缓衰老）、延年益寿。

五、阿胶的食用方法和宜忌

阿胶的食用方法有以下几种。

1. 制阿胶膏：以 500 克阿胶、500 克白糖、750 克料酒的比例制作阿胶滋补膏。阿胶制粉，用料酒浸泡 24 小时，然后加入白糖，放锅内隔水炖 1 个小时，存放在玻璃瓶内，食用时开水冲饮。

2. 制阿胶糕饼：以 500 克阿胶、200 克黑芝麻、200 克核桃仁、750 克白糖混合熬制成糕饼，作为零食食用。

3. 浸泡阿胶酒：阿胶制粉 150 克，放入 500 克高度的酒中浸泡 15 天，每天摇晃 1 次，按自己的酒量，每日饮用 1 次。

4. 制阿胶茶：阿胶制粉，加白糖或蜂蜜或牛奶冲泡代茶饮，也可与其他中药匹配，冲泡代茶饮。

5. 做阿胶粥、汤：阿胶制粉与大米、小米、面粉、糯米、淀粉、黄豆等煮粥佐餐，后面的篇章将介绍具体制作的方法。

6. 用阿胶制作面点：后面的篇章将介绍具体制作的方法。

7. 用阿胶制作菜肴：后面的篇章将介绍具体制作的方法。

阿胶虽是较好的补品，但在食用时，要注意自己的身体状况是否适宜食用，有条件的也可向医生咨询，对症服用。选用阿胶时，有下列状况不宜食用阿胶。

1. 感冒发烧时。

2. 肠胃消化不良和积食时。

3. 有"上火"症状，如牙疼、嗓子疼等。

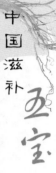

六、阿胶药用验方选

▶▶▶ 余粮丸

【来源】《备急千金要方》

【组成】小蓟根六两　当归、阿胶、续断、青竹茹、川芎各三两　生地黄八两　伏龙肝、地榆各四两　马通一升（赤带用赤马，白带用白马）

【用法】上十味以水八升，煮取三升，分三服。不止，频服三四剂。

【主治】治妇人忽暴崩中，去血不断或如鹅鸭肝者。

▶▶▶ 治崩中下血方

【来源】《备急千金要方》

【组成】吴茱萸、当归各三两　川芎、人参、芍药、牡丹、桂心、阿胶、生姜、甘草各二两　半夏八两　麦冬一升。

【用法】上十二味，以水一斗，煮取三升，分三服。

【主治】治崩中下血，出血一斛，服之即断，或经来过多及过期不来者，服之亦佳。

▶▶▶ 治漏下方

【来源】《备急千金要方》

【组成】慎火草十两（熬黄）　当归、鹿茸、阿胶各四两　龙骨半两

【用法】上五味治下筛，酒服方寸匕，日三。

▶▶▶ 马通方

【来源】《外台秘要》

【组成】白马通（汁）二升　干地黄四两　伏龙肝（如鸡子大）七枚　桂心、川芎、阿胶（炙）、小蓟根、白石脂各二两

【用法】上八味切，以酒七升合马通汁，煮取三升，去滓。纳胶

令烊，分服，日三。

【主治】妇人白崩中。

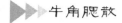牛角腮散

【来源】《太平圣惠方》

【组成】牛角腮二两（烧灰）　龙骨一两　当归三分（锉，微炒）　干姜半两（炮裂，锉）　禹余粮二两（烧，醋淬七遍）　熟干地黄一两半　阿胶二两（捣碎，炒令黄燥）　续断一两　甘草半两（炙微赤，锉）

【用法】上件药，捣细罗为散。每服不计时候，以温酒调下二钱。

【主治】治妇人崩中下五色或赤白不止，四肢虚困，腹中时痛。

赤石脂散

【来源】《太平圣惠方》

【组成】赤石脂一两　艾叶三分（微炒）　干姜三分（炮裂，锉）　慎火草一两　当归一两（锉，微炒）　鹿茸一两（去毛涂酥，炙令微黄）　龙骨一两　阿胶一两（捣碎，炒令黄燥）

【用法】上件药，捣细罗为散。每于食前，以温酒调下二钱。

【主治】治妇人漏下不止，腹内冷疼。

牡蛎散

【来源】《太平圣惠方》

【组成】牡蛎一两（烧为粉）　熟干地黄一两　龙骨一两　蒲黄一两　阿胶一两（捣碎，炒令黄燥）　干姜一两（炮裂，锉）

【用法】上件药，捣细罗为散。每于食前，以艾叶汤调下二钱。

【主治】治妇人白崩不止，面色黄瘦，脐下冷痛。

治妇人崩中下血方

【来源】《太平圣惠方》

【组成】阿胶一两（捣碎，炒令黄燥）　蛇床子三分

【用法】上件药，捣细罗为散。每服不计时候，以温酒调下一钱。

【主治】治妇人崩中下血。

中国滋补五宝

▶▶▶ 柏叶散

【来源】《太平圣惠方》

【组成】柏叶一两半（微炙）　续断一两半　川芎一两半　禹余粮二两半（烧，醋淬七遍）　艾叶一两（微炒）　阿胶一两（捣碎，炒令黄燥）　赤石脂一两　牡蛎一两（烧为粉）　地榆一两（锉）　生干地黄一两（锉）　当归一两半（锉，微炒）　鹿茸一两（去毛，涂酥，炙微黄）　龟甲一两半（涂酥，炙令黄）　鳖甲一两半（涂酥，炙令黄）

【用法】上件药，捣细罗为散。每于食前，以粥饮调下二钱。

【主治】治妇人崩中漏下。

▶▶▶ 桑耳散方

【来源】《太平圣惠方》

【组成】桑耳二两（微炙）　阿胶一两（捣碎，炒令黄燥）　茴香根一两（锉）　熟干地黄二两

【用法】上件药，捣细罗为散。不计时候，以粥饮调下二钱。

【主治】治妇人崩中下血不止，渐加虚困。

▶▶▶ 蒲黄散

【来源】《太平圣惠方》

【组成】蒲黄一两　鹿茸一两半（去毛，涂酥，炙令黄）　当归一两半（锉，微炒）　阿胶一两（炙令黄燥）　乌贼鱼骨一两（炙黄）　生干地黄一两

【用法】上件药，捣细罗为散。每于食前，以温酒调下二钱。

【主治】治妇人漏下五色。

▶▶▶ 小蓟根汤方

【来源】《圣济总录》

【组成】小蓟根三两　当归（微炙）、阿胶（炙令燥）、川芎、青竹茹、续断、地榆根各一两半　伏龙肝二两

【用法】上八味，粗捣筛。每服三钱匕，水一盏，煎七分，去滓，温服，日三。

▶▶▶ 车前汤

【来源】《圣济总录》

【组成】车前子、淡竹叶、黄芩（去黑心）、阿胶（杵碎）、生地黄各一分

【用法】上五味，将四味㕮咀，以水二盏，煎至一盏，下胶搅烊顿服。

【主治】治经血暴下，兼带下。

▶▶▶ 艾叶散

【来源】《圣济总录》

【组成】艾叶（炒）、阿胶（炒令燥）、赤石脂、龙骨各一两 缩砂仁半两、附子（炮裂，去皮脐）、当归（切焙）、硫黄（研）各三分 熟干地黄（焙）一两半 吴茱萸（汤浸焙干，炒）半两

【用法】上十味，细捣罗为散。每服二钱匕，米饮调下，不拘时。

【主治】治妇人漏下，血淋沥不断，身体黄瘦，不思饮食。

▶▶▶ 白石脂丸

【来源】《圣济总录》

【组成】白石脂、川芎、大蓟、伏龙肝各六两 熟干地黄十二两（焙） 阿胶（炒令燥）三两。

【用法】上六味，捣罗为末。炼蜜丸，梧桐子大，每服三十丸，米饮下，空腹晚食前各一次。

【主治】治妇人经血五色杂下，或独赤独白，日久不止。

▶▶▶ 当归丸

【来源】《圣济总录》

【组成】当归（切焙）二两半 芍药 地榆（炙锉） 卷柏（用叶）桂（去粗皮） 白龙骨（煅） 鹿茸（酒浸，去毛炙） 人参 蒲黄（炒）阿胶（炙燥） 白术 厚朴（去粗皮，生姜汁炙） 石斛（去根）各一两 枳壳（去瓤麸炒）二两 熟干地黄（焙）三两 白茯苓（去黑皮）一两

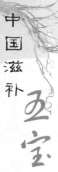
中国滋补五宝

【用法】上十六味，捣罗为末。炼蜜和丸，如梧桐子大，每服二十丸至三十丸，温酒下，日三。

【主治】治妇人月水不断，或多或少，四肢烦倦。

▶▶▶ 地黄汤

【来源】《圣济总录》

【组成】地黄（锉炒）　当归（切焙）　黄芪（锉）　阿胶（炙令燥，各一两）　艾叶（炒焙）三分

【用法】上五味，粗捣筛。每服三钱匕，水一盏，生姜三片，煎至七分，去滓，温服，日三。

【主治】治妇人血伤带下。

▶▶▶ 地榆汤

【来源】《圣济总录》

【组成】地榆、当归（切焙）、阿胶（炙燥）、黄芪（锉）各一两半　艾叶三分　龙骨（碎）二两

【用法】上六味咬咀，如麻豆大，每服三钱匕，水一盏，生姜三片，煎至七分，去滓，食前温服。

【主治】治妇人经血暴下，兼带下，积久不瘥，面目萎黄，困倦羸瘦。

▶▶▶ 芦荟丸

【来源】《圣济总录》

【组成】芦荟半两　赤石脂、樗皮（生姜汁炙）、地榆（锉）各一两　牛角（炙）三分　禹余粮（醋淬）、阿胶（炙燥）各一两半　侧柏一两一分

【用法】上八味，捣罗为末。研匀，炼蜜和丸，如梧桐子大，每服二十丸，陈米饮下。

【主治】治伤中赤白带下。

▶▶▶ 阿胶散

【来源】《圣济总录》

【组成】阿胶（炙燥）　柏叶（焙干）　当归（去芦头，焙）　龙齿（别

捣，细研）各半两　禹余粮（醋淬细研）一两

【用法】上五味，捣罗为细散。每服二钱匕，用米饮调下，早晨、午时各一服。

【主治】治妇人血伤，兼带下不止。

▶▶▶ 桑耳续断散

【来源】《圣济总录》

【组成】桑耳（炙）、续断、熟干地黄（焙）各二两　阿胶（炙燥）、柏叶（微炙）、川芎、赤石脂各一两半　丹参一两　槲叶二两半　地榆（锉碎）二两　小蓟根、鹿茸（酒浸，炙去毛）、牛角䚡（烧灰）各一两半　鳖甲（醋炙）二两　当归（切焙）　牡蛎（烧为粉）　熟艾（炒）各一两半

【用法】上十七味，捣罗为散。每服二钱匕，温酒调下，米饮亦得，不拘时。

【主治】治妇人赤白漏下，日月浸久，淋沥不断。

▶▶▶ 黄芪汤

【来源】《圣济总录》

【组成】黄芪（锉）一两半　阿胶（炙燥）二两　甘草（炙锉）一两大枣（去核）五十颗

【用法】上四味，粗捣筛。每服三钱匕，水一盏，煎至七分，去滓，温服，空心食。

【主治】治妇人漏下赤白，淋沥不断。

▶▶▶ 鹿茸散

【来源】《圣济总录》

【组成】鹿茸（酒浸，炙去毛）　阿胶（炙燥）　乌贼鱼骨（去甲）各一两半　当归（切焙）　蒲黄（微炒）各一两

【用法】上五味，捣罗为散。每服二钱匕，温酒或米饮调下，日三服。

【主治】治妇人漏下不止。

▶▶▶ 续断丸

【来源】《圣济总录》

【组成】续断、川芎、阿胶（炙令燥）、青石脂、甘草（炙令赤）、当归（微炙）、地榆根、柏叶（炙焙令黄）、鹿茸（酒浸，酥炙去毛）、小蓟根、丹参各一两 牛角䚡（烧灰）、鳖甲（醋炙令黄）、生干地黄（炒）各二两

【用法】上十四味，捣罗为末。炼蜜和丸，梧桐子大，每服三十丸，温酒或米饮下，食前服。

【主治】治妇人经血日久不止，或五色相兼而下，面黄体瘦，腰重无力。

▶▶▶ 蒲黄阿胶汤

【来源】《圣济总录》

【组成】蒲黄（微炒）一两 鹿茸（酒浸，炙去毛）、当归（切焙）各二两 阿胶（炙令燥）、乌贼鱼骨（去甲）各一两半 生地黄（汁）一碗

【用法】上六味，除地黄外，粗捣筛。每服二钱匕，水一盏，地黄汁半盏，同煎取一盏，去滓，温服，食前服。

【主治】治妇人血漏，非时而下，淋沥不断。

▶▶▶ 槲叶饮

【来源】《圣济总录》

【组成】槲叶二两半（炙锉） 地榆二两（锉） 阿胶（炒令燥）、青竹茹各一两

【用法】上四味，粗捣筛。每服三钱匕，水一盏，煎七分，去滓，温服，日二夜一。

【主治】治妇人经血久不得止。

▶▶▶ 熟布汤

【来源】《圣济总录》

【组成】熟布皮（切）一把 蟹爪（锉）二合 甘草（炙锉） 白茯苓（去黑皮） 熟干地黄（焙） 桂（去粗皮） 阿胶（炙令燥） 芍药（锉

炒） 当归（锉炒） 伏龙肝各一两 淡竹茹一把 蒲黄（轻炒）二两

【用法】上十二味粗捣筛。每服三钱匕，水一盏半煎一盏，去滓服，不拘时。

【主治】治妇人血伤兼赤白带，日夜不止，闷绝。

▶▶▶ 小蓟汤

【来源】《鸡峰普济方》

【组成】伏龙肝一斤（先于盆中以水二斗令碎，澄清取一斗二升用） 桑寄生、续断、地榆、艾叶各三两 阿胶、当归、赤石脂、厚朴各二两 生姜五两 小蓟根三两

【用法】上十味，以伏龙肝水煮取三升，绞去滓，分三服。

【主治】疗妇人崩中，无问远近悉主之。

▶▶▶ 乌鱼骨散

【来源】《鸡峰普济方》

【组成】乌鱼骨、鹿茸、阿胶各三两 当归二两 蒲黄一两

【用法】上为细末，温酒调二钱，不拘时。

【主治】治漏下不止。

▶▶▶ 白芷丸

【来源】《鸡峰普济方》

【组成】白芷五两 干地黄四两 续断、干姜、当归、阿胶各三两 附子、蒲黄各一两

【用法】上为细末，炼蜜和丸，如梧桐子大，酒下二十丸，日四五服，食前。

【主治】治产后所下过多及崩中，伤损虚竭，少气，面目脱色，腹中疼痛。

▶▶▶ 牡丹皮汤

【来源】《鸡峰普济方》

【组成】牡丹皮、熟干地黄各三两 艾叶、禹余粮、龙骨、柏叶、厚朴、白芷、伏龙肝、青竹茹、川芎、地榆各二两 阿胶一两 槲叶

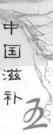

三两　白芍药四两

【用法】上为粗末，每服四钱，水一盏半，煎至八分，去滓，温服不拘时。

【主治】治崩中血甚。

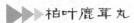

▶▶▶ 柏叶鹿茸丸

【来源】《鸡峰普济方》

【组成】柏叶一两　当归、干姜各三分　阿胶半两　鹿茸一两

【用法】上为细末，酒煮，面糊和丸，如梧桐子大，每服三十丸，空心米饮下。

【主治】治冲任气虚，脐腹疼痛，漏下赤白。

▶▶▶ 白芷暖宫丸

【来源】《妇人大全良方》

【组成】禹余粮（制）一两　白姜（炮）、芍药、白芷、川椒（制）、阿胶（粉炒）、艾叶（制）、川芎各三分

【用法】上为末，炼蜜丸，如梧桐子大，每服四十丸，米饮下，或温酒、醋汤亦得。

【主治】暖血海，实冲任。常服温补胞室，和养血气，光泽颜色，消散风冷，退除百病，自成孕育，性平不热。治子宫虚弱，风寒客滞，因而断绪不成孕育，及数尝堕胎，或带下赤白，漏下五色，头目虚晕，胸腹苦满，心下烦悸，脐腹刺痛，下血过多，两胁牵急，呕吐不食，面色青黄，肌肤瘦瘁，寝常自汗。

▶▶▶ 妇人崩中

【来源】《妇人大全良方》

【组成】伏龙肝一斤　小蓟根、桑寄生、续断、地榆、艾叶各三两　阿胶、当归、赤石脂、厚朴各二两　生姜五两

【用法】上十味切，以水一斗，煮取三升，绞去滓，分三服。忌如常法。

【主治】妇人崩中，无问久近，悉皆治之。

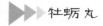

牡蛎丸

【来源】《妇人大全良方》

【组成】牡蛎粉、赤石脂、代赭石各一两　阿胶、川芎、当归、鹿茸、续断、干姜各三分　甘草一分

【用法】上为末，炼蜜丸，如梧桐子大，每服三十丸，食前温酒下。

【主治】治妇人血海虚损，月水不断。

治白崩中不绝

【来源】《妇人大全良方》

【组成】牡蛎、禹余粮、龟甲各六分　黄皮、阿胶、乌贼骨、续断、白芷各四分　当归、赤石脂各六分　白石脂、龙骨各五分

【用法】上为末，炼蜜丸，如梧桐子大，每服四十丸，空腹温酒下。

【主治】治白崩中不绝。

治忽患崩中血不止

【来源】《妇人大全良方》

【组成】川芎十二分　阿胶、青竹茹各八分　续断、地榆、小蓟根各十分　当归六分　生地黄、伏龙肝各十二分

【用法】上用水九升，煮取三升，去滓，分作三服。先服此药，后服补药丸子。

【主治】治忽患崩中血不止，结作血片，如鸡肝色，碎烂。

治崩中泄血无度

【来源】《妇人大全良方》

【组成】白芷、牡蛎、龙骨、芍药、赤石脂、阿胶、当归、川芎、龟甲、乌贼骨、人参各六分　艾叶四分　干地黄八分　诃子四分　干姜、黄芪各五分

【用法】上为细末，空腹，酒调方寸匕。

【主治】治崩中泄血无度，经年淋沥，黄瘦骨立。

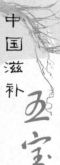

▶▶▶ 独圣散

【来源】《妇人大全良方》

【组成】熟艾（如鸡子大） 阿胶半两 干姜一钱

【用法】上为粗末，用水五盏先煮熟艾、干姜，至二盏半，入胶消烊，温分二服，空腹服，一日服尽。

【主治】治妇人血崩不止。

▶▶▶ 柏子仁汤

【来源】《严氏济生方》

【组成】当归（去芦，酒炒）、川芎、茯神（去木）、小草、阿胶（锉，蛤粉炒成珠子）、鹿茸（燎去毛，酒蒸，焙）、柏子仁（炒）各一两 香附子（炒去毛）二两 川续断（酒浸）一两半 甘草（炙）半两

【用法】上㕮咀，每服四钱，水一盏半，姜五片，煎至七分，去滓，食前温服。

【主治】治妇人忧思过度，劳伤心经，崩中下血。

▶▶▶ 当归煎

【来源】《世医得效方》

【组成】当归（去芦，酒浸）、赤芍药、牡蛎（火煅，取粉）、熟地黄（酒蒸，焙）、阿胶（锉，蚌粉炒）、白芍药、续断（酒浸）各一两 地榆半两

【用法】上为末，醋糊丸，梧桐子大，每服五十丸，空心，米饮送下。

【主治】治赤带不止，腹内疼痛，四肢烦疼，不欲饮食，日渐羸瘦。

▶▶▶ 余粮散

【来源】《世医得效方》

【组成】禹余粮（醋煅） 地榆、阿胶、赤石脂、紫荆皮、茴香、粉草、侧柏各等分

【用法】上为末，每服二钱，米饮调下。

【主治】治心燥，四肢酸疼，所下五色，腰脚脐中紧痛。

▶▶▶ 治女人白崩方

【来源】《普济方》

【组成】川芎、桂心、阿胶、赤石脂、小蓟根各二两　地黄四两　伏龙肝（如鸡子大）七枚

【用法】上㕮咀，以酒六升，水四升，合煮，取三升，去滓，纳胶令烊尽，分三服，日三次。

【主治】治女人白崩。

▶▶▶ 治妇人崩中连日不止

【来源】《普济方》

【组成】熟艾（如鸡子大）　阿胶半两　干姜一钱

【用法】上为粗末，用水五盏，先煮熟艾、干姜，入胶消烊，温服，分二服，空腹服，一日服尽。

【主治】治妇人崩中连日不止。

▶▶▶ 治妇人经血久不得止

【来源】《普济方》

【组成】槲叶脉二两半（炙锉）　地榆二两（锉）　阿胶（炒令燥）、青竹茹各一两

【用法】上粗捣筛。每服三钱，水一盏，煎七分，去滓，温服，日二夜一。

▶▶▶ 治妇室忧思过度

【来源】《普济方》

【组成】当归（去芦，酒浸）、川芎、茯神（去木）、小草、远志、阿胶（锉，蛤粉炒成珠）、鹿茸（去毛酒蒸，焙）、柏子仁（炒）各一两　香附子（炒去毛）二两　甘草（炙）半两　川续断（酒浸）一两半

【用法】上㕮咀，每服四钱，水一盏半，姜五片，煎至七分，去滓，空腹食前温服。

【主治】治妇人忧思过度，劳伤心经。心主于血，心虚不能维持诸经之血，亦能致崩中下血之患。

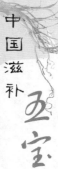

▶▶▶ 治崩中泄血无度

【来源】《普济方》

【组成】白芷、牡蛎、龙骨、芍药、赤石脂、阿胶、当归、川芎、鳖甲、乌贼骨、人参各六分　艾叶四分　干地黄八分　诃子四分　干姜、黄芪各五分

【用法】上为细末，空腹酒调服方寸匕。

【主治】治崩中泄血无度，经年淋沥，且黄瘦骨立。

▶▶▶ 侧柏丸

【来源】《普济方》

【组成】侧柏（炙微黄）、白芍药、黄芪（锉）、熟干地黄、续断各一两　代赭一两半　牛角䚡、禹余粮（烧，醋淬三次）、桑耳、当归（锉，微炒）、艾叶（微炒）各一两　龟甲二两（涂醋炙令微黄）

【用法】上为末，炼蜜捣三五百杵，丸如小豆大，空腹以黄芪汤下三十丸。

【主治】治产后崩中，久下血不止，或赤或黑，脐下疼痛。

▶▶▶ 崩中漏下

【来源】《普济方》

【组成】乌贼鱼骨一两（烧灰）　川芎三分　熟干地黄一两　干姜半两（炮裂，锉）　当归二两（锉，微炒）　阿胶三分（捣碎，炒令黄燥）　艾叶一两（微炒）

【用法】上件药，捣粗罗为散。每服三钱，以水一中盏，煎至五分，去滓，入酒一合，煎一两沸，食前温服。

【主治】治妇人崩中漏下不止，羸乏。

▶▶▶ 蜜陀僧散

【来源】《普济方》

【组成】阿胶（碎炒）一两　破故纸（炒）七钱　干姜（炮）七钱　蜜陀僧一两　棕皮（烧灰）二两　诃子皮一两二钱

【用法】上为末，每服三钱至五钱，热酒调下，浓煎艾汤亦得。

【主治】治妇人血海崩下，过多不止，黄瘦血亏成痞。

▶▶▶ 奇效四物汤

【来源】《奇效良方》

【组成】当归（头尾俱用）、白芍药、大川芎、熟地黄（洗焙）、大艾叶、阿胶（蛤粉炒，如珠子）、黄芩（去黑者）各半两

【用法】上锉碎，每服四钱，水一盏半，生姜五片，煎七分，空腹温服。

【主治】治有热久患血崩。

▶▶▶ 胶艾汤

【来源】《奇效良方》

【组成】熟地黄、白芍药各四两　当归（去芦）、艾叶（微炒）各三两　阿胶（捣碎，炒令燥）、川芎、甘草（炙）各二两

【用法】上锉碎，每三钱，水一盏，酒六分，煎至八分，去滓，食前热服，日三。病甚者，连夜并服。

【主治】治劳伤血气，月水过多，淋沥漏下，连日不止，脐腹疼痛，妊娠将摄失宜，胎动不安，腹痛下坠；或劳伤胞络，胞阻漏血，腰痛闷乱；或因损动，胎上抢心，奔冲短气；或因产乳冲任气虚，不能约制，延引日月，渐成羸瘦。

▶▶▶ 断下汤

【来源】《奇效良方》

【组成】人参（去芦）、熟地黄（洗，焙）、艾叶（醋炒）各一两　乌贼鱼骨（烧灰）、当归（洗）各二两　川芎七钱　干姜（炮）半两　阿胶（蛤粉炒成珠）七钱半

【用法】上㕮咀，每服五钱，水一盏半，煎至七分，去滓，食前温服。

【主治】治冲任气虚，崩中漏下，经脉不调，每遇月候将来，脐腹腰脚先痛，渐减饮食，四肢乏力及带下。

▶▶▶ 血崩神效方

【来源】《仁术便览》

【组成】地榆、甘草、川芎、茯苓、地黄、白术、当归、白芍、黄芪、阿胶、麦冬各等分

【用法】水煎，露一夜，空腹服。

▶▶▶ 柏叶散

【来源】《景岳全书》

【组成】柏叶（炒）、当归、生地、续断、川芎、龟甲（炙）、禹余粮各一两半　阿胶（炒）五钱　鳖甲（炙）一两半　赤石脂（煅）、牡蛎（煅）、地榆、艾叶（炒）、鹿茸（炙）各五钱

【用法】上为末，每服二钱，粥饮调下。

【主治】治元气虚弱，崩中漏血，年久不愈，亦治白带。

▶▶▶ 二陈摄本散

【来源】《绛囊撮要》

【组成】陈棕榈（烧存性）、陈阿胶各等分

【用法】上为末，每服三钱，酒下即止。

【主治】治血崩不止。

▶▶▶ 治血崩

【来源】《种福堂公选良方》

【组成】大生地一两（炒）　龙骨四钱（煅研极细）　生牡蛎四钱（研极细）　石榴皮三钱（炒）　乌梅肉三钱（炒）　阿胶六钱（蒲黄炒）　陈棕灰三钱　百草霜三钱

【用法】上研极细末，用怀山药五钱研末，醋水打糊为丸，分作七日服。加人参三钱尤效，或用人参汤送下。

【主治】治血崩。

▶▶▶ 胶红饮

【来源】《丁甘仁先生家传珍方》

【组成】陈阿胶（米粉拌炒）、全当归各一两　西红花八钱　冬瓜子五钱

【用法】上药以天泉煎之，服更妙。

【主治】治年迈妇人骤然血海大崩不止，名曰倒经，速投此方一剂立止。其犹发热，再以六安茶叶三钱煎服一次，身热即退，后用六君子汤加当归、白芍，调理而安。

▶▶▶ 治血崩成漏方

【来源】《本草简要方》

【组成】鹿角霜、柏子仁（炒）、当归身、茯苓、龙骨（煅）、阿胶（蛤粉炒）各一两　川芎七钱　香附（醋制）二两　炙草五钱　续断一两五钱

【用法】研末，以山药五两研末，煮糊为丸，梧桐子大，每服五十丸，空腹温酒下。

▶▶▶ 补肺丸

【来源】《圣济总录》

【组成】钟乳粉、人参、白石英各半两　阿胶（炙令燥）、五味子各一两　甘草（炙锉）三钱　细辛（去苗叶）二钱

【用法】上七味，捣研为末。面糊丸，如梧桐子大，每服十五丸至二十丸，甘草汤下。

【主治】肺虚喘咳少气。

▶▶▶ 阿胶丸

【来源】《杨氏家藏方》

【组成】阿胶一分（用蚌粉炒令黄色）　贝母（七枚中等者，炮）　天南星一分（炮令黄）　款冬花一分　紫菀一分（净洗）　知母一分　白矾一分（熬干）

【用法】上件为细末，炼蜜为丸，如绿豆大，每服二十丸，煎生姜汤下，食后服。

【主治】肺受风寒，咳嗽不止，痰涎并多，上喘气促，睡卧不

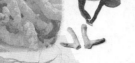

安，或肺经客热，咳而面赤，久不已者，亦宜服之。

▶▶ 补气黄芪汤

【来源】《普济方》

【组成】黄芪（锉）、人参、茯神（去木）、麦冬（去心，焙）、白术、五味子、桂（去粗皮）、熟干地黄（焙）、陈橘皮（去白焙）、阿胶（炙燥）各一两　当归（切焙）、白芍药、牛膝（酒浸切焙）各三分　甘草（炙锉）半两

【用法】上粗捣筛。每服三钱，水一盏，生姜三片，枣二枚，同煎至六分，去滓，温服。一方无阿胶。

【主治】肺劳饮食减少，气虚无力，手足颤抖，面浮喘嗽。

▶▶▶ 杏苏饮

【来源】《普济方》

【组成】紫苏叶二两　五味子、大腹皮、乌梅肉、杏仁（去皮尖）各半两　桔梗、陈皮、麻黄（去节）、桑白皮（炒）、阿胶（炒）各七钱半　紫菀、甘草各一两

【用法】上咬咀，每服三钱，水一盏，姜五片，煎服。一方用苏子。

【主治】上气喘嗽，面目浮肿。

▶▶▶ 人参定喘汤

【来源】《奇效良方》

【组成】人参（去芦）、麻黄（去节）、阿胶（蛤粉炒）、半夏曲、五味子、罂粟壳（去蒂，蜜炙）、甘草各一钱　桑白皮二钱

【用法】上作一服，用水二盅，生姜三片，煎至一盅，食后服。

【主治】肺气上喘，喉中有声，坐卧不安，胸膈紧痛。又治肺感寒邪，咳嗽声重。

▶▶▶ 治吐血方

【来源】《备急千金要方》

【组成】伏龙肝（鸡子大）二枚　桂心、干姜、当归、芍药、白芷、甘草、阿胶、川芎各一两　生地黄二两　细辛半两　吴茱萸二升

【用法】上十二味㕮咀，以酒七升，水三升合煮，取三升半，去滓，纳胶，煮取三升，分三服。

【主治】吐血、血衄。

▶▶▶ 治吐血胸中塞痛方

【来源】《备急千金要方》

【组成】芍药、干姜、茯苓、桂心、当归、大黄、芒硝各三两　阿胶、甘草、人参各二两　麻黄一两　干地黄四两　虻虫、水蛭各八十枚　大枣二十枚　桃仁一百枚

【用法】上十六味㕮咀，以水一斗七升，煮取四升，分五服，日三夜二。

▶▶▶ 治衄血吐血方

【来源】《备急千金要方》

【组成】当归、干姜、芍药、阿胶各二两　黄芩三两

【用法】上五味㕮咀，以水六升，煮取二升，分三服。

▶▶▶ 当归汤

【来源】《外台秘要》

【组成】当归三两　白芍药四两　羚羊角三两（炙）　伏龙肝一丸　黄芩二两　干地黄二两　白术四两　青竹茹一升　柏枝皮三两（炙）　小蓟三两　阿胶三两（炙）　干姜二两　甘草二两　蒲黄五合　乱发一丸（烧灰）

【用法】上十五味切，以水一斗二升，煮十二味，取三升五合，去滓，下阿胶，煎取胶烊，下发灰、蒲黄，分三服。忌海藻、菘菜、芜荑、桃、李、雀肉等。

【主治】疗三焦虚损，或上下发泄吐唾血，皆从三焦因起，或热损发，或虚寒损发，或因劳发，或因酒发，当归汤方。

▶▶▶ 黄土汤

【来源】《外台秘要》

【组成】釜灶下黄焦土半升（绵裹）　甘草三两（炙）　干地黄三两

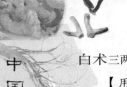

白术三两　附子三两（炮破）　阿胶三两（炙）　黄芩三两

【用法】上七味切，以水八升，煮六味取二升，去滓，纳胶令烊，分三服。忌海藻、菘菜、芜荑、猪肉、桃、李、雀肉等物。

【主治】吐血下血。

▶▶▶ 艾叶散

【来源】《太平圣惠方》

【组成】艾叶二两　阿胶二两（捣碎，炒令黄燥）　柏叶二两　干姜一两（炮裂，锉）

【用法】上件药，捣粗罗为散。每服三钱，以水一中盏，煎至六分，去滓，每于食后温服。

【主治】治吐血内崩上气，面色如土。

▶▶▶ 甘草散

【来源】《太平圣惠方》

【组成】甘草（锉，生用）、白术、阿胶（捣碎，炒令黄燥）、干姜（炮裂，锉）、黄芩各一两　伏龙肝一合

【用法】上件药，捣粗罗为散。每服三钱，以水一中盏，煎至六分，去滓，不计时候，温服。

【主治】治卒吐血不止。

▶▶▶ 当归散

【来源】《太平圣惠方》

【组成】当归、赤芍药、黄芩、伏龙肝、阿胶（捣碎，炒令黄燥）各一两　干姜半两

【用法】上件药，捣筛为散。每服四钱，以水一中盏，煎至六分，去滓，不计时候，温服。

【主治】治伤寒吐血，目眩烦闷。

▶▶▶ 伏龙肝散

【来源】《太平圣惠方》

【组成】伏龙肝一两　生干地黄一两　柏叶一两　茜根一两　阿胶

一两（捣碎，炒令黄燥）　黄芩一两　黄连一两（去须）　甘草一两（炙微赤，锉）

【用法】上件药，捣粗罗为散。每服四钱，以水一中盏，煎至六分，去滓，不计时候，温服。

【主治】治伤寒吐血，心烦不食。

▶▶▶ **地榆散**

【来源】《太平圣惠方》

【组成】地榆一两（净洗去泥土）　白芍药一两　阿胶三分（捣碎，炒令黄燥）　甘草一分（生用）　艾叶一两　小蓟根一两

【用法】上件药，捣筛为散。每服三钱，以水一中盏，煎至六分，去滓，不计时候，温服。

【主治】治吐血不止。

▶▶▶ **阿胶丸**

【来源】《太平圣惠方》

【组成】阿胶二两（捣碎，炒令黄燥）　肉苁蓉一两（酒浸一宿，刮去皱皮，炙干）　艾叶一两半（微炒）　川椒一两（去目及闭口者，微炒去汗）　白芍药一两　当归一两（锉，微炒）　川芎一两　延胡索一两　熟干地黄一两　桂心一两　川大黄一两（锉碎，微炒）　牛膝一两（去苗）　牡丹一两　附子一两（炮裂，去皮脐）　黄芪一两（锉）

【用法】上件药，捣罗为末。先用酒一升，煎三五分钟沸，将一半药末入酒内，调如面糊，以慢火煎令稠，入余上药末为丸，和捣三二百杵，丸如梧桐子大，每服，以豆淋酒下三十丸，日三四服。

【主治】治从高坠下，伤折跐损，内伤五脏，微者唾血，甚者吐血。

▶▶▶ **阿胶散**

【来源】《太平圣惠方》

【组成】阿胶二两（捣碎，炒令黄燥）　熟干地黄一两　赤芍药一两　干姜半两（炮裂，锉）　当归一两（锉，微炒）　川芎一两　艾叶一两（微炒）

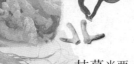

甘草半两（炙微赤，锉）

【用法】上件药，捣粗罗为散。每服三钱，以水一中盏，煎至五分，去滓，温服，日三四服。

【主治】治从高坠下，伤五脏，微者唾血，甚者吐血，兼金疮伤肉者。

▶▶▶ 紫苏散

【来源】《太平圣惠方》

【组成】紫苏一两　桂心一两　生干地黄二两　当归一两　牛膝一两（去苗）　阿胶一两（捣碎，炒令黄燥）

【用法】上件药，捣筛为散。每服五钱，以水一中盏，煎至五分，去滓，每于食后，温服。

【主治】治吐血并衄血不止。

▶▶▶ 蒲黄散

【来源】《太平圣惠方》

【组成】蒲黄三分　当归半两（锉，微炒）　人参半两（去芦头）　天门冬半两（去心，焙）　麦冬半两（去心，焙）　甘草半两（生用）　黄芪一两（锉）　赤芍药半两　阿胶一两（捣碎，炒令黄燥）　生干地黄一两

【用法】上件药，捣细罗为散。每服不计时候，以粥饮调下一钱。

【主治】治肺壅热气逆，吐血。

▶▶▶ 三物汤

【来源】《圣济总录》

【组成】生地黄七两半　阿胶（炙令燥）三分　白蔹八两。

【用法】上三味，㕮咀如麻豆。每服七钱匕，水二盏，煎至八分，去滓，空腹温服。

【主治】治吐血不止。

▶▶▶ 白蔹汤

【来源】《圣济总录》

【组成】白蔹三两　阿胶二两（炙令燥）

【用法】上二味，粗捣筛。每服二钱匕，酒水共一盏，入生地黄汁二合，同煎至七分，去滓，温服。如无地黄汁，入生干地黄一分同煎亦得。

【主治】治吐血不止。

▶▶▶ 地黄饮

【来源】《圣济总录》

【组成】生干地黄（焙）五两　王不留行、牡丹皮各二两　赤芍药、萆薢各四两　麦冬（去心，焙）、续断、牛膝（切焙）、阿胶（炙燥）各三两　蛴螬（研）五枚

【用法】上十味，除蛴螬外，粗捣筛。以生地黄汁三升，赤马通汁三升，并蛴螬，同煎至三升半，去滓，分温六服，空心食前服。

【主治】治忽吐血一两口。

▶▶▶ 赤芍药散

【来源】《圣济总录》

【组成】赤芍药、当归（切焙）、附子（炮裂，去皮脐）、黄芩（去黑心）、白术、甘草（炙，锉）各一两　阿胶（炙燥）二两　生干地黄（焙干）四两

【用法】上八味，捣罗为散。每服三钱匕，空腹温酒调下，日三服。

【主治】治吐血、唾血。

▶▶▶ 香胶散

【来源】《圣济总录》

【组成】鹿角胶、阿胶、槐实、人参、黄药（去皮面，炒黄）、荷叶（生）、蒲黄（生）各一两

【用法】上七味，将鹿角胶、阿胶、槐实三味同糯米一合，炒胶令燥，与余四味为散，研匀。每服一钱匕，藕汁调下，日三服，食后服。

【主治】治虚劳内伤吐血。

▶▶▶ 绿云散

【来源】《圣济总录》

【组成】柏叶、百合、人参、阿胶（炙令燥）各二两

【用法】上四味，捣罗为散。每服二钱匕，用糯米粥饮调下。

【主治】治吐血。

▶▶▶ 羚羊角汤

【来源】《圣济总录》

【组成】羚羊角（镑）三两　伏龙肝五两　熟艾（炒）一两　地榆（去土）、牛膝（去苗，酒浸焙）、牡丹（去心）各二两　芍药（锉）四两　阿胶（炒令燥）一两　柏叶（炙）、大蓟根各三两　鸡苏叶（一握）　蛴螬（慢火炙黄）五枚

【用法】上十二味，粗捣筛。每服三钱匕，水一盏，入生姜半分（拍碎），同煎至七分，去滓，温服。

【主治】治吐血。

▶▶▶ 鹿角胶散

【来源】《圣济总录》

【组成】鹿角胶（炙燥）、阿胶（炙燥）、秦艽（去苗土）、糯米（炒黄）、乌梅（去核，炒）各等分

【用法】上五味，捣罗为细散。每服二钱匕，温糯米饮调下，早晚食后临卧服。

【主治】治吐血后虚热，胸中痞，口燥。

▶▶▶ 紫参散

【来源】《圣济总录》

【组成】紫参、阿胶（炒燥）各二两　甘草（炙，锉）一两

【用法】上三味，捣罗为散。每服二钱匕，温糯米饮调下，不计时候。

【主治】治热极吐血。

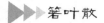 箬叶散

【来源】《圣济总录》

【组成】 箬叶（不计多少烧灰，研）一两　麝香一钱（研）

【用法】 上二味研匀，每服一钱匕，煎阿胶人参汤调下，食后临卧服。

【主治】 治虚劳吐血不止。

▶▶▶小柏叶汤

【来源】《鸡峰普济方》

【组成】 柏叶、艾叶、干姜、阿胶各等分

【用法】 上为粗末，每服二钱，水一盏，煎至六分，去滓，温服。

【主治】 治吐血不止。

▶▶五伤汤

【来源】《鸡峰普济方》

【组成】 当归、白芍药各三分　人参、川芎各二分　甘草、桂各一两　阿胶一分

【用法】 上为粗末，每服三钱，水一盏，生姜三片，枣一枚，同煎至六分，去滓，食前温服。

【主治】 治劳伤营卫、吐血、下血，诸虚不足。

▶▶▶开胃阿胶散

【来源】《鸡峰普济方》

【组成】 阿胶三十片　木香三钱　糯米三合

【用法】 上为细末，每服三钱，白汤调下，食后临卧服。

【主治】 治吐血。

▶▶▶艾叶丸

【来源】《鸡峰普济方》

【组成】 艾叶、赤小豆、当归、阿胶各四分

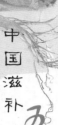

【用法】上为细末，水煮，面糊丸，如梧桐子大，每服三十丸，空腹米饮下。

【主治】治吐血。

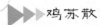 鸡苏散

【来源】《妇人大全良方》

【组成】鸡苏叶一两　阿胶、刺蓟、生地黄各一两　黄芪、羚羊角屑、茜根、甘草各半两　麦冬、黄芩、当归、伏龙肝各三分

【用法】上为粗末，每服四钱，水一盏，姜三片，煎至六分，去滓，温服。

【主治】治妇人吐血，心烦昏闷。

▶▶▶ 天门冬汤

【来源】《严氏济生方》

【组成】远志（去心，甘草水煮）、白芍药、天门冬（去心）、麦冬（去心）、黄芪（去芦）、藕节、阿胶（蛤粉炒）、没药、当归（去芦）、生地黄各一两　人参、甘草（炙）各半两

【用法】上㕮咀，每服四钱，水一盏半，姜五片，煎至八分，去滓，温服，不拘时候。

【主治】治思虑伤心，吐衄不止。

▶▶▶ 人参阿胶饮

【来源】《普济方》

【组成】糯米三合　阿胶一片　生姜少许　人参末半钱

【用法】用糯米二合，洗净煮粥，入阿胶一片，小者两片，生姜少许同煎，候微温胶化，入人参末半钱搅和，不拘时候服之。

【主治】治吐血。

▶▶▶ 大阿胶丸

【来源】《普济方》

【组成】麦冬（去心）半两　干山药、熟干地黄、五味子各一两远志（去心）一分　丹参、贝母（炒）、防风（去芦）各半两　阿胶（炒）

一两　茯神（去木）、柏子仁、百部根、人参、杜仲（炒）各半两　茯苓一两

【用法】上为末，炼蜜丸，如弹子大，水一盏，煎六分，和滓服，每服1丸。

【主治】治肺虚客热，咳嗽、咽干，多唾涎沫，或有鲜血，并劳伤肺胃吐血呕血，并皆治之。

▶▶▶ 天门冬丸

【来源】《普济方》

【组成】天门冬一两　甘草、白茯苓、阿胶各半两　杏仁（炒）、贝母各七钱

【用法】上为末，炼蜜丸，如梧桐子大，每服一丸，咽津含化。

【主治】治吐血咯血，能润肺止嗽。

▶▶▶ 当归大黄汤

【来源】《普济方》

【组成】芍药、干姜、茯苓、桂心、当归、大黄、芒硝各二两　阿胶、甘草、人参各二两　麻黄一两　干地黄四两　虻虫、水蛭各八十枚　大枣二十枚　桃仁百枚

【用法】上㕮咀，以水一斗七升，煮取四升，分五服，日三夜二。

【主治】治吐血，胸中寒痛。

▶▶▶ 阿胶汤

【来源】《普济方》

【组成】阿胶（炙燥）、柏叶（焙）各三两　地榆、芍药各四两　蓟根五两

【用法】上粗筛捣，每服五钱，水一盏半，煎至八分，去滓，温服。

【主治】治卒吐血不止。

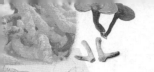

▶▶▶ 清火凉血汤

【来源】《鲁府禁方》

【组成】当归尾（酒洗）、赤芍药（酒洗）、生地黄（酒洗）、百合、贝母（去心）、栀子仁（炒黑）、麦冬各一钱　川芎、熟地黄、桃仁（去皮）、阿胶（蛤粉炒）各五分　牡丹皮、蒲黄（炒黑）各七分

【用法】加生姜一片，水煎服。

【主治】治吐血，一服立已。

▶▶▶ 天门冬丸

【来源】《景岳全书》

【组成】天门冬一两　贝母、杏仁（炒）各七钱　白茯苓、阿胶、甘草各五钱

【用法】上为细末，炼蜜丸，芡实大，每噙化一丸，津咽下。

【主治】治吐血、咯血，能润肺止嗽。

▶▶▶ 镇火汤

【来源】《医方契度》

【组成】龟板、赭石各四钱　阿胶一钱五分　三七七分　马兰根三钱

【用法】水煎服。

【主治】主虚火上炎，吐血，咯血，面赤，足冷。

▶▶▶ 治吐血方

【来源】《本草简要方》

【组成】槐花、阿胶、枳壳各八分　当归、地榆各一钱　生地、白芍、黄芩、升麻各七分　防风、侧柏叶各五分

【用法】水煎服。

▶▶▶ 治鼻衄神方

【来源】《华佗神方》

【组成】生地黄八两　黄芩一两　阿胶、甘草各二两　柏叶一把

【用法】上以水七升，煮取三升，去滓纳胶，煎取二升，分

三服。

【外用】蜗牛（焙干）一枚，乌贼骨五分。共研细末，吹入鼻中，神效。

【主治】治鼻衄。

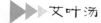 艾叶汤

【来源】《太平圣惠方》

【组成】艾叶半两（细锉，炒微黄）　生干地黄半两　阿胶一分（杵碎，炒令黄燥为末）

【用法】上件药和匀，分为二服。每服以水一中盏，煎至五分，去滓，下赤马通汁一合半，搅令匀。不拘时候，放温频服，以愈为度。

【主治】治伤寒衄血及吐血，连日不绝，欲死。

▶▶▶ 地黄散

【来源】《太平圣惠方》

【组成】生干地黄半两　赤芍药三分　柏叶一两　阿胶半两（杵碎，炒令黄燥）　当归半两　赤茯苓三分

【用法】上件药，细罗为散。每服煎黄芪汤，调下二钱。

【主治】治鼻衄日夜不止，面无颜色，昏闷。

▶▶▶ 赤马通汁

【来源】《太平圣惠方》

【组成】赤马通七块（以水一盏绞汁）　阿胶三分（捣碎，炒令黄燥）

【用法】上件药，以马通汁调阿胶，令稀稠得所，少滴入鼻中，须臾即止。

【主治】治鼻衄久不止，身面俱黄，宜用滴鼻。

▶▶▶ 阿胶散

【来源】《太平圣惠方》

【组成】阿胶三分（捣碎，炒令黄燥）　伏龙肝三分　黄芩三分　葱白连须二茎　豉一合　地骨皮三分

【用法】上件药，并细锉令匀，都以水一大盏半，煎至一盏，去

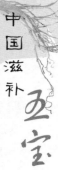

滓，入生地黄汁二合，搅令匀，不计时候，分温三服。

【主治】治热病，阳毒伤肺，鼻衄不止。

▶▶▶ 远志散

【来源】《太平圣惠方》

【组成】远志半两（去心）　白芍药三分　桂心一分　天门冬半两（去心）　麦冬半两（去心）　阿胶半两（捣碎，炒令黄燥）　当归半两　没药一两　藕节半两　甘草半两（炙微赤，锉）　川大黄半两（锉碎，微炒）　生干地黄一两　柴胡一两，去苗　桃仁一分（汤浸去皮尖）　双仁麸（炒微黄）

【用法】上件药，捣筛为散。每服三钱，以水一中盏，煎至五分，去滓，不拘时候，温服。

【主治】治大衄不止。

▶▶▶ 治伤寒衄血不止方

【来源】《太平圣惠方》

【组成】阿胶一两（杵碎，炒令黄燥）　贝母半两（煨令微黄）

【用法】上件药，捣筛为散。每服不拘时候，以温水调下一钱。

【主治】治伤寒衄血不止。

▶▶▶ 治时气鼻衄方

【来源】《太平圣惠方》

【组成】白马通七枚（绞取浓汁）　阿胶半两（杵碎，炒令黄燥为末）

【用法】上件药，相和搅，以滴鼻中，仍用新汲水微浸足，即止。

【主治】治时气鼻衄，诸药无效者。

▶▶▶ 苦参散

【来源】《太平圣惠方》

【组成】苦参一两　黄连一两（去须）　川大黄半两（锉碎，微炒）　栀子仁半两　柏叶半两　桑耳一两

【用法】上件药，捣筛为散。每服三钱，以水一中盏，煎至五分，去滓，入生地黄汁一合，搅令匀，不拘时候，温服。

【主治】治大衄，口耳皆血出不止。

▶▶▶ 茜根散

【来源】《太平圣惠方》

【组成】茜根草、黄芩、侧柏叶、阿胶（杵碎，炒令黄燥）、甘草（锉，生用）各一两

【用法】上件药，捣粗罗为散。每服三钱，以水一中盏，入生地黄半两，煎至六分，去滓，温服之。

【主治】治鼻衄，终日不止，心神烦闷。

▶▶▶ 熟干地黄散

【来源】《太平圣惠方》

【组成】熟干地黄三分　白芍药三分　黄芪一两半（锉）　阿胶半两（捣碎，炒令黄燥）　当归半两（锉，微炒）　人参三分（去芦头）　天竺黄三分

【用法】上件药，捣细罗为散。每服不拘时候，以黄芪汤调下二钱。

【主治】治热病鼻衄不止，面无颜色，昏闷虚困。

▶▶▶ 地黄散

【来源】《圣济总录》

【组成】生干地黄（焙）、阿胶（炙令燥）各三两　蒲黄二两

【用法】上三味，捣罗为散。每服二钱匕，温糯米饮调下，不拘时。

【主治】治衄血，血汗不止。

▶▶▶ 黄药散

【来源】《圣济总录》

【组成】黄药子一两

【用法】上一味，捣罗为散。每服二钱匕，煎阿胶汤调下。良久以新汲水，调生面一匙投之。

【主治】治鼻衄不止。

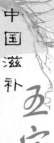

▶▶▶ 紫参汤

【来源】《圣济总录》

【组成】紫参、蒲黄、生地黄各二两　黄芩（去黑心）、赤茯苓（去黑皮）、赤芍药、当归（切焙）各一两　甘草（炙）一两半

【用法】上八味，锉如麻豆大，每服三钱匕，水一盏，入阿胶两片，炙令燥，同煎至七分，去滓，温服，不拘时候。

【主治】治鼻衄不止。

▶▶▶ 治衄血方

【来源】《是斋百一选方》

【组成】真透明阿胶

【用法】以真透明阿胶一片如小指大，贴眉心立止。

【主治】治衄血。

▶▶▶ 生地黄饮

【来源】《普济方》

【组成】生地黄一两　生姜二两　阿胶一两（捣碎，炒黄燥，别研为末）

【用法】上先研生地黄、生姜，取阿胶末于银器内暖过，每服一合。

【主治】治妇人鼻衄，出血数升，不知人事。

▶▶▶ 远志汤

【来源】《普济方》

【组成】远志（去心）、天门冬（去心，焙）、麦冬（去心，焙）、阿胶（炙燥）、当归（切燥）、藕节（洗净）、甘草（炙）、大黄（锉，炒）、川芎各半两　桂（去粗皮）、没药（研）、麻黄（去节）、桃仁（浸去反尖，炒黄）各一分　牡丹皮三分　柴胡（去苗）一两

【用法】上粗捣筛。每服三钱，以水一盏，煎至七分，去滓，空腹温服。

【主治】治大衄不止。

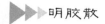 明胶散

【来源】《普济方》

【组成】生地黄三两（研取汁）　生姜半两（研取汁）　阿胶半两（杵碎，炒令黄燥为末）

【用法】上以生姜地黄汁，入阿胶末和匀，于银器内暖过，渐渐服之，兼治吐血。

【主治】治肺积热极，衄血吐血。

▶▶▶ 治热病鼻衄不止方

【来源】《普济方》

【组成】蛤粉、香墨末各一钱　黄丹半钱

【用法】上研和匀，以新汲水调，顿服。

【主治】治热病鼻衄不止。

▶▶▶ 紫参汤

【来源】《普济方》

【组成】紫参、蒲黄、生地黄各二两　黄芩（去黑心）　赤茯苓（去黑皮）、赤芍药、当归（焙）各二两　甘草（炙）一两半

【用法】上锉如麻豆大，每服三钱，水一盏，入阿胶两片，炙令燥，同煎至七分，去滓，温服，不拘时候。

【主治】治鼻衄不止。

▶▶▶ 生料鸡苏散

【来源】《证治准绳》

【组成】鸡苏叶、黄芪（去芦）、生地黄、阿胶、白茅根各一两、麦冬（去心）、桔梗、蒲黄（炒）、贝母（去心）、甘草（炙）各五钱

【用法】每服四钱，姜三片，水煎服。

【主治】治鼻衄血者，初出多不能止，用黄丹吹入鼻中，乃肺金受相火所制然也。

▶▶▶ 茜根汤

【来源】《不知医必要》

【组成】生地二钱　阿胶（蛤粉炒珠）、茜根、侧柏叶（炒黑）各一钱五分　甘草（炙）一钱

【用法】加生姜两片煎。

【主治】治衄血不止，心神烦闷。

▶▶▶ 地黄煎丸

【来源】《圣济总录》

【组成】生地黄（汁）、小蓟（汁）各一升　砂糖一两（同上二味熬成膏）　地榆根（锉焙）、阿胶（炙令燥）、侧柏（焙）各二两

【用法】上六味，除上三味外，捣罗为末。入膏中和丸，如小弹子大，每服一丸，水一盏，煎至六分，和滓温服。

【主治】治结阴便血。

▶▶▶ 治凡下血虚极方

【来源】《备急千金要方》

【组成】麦冬、白术各四两　甘草一两　牡蛎、芍药、阿胶各三两大枣二十枚

【用法】上七味咬咀，以水八升煮取二升，分三服。

【主治】下血虚极。

▶▶▶ 治小便血方

【来源】《备急千金要方》

【组成】生地黄八两　柏叶一把　黄芩、阿胶各二两

【用法】上四味咬咀，以水八升，煮取三升，去滓，下胶，分三服。

▶▶▶ 乌贼鱼骨丸

【来源】《太平圣惠方》

【组成】乌贼鱼骨一两　川芎三分　熟干地黄一两半　茜根一两当归一两（锉，微炒）　白芍药三分　阿胶二两（捣碎，炒令黄燥）

【用法】上件药，捣罗为末。炼蜜和捣三五百杵，丸如梧桐子大，食前以粥饮下三十丸。

【主治】治妇人大便下血，或似小豆汁。

▶▶▶ 治大便下血方

【来源】《太平圣惠方》

【组成】赤芍药、阿胶（捣碎，炒令黄燥）、当归各一两　甘草半两（炙微赤，锉）

【用法】上件药，捣筛为散。每服三钱，以水一中盏，入竹叶二七片，煎至六分，去滓，每于食前温服。

【主治】治大便下血不止。

▶▶▶ 泽泻散

【来源】《普济方》

【组成】泽泻（锉）、黄芩（去心）、白鲜皮、茵陈蒿、阿胶（碎炒）各一两　甘草（炙）三分

【用法】上为散，每服一钱半，空腹米饮调下，日三。

【主治】病人五脏积热，面赤言语带邪，神昏错乱，目中黄色，此是酒黄，灸后心、百会、下廉三处。若是慑气上喘，脉如屋漏，此候不治。如只大便下血，宜服。

▶▶▶ 熟干地黄丸

【来源】《太平圣惠方》

【组成】熟干地黄、龙骨（烧赤）、黄芪（锉）、紫苏子（微炒）、蒲黄、当归、附子（炮裂，去皮脐）、艾叶（微炒）、白矾（烧令汁尽）、阿胶（捣碎，炒令黄燥）各一两　枳壳半两（麸炒微黄，去瓤）

【用法】上件药，捣罗为末。炼蜜和捣三二百杵，丸如梧桐子大，每日空腹及晚食前，以粥饮下三十丸。

【主治】治内伤风冷，大便下血不止。

▶▶▶ 阿胶芍药汤

【来源】《圣济总录》

【组成】阿胶（炙令燥）、赤芍药、当归（切焙）各一两　甘草（炙锉）半两

【用法】上四味，粗捣筛。每服五钱匕，水一盏半，入竹叶二七片，同煎至八分，去滓，温服，食前。

【主治】治便血如小豆汁。

▶▶▶ 神仙必效丸

【来源】《圣济总录》

【组成】阿胶（炙令燥）二两　当归（切焙）、乌贼鱼骨（去甲）、白芍药、刘寄奴各一两

【用法】上五味，捣罗为末。炼蜜和丸，如梧桐子大，空腹米饮下三十丸，加至五十丸。

【主治】治便血无度。

▶▶▶ 紫参汤

【来源】《圣济总录》

【组成】紫参一两　黄芩（去黑心）三分　茜根（锉）　赤芍药、阿胶（炙令燥）、蒲黄各一两　鸡苏叶、小蓟根（去土）各三分　青竹茹一两

【用法】上九味，粗捣筛。每服三钱匕，水一盏，入生姜一块如枣大，拍碎，同煎至七分，去滓，食后温服。

【主治】治便血。

▶▶▶ 断红丸

【来源】《严氏济生方》

【组成】侧柏叶（微炒黄）、川续断（酒浸）、鹿茸（燎去毛，醋煮）、附子（炮，去皮脐）、黄芪（去芦）、阿胶（锉，蛤粉炒成珠子）、当归（去芦，酒浸）各一两　白矾（枯）半两

【用法】上为细末，醋煮米糊为丸，如梧桐子大，每服七十丸，空腹食前用米饮送下。

【主治】治阳虚，脏腑久而肠风痔疾，下血不止或所下太多，面色萎黄，日渐羸瘦。

▶▶▶ 治下血如刺方

【来源】《集验方》

【组成】灶中黄土半升（绵裹）　甘草三两（炙）　干姜二两　阿胶三两（炙）　川芎三两　熟艾三两

【用法】上六物，以水一斗，煮取三升，分三服。

【主治】治下血如刺。

▶▶▶ 鹿茸丸

【来源】《普济方》

【组成】鹿茸（去毛，涂醋炙）、附子（炮，去皮脐）、续断、侧柏叶、黄芪（锉）、厚朴（去粗皮，涂姜汁炙）、阿胶（碎炒）、当归（锉炒）各一两

【用法】上为末，炼蜜杵丸，如梧桐子大，每服三十丸，食前粥饮送下。一方用白矾无厚朴。

【主治】治脏腑久虚，肠风痔瘘，下血太多，面色萎黄，日渐羸瘦。

▶▶▶ 大便下血方

【来源】《鲁府禁方》

【组成】当归、川芎、白芍、熟地黄各一钱　阿胶（炒）、槐花、条芩各八分　栀子六分

【用法】酒煎，空腹服。

【主治】大便下血。

▶▶▶ 治大小便下血方

【来源】《本草单方》

【组成】好墨细末二钱　阿胶（化）

【用法】调服。

【主治】大小便血，热多者，尤相宜。

▶▶▶ 川芎归丸

【来源】《证治准绳》

【组成】川芎、当归、神曲（炒）、槐花（微炒）、黄芪、地榆各半

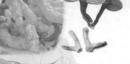

两　荆芥穗、头发（烧存性）、木贼、阿胶（炒）各一两

【用法】上为细末，炼蜜为丸，如梧桐子大，每服五十丸，食前用米饮送下。

【主治】痔下血不止。

▶▶▶ 地榆丸

【来源】《景岳全书》

【组成】地榆（微炒）、当归（微炒）、阿胶（糯米炒）、黄连（去须）、诃子（取肉炒）、木香（晒干）、乌梅肉各半两

【用法】上为细末，炼蜜丸，如梧子大，每服三五十丸，空腹或食前，陈米饮吞下。

【主治】治血痢下血极效。

▶▶▶ 痔痛下血方

【来源】《经验奇方》

【组成】当归、川芎、黄芪、神曲、槐花、地榆各一两　阿胶珠、血余炭、荆芥穗（炒炭）、木贼草（炒黑）各三钱

【用法】上药共研细末，炼蜜为丸，如梧桐子大，每服五十丸，食前米汤送下。

【主治】痔痛下血。

▶▶▶ 血余丸

【来源】《惠直堂经验方》

【组成】血余八两　阿胶一斤（面炒成珠）

【用法】上为末，炼老蜜作丸，如梧桐子大，每服三十丸，清汤下。

【主治】治便血，并一切血症。

▶▶▶ 加味槐角丸

【来源】《奇方类编》

【组成】槐角、生地、当归、黄芪各二两　黄连、枳壳（炒）、秦艽、防风、连翘、地榆、升麻、条芩各一两　川芎、阿胶（炒）、白芷

各五钱

【用法】蜜丸，梧桐子大，每服五十丸，渐加至百丸而止，空腹温酒下。

【主治】治肠风脏毒，下血不止。

▶▶▶ 生干地黄散

【来源】《太平圣惠方》

【组成】生干地黄二两　柏叶一两（微炙）　黄芩半两　阿胶一两（捣碎，炒令黄燥）

【用法】上件药，捣粗罗为散。每服三钱，以水一中盏，入生姜半分。

【主治】治妇人尿血不止。

▶▶▶ 柏叶散

【来源】《太平圣惠方》

【组成】柏叶二两（微炙）　黄芩二两　车前子二两　甘草二两（炙微赤，锉）　阿胶二两（捣碎，炒令黄燥）

【用法】上件药，捣粗罗为散。每服四钱，以水一中盏，入生地黄半两，竹叶二七片，煎至六分，去滓，每于食前温服。

【主治】治小便出血，心神烦热，口干，眠卧不安。

▶▶▶ 鹿茸散

【来源】《太平圣惠方》

【组成】鹿茸二两（去毛涂酥，炙微黄）　当归一两　熟干地黄二两　冬葵子一两　蒲黄一两　阿胶一两（捣碎，炒令黄燥）

【用法】上件药，捣细罗为散。每服食前，以暖酒调下二钱。

【主治】治虚劳内伤，小便出血。

▶▶▶ 熟干地黄散

【来源】《太平圣惠方》

【组成】熟干地黄一两　柏叶三分　黄芩三分　当归一两　甘草半两（炙微赤，锉）　阿胶一两（捣碎，炒令黄燥）　黄芪一两（锉）　车前叶一两

【用法】上件药，捣粗罗为散。每服三钱，以水一中盏，煎至六

分，去滓，食前温服。

【主治】治虚劳内伤，小便出血，阴道中痛。

▶▶▶ 车前叶汤

【来源】《圣济总录》

【组成】车前叶（干者）、茜根（洗锉）、黄芩（去黑心）、阿胶（炒燥）、地骨皮（洗）、红蓝花（炒）各一两

【用法】上六味，粗捣筛。每服三钱匕，水一盏，煎至七分，去滓，温服，不拘时候。

【主治】治小便出血。

▶▶▶ 阿胶汤

【来源】《圣济总录》

【组成】阿胶（炒燥）、黄芩（去黑心）各三分　甘草（炙）半两　生地黄（绞取汁）、车前叶（生者绞取汁）、藕节（绞取汁）各四合　生蜜一盏

【用法】上七味，将前三味粗捣筛，同后四味搅匀，每服一大匙，水一盏，煎至七分，去滓，温服，不拘时候。

【主治】治肾虚热连心，小便出血疼痛。

▶▶▶ 如神散

【来源】《普济方》

【组成】阿胶、山栀子、车前子、黄芩、甘草各等份

【用法】上为末，调下半钱，加至一钱日三服。

【主治】治小肠有热，如血渗小肠，故尿血也。

七、阿胶滋补汤、粥

▶▶▶ 甲鱼阿胶汤

【主料】甲鱼1条（约50克）。

【配料】阿胶30克。

【调料】盐适量。

【制作】1. 将甲鱼洗净，去内脏、头，用砂锅炖至烂熟。

2. 将甲鱼取出，文火焙干研成细末，每包3克分装备用。

3. 鱼汤中加入盐少许调味，以热汤烊化阿胶10克，冲服甲鱼末3克。

【功效】养阴清热调经。适用于血虚热型月经先期，症见月经提前7日以上，月经量多，色鲜红，口干，手足心发热，烦躁失眠，经期有红色皮疹或皮下出血。

【用法】每日1剂，分3次服完。

▶▶▶ 瘦肉阿胶汤

【主料】猪瘦肉250克。

【配料】阿胶15克。

【调料】盐、酱油、葱花、姜丝各适量。

【制作】1. 将阿胶研细，猪肉洗净切块。

2. 锅内放入猪肉、盐、酱油、葱花、姜丝，加水适量，烧沸，改为小火炖至烂熟入味。

3. 加入阿胶炖化，出锅即成。

【功效】猪肉具有滋阴润燥、补中益气的功效，与阿胶共制成此食疗汤膳，具有补血活血、滋阴润肺的作用。适用于气阴不足、肝饮血虚、病后体虚、产后血虚、虚劳咳嗽、吐血等病症患者。对于出血日久、身体虚弱、有贫血等症的食道癌病人亦佳。

【用法】吃肉喝汤，隔天1次，连服20天。

▶▶▶ 杜仲参胶鹿肉汤

【主料】鹿肉250克。

【配料】党参、杜仲各50克，阿胶25克。

【调料】盐适量。

【制作】1. 取鲜鹿肉洗净、切块，党参、杜仲洗净。

2. 把上三味一起放入锅内，加清水适量，武火煮滚后，改文火

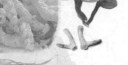

煲 3 个小时，去药渣，加入阿胶烊化。

【功效】益气固肾，止血安胎。适用于脾肾两虚，妊娠后腰酸下坠，胎漏下血，或妇女月经过多，头晕眼花，亦可用于妇女先兆流产、习惯性流产、男女肾虚不孕育之辅助治疗。

【宜忌】病痛下血不止者，可用高丽参或吉林参代党参用。本汤较滋腻，脾胃虚弱之食少便溏者慎用。

【用法】佐餐食用，吃肉喝汤。

▶▶▶ 阿胶补血汤

【主料】仔鸡 1 只（约 1500 克）。

【配料】阿胶、龙眼肉、桑葚各 20 克，大枣 6 枚，墨旱莲 10 克。

【调料】姜、蒜、葱各 15 克，盐适量。

【制作】1. 将阿胶烊化（蒸化）待用，桑葚、墨旱莲洗净，大枣洗净去核，仔鸡宰杀后去毛、内脏及爪，姜切片，葱切段，大蒜去皮切片。

2. 仔鸡放入炖锅内，中药放鸡腹内加入姜、葱、盐，注入清水 2000 克。

3. 炖锅置武火烧沸，再用文火炖煮 1 个小时即成。

【功效】养血补肝，益肾补精。用于震颤麻痹症血虚患者。

【用法】每日两次，喝汤。阿胶用汤吞服，吃鸡肉 50 克，喝汤 200 克。

▶▶▶ 阿胶人参蛋汤

【主料】鸡蛋 1 个。

【配料】阿胶 10 克，人参粉 3 克。

【制作】将鸡蛋去壳，放碗中搅匀，在沸水锅中制成蛋汤，再放入人参粉、阿胶烊化即成。

【功效】益气养血，固胎。适用于气血两虚型的先兆流产。

【用法】早晚用阿胶鸡蛋汤各冲服白参粉 1.5 克。

▶▶▶ **阿胶桂圆蛋花汤**

【主料】 鸡蛋 1 只。

【配料】 桂圆肉 20 克，红枣 10 枚，阿胶 10 克。

【调料】 盐适量。

【制作】 1. 将阿胶敲碎，研成粗粉粒状，待用。

2. 将桂圆肉、红枣分别洗净，红枣用温水浸泡片刻，去核后，与桂圆肉同放入砂锅，加水，用小火煨煮至黏稠熟烂，改用中火，调用阿胶粉粒。

3. 待阿胶完全烊化，拌匀，加入搅拌均匀的鸡蛋糊，边煮沸边搅拌成蛋花汤，加少许盐即成。

【功效】 益气养血，止血安胎。适用于气血两虚引起的习惯性流产。

【用法】 早晚分食。

▶▶▶ **阿胶蛋花汤**

【主料】 鸡蛋 1 个。

【配料】 阿胶 10 克。

【调料】 盐适量。

【制作】 1. 将阿胶敲碎，研成细末，放入砂锅，加适量水，中火加热。

2. 待阿胶完全烊化后，调入搅拌均匀的鸡蛋，边煮沸边搅拌成鸡蛋汤，加入少许盐即成。

【功效】 滋阴补血、安胎。阿胶性味甘平，能滋阴补血，润燥止血，鸡蛋能补气血、安五脏。适用于气血两虚型先兆流产或阴血不足所致的胎动不安、烦躁不宁等。

【用法】 每日两次，早晚分食，温热食用。

▶▶▶ **猪皮阿胶红枣汤**

【主料】 鲜猪皮 100 克。

【配料】 阿胶 15 克，红枣 10 克。

【调料】 红糖适量。

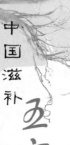

【制作】1. 将猪皮刮去猪毛洗净，阿胶打碎，红枣洗净。

2. 锅洗净加清水 1000 克，放入猪皮先大火烧沸，再放入红枣，烧沸，转用文火久炖至猪皮熟烂。

3. 下入阿胶、红糖，用小火慢熬，至完全溶化，即可使用。

【功效】本品汤质糯软滑，味甜香润可口。可滋阴清热养心，益气补血止血。适用于便血、体虚疲乏无力、面色无华、低热盗汗、心悸失眠、阴虚血热等。

【用法】每日分两次服用。

▶▶▶ 胶芪枣汤

【主料】阿胶 10 克，黄芪 15 克。

【配料】大枣 10 枚。

【调料】红糖适量。

【制作】1. 将阿胶研碎，黄芪洗净切段，大枣洗净。

2. 三者同放入砂锅，加水适量，烧沸后，改小火煮至大枣熟烂，加入红糖煮沸，出锅即成。

【功效】阿胶具有滋补阴血、补血止血的功效，黄芪、大枣具有补气生血的功效。三者组成此汤，适用于贫血的补养和治疗。胶芪枣汤还有增强免疫功能的作用，可用于治疗因化疗、放疗引起的白细胞减少的病症。常引用此汤，能提高人体抗病、防病能力。

【用法】喝汤吃枣，早晚分两次温服。

▶▶▶ 阿胶参枣汤

【主料】阿胶 15 克。

【配料】红参 10 克，红枣 10 枚。

【调料】白糖适量。

【制作】将阿胶、红参、红枣（去核）同放在大瓷碗中，注入清水 300 克，盖好，隔水蒸 1 个小时。

【功效】补益气血。适用于出血过多引起的贫血、气血两虚、头晕心慌等。

【用法】分两次食参喝汤。

▶▶▶ 胶芪归枣汤

【主料】黄芪、当归各 15 克。

【配料】红枣 15 枚，阿胶 10 克。

【调料】白糖适量。

【制作】1. 先将前三味，洗净后同入砂锅，加水适量，中火煨煮 40 分钟。

2. 阿胶置另一锅中煮沸烊化。

3. 将阿胶液徐徐兑入药汁中，拌和均匀即成。

【功效】有补虚养血、生血补血、芳香健脾的功效。适用于急性失血性贫血。

【用法】早晚分两次温服。

▶▶▶ 阿胶牛肉汤

【主料】牛肉 100 克。

【配料】阿胶 15 克，生姜 10 克。

【调料】米酒、盐各适量。

【制作】1. 将牛肉去筋切片，与生姜、米酒一起放入砂锅。

2. 加水适量，用文火煮 30 分钟，加入阿胶及调料，溶解即可。

【功效】滋阴补血，温中健脾。适用于月经不调、经期延后、头昏眼花、心悸少寐、面色萎黄者，或胎动不安者。此药膳中阿胶甘平，能补血止血、调经安胎。牛肉健脾生血，与阿胶配伍能温中补血，加生姜、米酒，更增健脾和胃之功。可用于脾虚，气血不足之一切症候。

【用法】每日 1 剂，吃肉喝汤。

▶▶▶ 阿胶银耳鱼鳔汤

【主料】银耳、鱼鳔各 20 克。

【配料】阿胶 15 克。

【调料】冰糖适量。

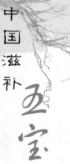

【制作】1. 将银耳、鱼鳔用温水发，除去杂质，洗净撕碎。

2. 加入水 400 克，炖 1 个小时后加入阿胶和冰糖，继续炖至阿胶白糖溶化。

【功效】滋阴润肺，止咳。适用于肺结核咳嗽咯血、肠出血。

【用法】分 1～2 次热服。

▶▶▶ 马齿苋阿胶汤

【主料】马齿苋 60 克。

【配料】阿胶 10 克。

【制作】1. 将马齿苋洗净，水煎去渣取汁。

2. 将阿胶捣碎，烊化兑入。

【功效】清热解毒，滋养补虚。适用于急、慢性白血病、气血两虚患者，临床表现为面色苍白、倦怠无力、头晕目眩、心慌气短，时有鼻腔、齿龈、皮下出血，或呕血、便血，舌质淡红、苔薄，脉濡细。

【用法】每天 1 剂，分 2～3 次服用，每服 20 克。

▶▶▶ 莲子阿胶葡萄干汤

【主料】莲子 100 克。

【配料】阿胶 10 克，葡萄干 30 克。

【制作】1. 将阿胶用水 250 克烊化。

2. 将莲子去皮、心，与洗净的葡萄干同入锅中，加入适量水，大火煮沸，改小火煮炖至莲子熟烂，加入烊化的阿胶即可。

【功效】益气健脾，养血清热。适用于气血两虚型的先兆性流产。

【用法】上、下午分食。

▶▶▶ 核桃桂圆阿胶汤

【主料】核桃肉 60 克。

【配料】阿胶 15 克，黑芝麻 30 克，桂圆肉 10 克。

【调料】冰糖适量。

【制作】1. 芝麻用锅炒香，备用。

2. 将阿胶、核桃、芝麻、桂圆肉及冰糖放入炖盅内，倒入适量的热水，隔水炖 3 个小时即成。

【功效】补肾滋阴养血，补肺润燥，黑发养颜，对身体有很大的补益作用。

【用法】炖好后可放在冰箱内，分几次饮用，连汤带渣一起吃。

▶▶▶ 三胶汤

【主料】枸杞子 30 克，党参 15 克，阿胶、龟板胶、鹿角胶、生地黄、熟地黄、当归、山药、桂圆肉和白芍各 10 克。

【配料】大枣 6 枚。

【制作】1. 将阿胶、龟板胶、鹿角胶放入锅内加水烊化备用。

2. 将剩余九味放另一锅内，加适量水，煮取汁，再加水，取汁去渣，合并两次汁液，稍煮拌匀即成。

【功效】有滋补阴阳、益气生血之功效。适用于肾阴阳两虚型再生障碍性贫血，症见面色苍白、身倦乏力、腰酸肢软、口渴咽干但不思饮、时冷时热、自汗盗汗、少量出血、遗精滑泄、舌淡苔薄白或无苔、脉沉细无力或沉细数。

【用法】分两次服，隔日 1 剂。

▶▶▶ 阿胶麦地粥

【主料】大米 200 克。

【配料】阿胶 10 克，麦冬、生地、何首乌、黄精各 30 克。

【调料】白糖适量。

【制作】1. 先将麦冬、生地、何首乌、黄精水煎煮取汁。

2. 入大米 200 克煮成粥，再将捣碎的阿胶入粥稍煮，待其溶化即成。

【功效】补肾益阳、养血安胎。适用于孕妇脸颊尝尝潮红，手足心常发热，口干咽燥等。

【用法】趁热服用。

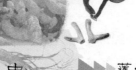

▶▶▶ 莲子阿胶粥

【主料】糯米 100 克。

【配料】莲子 30 克，阿胶 10 克。

【调料】白糖适量。

【制作】1. 将莲子放入碗中，用沸水浸泡片刻，去莲心后待用。

2. 将阿胶敲碎，研成细末，放入莲子肉碗中，拌均匀隔水煮熟，待用。

3. 将糯米淘洗净，入锅，加水煮沸，调入蒸熟的莲子、阿胶，拌匀，按常法制成糯米，即成。

【功效】益气健脾，止血安胎。适用于气血两虚型先兆流产。

【用法】早、晚分食。

▶▶▶ 鲤鱼阿胶粥

【主料】鲤鱼 500 克，糯米 100 克。

【配料】阿胶 25 克，菟丝子 30 克，葱 5 克，姜 3 克。

【调料】橘皮、盐各少许。

【制作】1. 将鲤鱼去鳞、鳃及内脏，用清水洗净。

2. 将阿胶用刀切成片，放锅内炒一下，备用。

3. 将糯米加适量水，大火煮沸，将鲤鱼、橘皮、菟丝子、葱、姜入锅熬汤，待鱼肉熟烂时，取汁，放入糯米、阿胶，加适量水，熬成粥，调入盐即成。

【功效】补肾健脾，止血安胎。适用于肾虚型先兆流产，对兼有脾虚、气血两虚者尤为适宜。

【用法】食鱼肉喝粥，上、下分食。

▶▶▶ 阿胶茯苓糯米粥

【主料】糯米 150 克。

【配料】阿胶 30 克，茯苓 50 克。

【调料】红糖适量。

【制作】糯米加水 1000 克，熬成粥将成时，将阿胶和茯苓捣碎研成末，和红糖一起放入，搅匀。

【功效】 补血养血，调经。适用于月经前期，或月经后期，或月经先后不定期，量少色淡，便溏，舌质淡红，舌苔薄白等。

【用法】 分 1～2 次空腹服。

▶▶▶ **阿胶红糖粥**

【主料】 大米 50 克。

【配料】 阿胶 9 克，炮姜 6 克。

【调料】 红糖少许。

【制作】 1. 炮姜入锅加水，上火煎 10 分钟去姜渣，加入溶化的阿胶调匀待用。

2. 大米淘洗干净，入锅加水，置火上煮粥如常法，待粥熟时注入药汁，撒入红糖调匀即成。

【功效】 温经养血。凡体弱血脉嘘寒，症见月经后期、色淡量少、腹部冷疼、面色苍白、舌淡苔薄白者，可服食此粥。

【用法】 每日早、晚各食 1 次。

▶▶▶ **阿胶田七粥**

【主料】 大米 100 克。

【配料】 阿胶 20 克，田七粉 3 克，肉桂 2 克，小茴香 6 克。

【制作】 1. 将阿胶敲碎，研成细粉粒状，备用。

2. 将田七拣去杂质，一分为二，装入洁净的绵纸袋中，待用。

3. 将肉桂、小茴香同放入砂锅，加适量水，浓煎 30 分钟，过滤，取汁备用。

4. 将大米淘洗干净，放入砂锅，加适量水，大火煮沸，改用小火煨煮成稠粥，粥将成时，调入阿胶细粉粒及肉桂、小茴香浓煎汁，拌匀，继续煨煮至阿胶完全烊化，即成。

【功效】 温经散寒。适用于寒凝血瘀型子宫肌瘤患者。

【用法】 早、晚分服，每次服食时取 1 小包田七粉（1.5 克）撒入食粥中，拌和均匀，服食之。

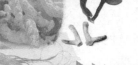

▶▶▶ **阿胶麦冬粥**

【主料】糯米 100 克。

【配料】阿胶 10 克，麦冬 15 克。

【调料】红糖适量。

【制作】1. 先将阿胶捣碎，备用；将麦冬切碎，以凉开水捣搅取汁。

2. 再将糯米加适量水煮粥，待粥煮熟时，放入捣碎的阿胶、麦冬汁，边煮边搅匀，待粥稠胶化即可。

【功效】滋阴补虚，养血润燥。适用于阴虚体质之人，症见面色苍白、口燥心烦等。

【用法】每日 1 剂，早、晚温热服食，连服 3 天。

▶▶▶ **阿胶山药粥**

【主料】大米粉 30 克。

【配料】阿胶 10 克，山药 50 克。

【调料】白糖或盐适量（任用一种）。

【制作】阿胶捣碎，山药去皮切丁，同大米粉放锅中加水 500克，煮至熟，按自己的口味加白糖或盐调味。

【功效】阿胶性平味甘，入肝、肾、肺经。山药性平味甘，入脾、肾经。阿胶、山药与大米煮粥，有补脾肺滋阴润肺的作用。适用于脾肝虚弱之人食用。

【用法】温服，可常年服用。

▶▶▶ **阿胶桑皮粥**

【主料】糯米 100 克。

【配料】阿胶、桑白皮各 15 克。

【调料】红糖适量。

【制作】1. 将桑白皮洗净，入砂锅煎汁，取汁两次。

2. 糯米洗净，入锅加清水煮 10 分钟后，倒入药汁、阿胶，粥熟后加入红糖调食。

【功效】清肺润燥，滋阴补血，润肤美颜。适用于血虚、肺虚久咳咯血、月经过少、崩漏、胎动、便血等症。

【宜忌】凡脾胃虚弱、消化不良，有实热症、寒证及出血症及内有瘀滞者，不宜服用。

【用法】趁热空腹服。

▶▶▶ 阿胶杏仁粥

【主料】糯米 30 克。

【配料】阿胶 15 克，杏仁、马兜铃各 10 克。

【制作】1. 将杏仁、马兜铃入砂锅内，加水 500 克，煎取 100 克，去渣取汁，入糯米煮为粥。

2. 将阿胶烊化为汁，兑粥内搅匀待服。

【功效】养阴清肺，降气平喘。适用于肺阴虚引起的咳嗽气短、鼻翼翕动、咳嗽咯血、喉中痰鸣等症。

【用法】趁热服。

▶▶▶ 阿胶荔枝粥

【主料】粟米 100 克。

【配料】荔枝 20 枚，阿胶 10 克。

【调料】白糖适量。

【制作】1. 先将荔枝剥开去核，将荔枝肉放入碗内待用。

2. 粟米按常法煮成粥。

3. 阿胶用另锅加水煮沸，烊化后，将阿胶兑入粟米粥中，加荔枝肉，煮至粟米酥烂，即成。

【功效】有补虚益气、养血补血等功效。适用于妇女气虚型月经过多所致的贫血。

【用法】月经期每日 1 剂，早、晚两次服，可连数月。

▶▶▶ 牛奶阿胶粥

【主料】大米 50 克。

【配料】牛奶 200 克，阿胶 10 克。

【调料】白糖适量。

【制作】1. 大米淘洗干净，阿胶烊化，用清水和阿胶共放碗内蒸化，牛奶烧沸。

2. 大米放入锅内，加水 800 克，置武火上烧沸，再用文火煮 40 分钟加入牛奶、阿胶、白糖搅匀即成。

【功效】滋阴润肺，补血和血，生津止渴。适于神经衰弱、烦渴、心悸失眠等患者食用。

【用法】每日 1 次。

▶▶▶ 胶艾粥

【主料】大米 150 克。

【配料】熟地 5 克，芍药、当归各 4.5 克，川芎、甘草、艾叶、阿胶各 3 克。

【制作】1. 将大米熬成稀粥一碗。再将熟地、当归、川芎、甘草、艾叶、芍药六味加水煎成汁，去渣，加入阿胶，放火上使之溶化，倒在熬成的粥内。

【功效】养血止血。适用于反复鼻出血的人。

【用法】趁热服用。

▶▶▶ 阿胶糯米粥

【主料】糯米 100 克。

【配料】阿胶 30 克。

【调料】红糖适量。

【制作】先将糯米煮粥，将熟时入捣碎的阿胶和红糖，边煮边搅，稍煮 2～3 分钟煮沸即可服用。

【功效】有补血作用。适用于心脾两虚、气血双亏型贫血及血虚型痔疮，症见便血日久、眩晕耳鸣、面色苍白、舌淡红、苔薄白、脉沉细等。

【用法】每日 1 次，3～5 天为 1 个疗程。也可间断服食。

▶▶▶ 阿胶八宝粥

【主料】糯米或黄米 250 克。

【配料】花生、红小豆各 50 克，桂圆 10 克，莲子、薏米各 30 克，阿胶 15 克。

【调料】冰糖适量。

【制作】把糯米或黄米、花生、莲子、薏米、红小豆、桂圆放入锅内，炖一个半小时，加入冰糖、阿胶，待其溶化即可。

【功效】滋阴补血，强身益智，延年益寿。

【用法】可常年服用。

▶▶▶ 阿胶益寿粥

【主料】小米 100 克。

【配料】阿胶 15 克。

【调料】冰糖适量。

【制作】先将小米煮粥，将熟时加入捣碎的阿胶和冰糖，边煮边搅，稍煮 2~3 分钟煮沸即可服食。

【功效】经常食用，可补血益肾、乌发美容、延年益寿。适用于男女老少进补保健。

【用法】温服，此粥量可供 3~5 人食用。

▶▶▶ 胶杞粥

【主料】粳米 60 克。

【配料】阿胶、枸杞子各 20 克。

【调料】白糖适量。

【制作】先将枸杞子、大米加水 500 克，按常法煮粥，熟后加入阿胶使其溶化，再煮 2~3 分钟即可。

【功效】滋阴养血、补血。适用于血虚性孕妇贫血，或子宫内膜癌术后贫血。

【用法】每日 1 剂，1 次服完，15 天为 1 疗程，可长期服用。

▶▶▶ 阿胶蘑菇粥

【主料】鲜蘑菇、粟米各 100 克。

【配料】阿胶 10 克。

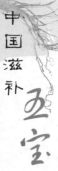

【调料】盐适量。

【制作】1. 将蘑菇摘洗干净，切片备用。

2. 将阿胶洗净，放入另锅，加水煮沸，待阿胶完全烊化，保温待用。

3. 粟米洗净，放入砂锅，加适量水，按常法煮粥，待粟米酥烂时，调入蘑菇片及烊化的阿胶汁，拌匀，继续用小火煨煮10分钟，加盐调味即成。

【功效】理气开胃，补血养血。适用于孕妇、产后或中老年人脾气虚弱、气虚两亏型贫血患者。

【用法】每日1剂，早、晚两次分服。

▶▶▶ 阿胶香菇粥

【主料】粟米100克。

【配料】香菇30克，当归15克，阿胶10克。

【调料】盐适量。

【制作】1. 将香菇放入温开水中泡发，取出，切成碎末，连同过滤的浸泡汁液盛入碗中，备用。

2. 将当归择洗干净，切成片，放入纱布袋中，扎口，待用。

3. 粟米淘洗干净，放入砂锅，加水适量，大火煮沸后，放入药袋，改用小火煨煮40分钟，取出药袋，滤去汁液，加香菇细末及浸泡香菇的滤汁，继续用小火煨煮成粥。

4. 阿胶洗净，放入另锅，加水煮沸，待阿胶完全烊化，缓缓调入香菇中，再煮1～2分钟煮沸即成。

【功效】滋养肝肾，补血养血，适用于孕妇产后气虚两虚型贫血患者，也适用于中老年人各类型的贫血患者。

【用法】每日1剂，早、晚两次服用。

▶▶▶ 阿胶黑木耳粥

【主料】粟米100克。

【配料】黑木耳30克，阿胶10克。

【调料】红糖。

【制作】1. 将黑木耳用冷水泡发，撕成小瓣，洗净备用。

2. 将粟米淘洗干净，放入砂锅，加水适量，煮沸后改用小火煨煮30分钟，加黑木耳，继续煨煮成粥。

3. 阿胶洗净，另锅加水煮沸，待阿胶完全烊化后，调入黑木耳粥中，加红糖拌匀，稍煮1～2分钟煮沸即成。

【功效】补血养血，补血益气。适用于孕妇产后气血两虚、脾气虚弱型缺铁性贫血患者。

【用法】每日1剂，早、晚两次分服。

▶▶▶ 阿胶枸杞蚌肉粥

【主料】蚌肉、粟米各100克。

【配料】阿胶10克，枸杞子30克。

【调料】盐、湿淀粉、料酒、葱花、姜末、五香粉各适量。

【制作】1. 阿胶洗净后，放入砂锅，加水适量，煮沸至完全烊化，备用。

2. 蚌肉择洗干净，用快刀切碎，剁成蚌肉糊，盛入碗中，加湿淀粉、料酒、葱花、姜末，拌匀，备用。

3. 粟米加水适量，大火煮沸后，改用小火煨煮30分钟。

4. 将烊化的阿胶汁及蚌肉糊同调入煨煮的枸杞子粟米中，拌匀，继续用小火煨煮至蚌肉熟烂、粟米酥烂时，加盐、五香粉，混匀即成。

【功效】滋养肝肾，养血生血。尤其适用于老年人肝肾阴虚、阴阳两虚型贫血患者，也适用于中年妇女、生长期幼小的儿童贫血患者。

【宜忌】儿童宜适量服食，切勿过量。

【用法】早、晚两次分服。

▶▶▶ 阿胶番茄粥

【主料】番茄150克，粟米100克。

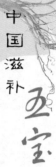

【配料】阿胶10克。

【调料】盐适量。

【制作】1. 先将番茄择洗干净，放入开水中浸泡片刻，冲洗后，将其切碎，连皮剁成番茄糊，盛入碗中，备用。

2. 粟米淘洗干净，放入砂锅，加水适量，大火煮沸，改用小火煨煮30分钟，调入番茄糊，继续用小火煨煮成粥。

3. 阿胶洗净，另锅加水煮沸，待阿胶完全烊化后，兑入番茄粥中，拌匀，再煮1~2分钟煮沸后，加盐调匀即成。

【功效】补虚养血，益气调经。适用于妇女产后气血两亏、肝肾阴虚型贫血患者。

【用法】每日1剂，早、晚两次分服。

▶▶▶ 长生果阿胶粥

【主料】长生果75克，大米100克。

【配料】阿胶9克。

【调料】红糖适量。

【制作】1. 大米淘洗干净，入锅加水，置火上先用旺火烧至汤沸，加入长生果仁、阿胶煮至粥熟。

2. 将红糖撒入锅中，用勺调匀即成。

【功效】阿胶滋阴补肾作用较强；长生果仁又名花生仁，有调中和胃的功效。二者合用，可滋阴补肾，醒脾益肝。凡久病肝肾亏，脾胃虚弱，症见经期小腹隐痛、食欲减退者，均可作食疗品。但体寒湿滞、肠滑便泻者不宜食用。

【用法】每日早、晚各食1次。

▶▶▶ 阿胶苋菜粥

【主料】青嫩苋菜头150克，粟米100克。

【配料】阿胶10克。

【调料】盐适量。

【制作】1. 青嫩苋菜头拣杂洗净，切成段，备用。

2. 阿胶加适量水，煮沸烊化备用。

3. 粟米按常法煮粥，粥成时，加入烊化的热阿胶，拌匀，煮沸。

4. 加青嫩苋菜头段、盐拌匀，煮沸即成。

【功效】有滋阴补气、补血止血等功效。适用于中年妇女及老年人各类型贫血。

【用法】每日 1 剂，早、晚两次分服。

▶▶▶阿胶桑葚粥

【主料】粟米 100 克。

【配料】桑葚粉 30 克，阿胶、党参、炙黄芪各 10 克。

【调料】盐或白糖适量。

【制作】1. 党参、黄芪拣杂，洗净晒干或烘干，研成细粉，备用。

2. 阿胶加水烊化，备用。

3. 粟米按常法煮粥，待将成时，调入桑葚粉，党参、黄芪细粉，拌匀，继续用小火煨煮至粟米酥烂，兑入烊化的阿胶汁液，混匀即成。

【功效】有补气、养血、通脉等功效。尤适用于脾肾阳虚型慢性肾性贫血患者，也适用于气血两亏型及其他各类型贫血患者。

【用法】每日 1 剂，早、晚两次分服。

▶▶▶阿胶海参粥

【主料】粟米 100 克。

【配料】阿胶 10 克，红糖 20 克，海参（干品）50 克。

【调料】葱花、姜末、盐、料酒各适量。

【制作】1. 阿胶洗净后，加水煮沸，待完全烊化时，保温待用。

2. 海参泡发，洗净切成黄豆大小的丁备用。

3. 粟米淘洗干净后，放入砂锅，加适量水，大火煮开，改用小火煨煮至粟米酥烂时，调入阿胶，拌匀，加海参小丁及红糖，继续煨煮 5~10 分钟，加葱花、姜末、盐，可烹入少量料酒，再继续煨

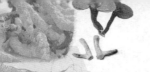

煮至沸，即成。

【功效】有养阴益肾、填精补血等功效，适用于老年人气血两亏、肝肾阴虚型贫血患者。

【用法】早、晚两次分服。

▶▶▶ 阿胶当归粥

【主料】粟米100克。

【配料】阿胶10克，当归15克，红枣15枚。

【调料】白糖适量。

【制作】1. 阿胶洗净，入碗内，加水煮至完全烊化，保温待用。

2. 当归洗净，切片，放入纱布口袋中，扎口，与洗净的红枣、粟米放入同一锅中，加水适量，大火煮沸，改用小火煨煮30分钟。

3. 取出药袋，加入热阿胶汁，继续煨煮至粟米酥烂即成。

【功效】有温补脾肾、养血补血等功效。适用于老年人及其他各类型贫血患者。

【用法】早、晚两次分服。

▶▶▶ 玉米阿胶粥

【主料】玉米渣100克。

【配料】羊脂3克，阿胶粉5克。

【调料】白糖或红糖适量。

【制作】玉米渣淘洗干净倒入锅内，加水适量，煮沸，转用文火熬煮至熟。放入阿胶、羊脂搅至溶化即成，加糖调味。

【功效】本品粥糯润滑，滋阴润燥，补益气血。适用于阴虚痢疾、下赤白脓血或下鲜血黏稠、久痢不止、食少、心烦、脐腹灼痛等症。

【用法】空腹食用，每天1~2次。

八、阿胶滋补美食面点

 阿胶三七饼

【主料】面粉 100 克。

【配料】阿胶 10 克，三七 6 克，红参 3 克。

【调料】红糖 30 克，生姜 3 片，盐适量。

【制作】先把阿胶放入杯中，加开水，再把杯子放锅中，隔水炖，边炖边搅动，至阿胶完全化开；将红参、三七加工成粉末，过筛与阿胶浆一并和入面粉中，放少许食盐，揉面成饼，上笼蒸 30 分钟即成。

【功效】本方补气益阴、活血化瘀，适宜于经来量少、痛经时作者食用。本饼宜即做即食，在吃饼的同时，可用生姜 3 片，红糖 30 克，水煎取汁饮服。

【用法】做主食吃下，每日 1 次。

 阿胶酥饼

【主料】面粉 1000 克。

【配料】阿胶粉 50 克。

【调料】白糖 300 克、油适量。

【制作】取 700 克面粉，用水和成面团，取 300 克面粉与阿胶、白糖、油和成酥面，两种面团合并后揉匀，做 20 个饼坯，烙熟即可。

阿胶月饼

【主料】面粉 1000 克。

【配料】阿胶 10 克，松仁、核桃仁、松子仁、炒芝麻各适量。

【调料】白糖、猪油、植物油各适量。

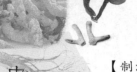

【制法】1. 面粉、阿胶粉，加水、猪油和成酥皮面团。

2. 将松仁、核桃仁、松子仁、炒芝麻、白糖加猪油拌匀成月饼馅。（月饼皮馅比重为4:6）

3. 将面团按成圆片包入糖馅，压入月饼模中磕出。

4. 入烤箱烤熟。

【功效】补气血，美容养颜。

【用法】佐餐食用。

九、阿胶滋补美食菜肴

阿胶烤鳗鱼

【主料】鳗鱼1条。

【配料】阿胶5克。

【调料】啤酒1瓶，白醋适量。

【制作】1. 将鳗鱼剖开，剔除脊骨刺，剁成15厘米左右的鱼段。

2. 用沸水，将鳗鱼段焯一下，去掉鱼腥味，然后再用啤酒把阿胶化开。

3. 将焯好的鳗鱼段，放入烤箱专用的托盘里，把熬成的阿胶汁涂抹在鱼肉正反面，然后放入烤箱。烤40分钟，并在这期间反复涂抹3～4次阿胶汁。

【功效】阿胶烤鳗鱼是较经典的补阴类药膳。阿胶具有养肾的功能，鳗鱼的药用价值是能滋阴养肺，把二者做成药膳，能达到肺肾阴虚同治、补血养阴的功效。此药膳色、香、味俱佳，营养丰富，适用于小儿疳痨、肺结核及神经衰弱等症。

【用法】佐餐食用。

阿胶蒸鲤鱼

【主料】菜胆、鲤鱼各150克。

【配料】阿胶 10 克，香菇 30 克，鸡肉 50 克。

【调料】料酒、盐、鸡油、姜、葱、五香粉各适量。

【制作】1. 将阿胶剁碎成黄豆大小的颗粒，鲤鱼切 3 厘米长的薄片。菜胆煮熟备用；姜切片，葱切段；香菇洗净，切薄片；鸡肉切薄片。

2. 将鲤鱼放入蒸锅内加入阿胶、盐、葱、姜、料酒、五香粉、香菇、鸡肉，同时加入上汤适量。

3. 将蒸锅置蒸笼内，蒸 25 分钟即成。

【功效】补血止血，滋阴润肺。适用于贫血、崩漏、产后血虚、心悸、燥咳、咯血等症。

【用法】佐餐食用，吃时放入菜胆即可。

▶▶▶ 阿胶鹿茸炖甲鱼

【主料】甲鱼肉 300 克。

【配料】阿胶 15 克，鹿茸 5 克，淮山药 10 克，桂圆肉 5 克。

【调料】盐、油各适量。

【制作】1. 甲鱼切成大块，沸水去其血渍。

2. 淮山药浸透洗净，桂圆肉洗净。

3. 将所用的材料置于炖盅内，加入一碗半沸水，隔水炖之。

4. 待锅内水开后，先用中火炖 1 个小时，然后再用小火炖两个小时即可。

5. 将药渣捞出，放少许熟油、盐，咸淡随意。

【功效】补血通脉，驻容养颜。适用于心若血虚、面色苍白之人。

【宜忌】泄泻者忌用；脾胃虚寒、消化不良者不宜服用。

【用法】喝汤吃肉。

▶▶▶ 阿胶淮杞炖甲鱼

【主料】甲鱼肉 150 克。

【配料】清鸡汤适量，淮山药 8 克，枸杞子 6 克，阿胶 10 克，

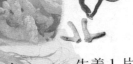
生姜 1 片。

【调料】绍酒、盐、香油各适量。

【制作】1. 甲鱼肉洗净，切成块，沸水去其血渍。

2. 淮山药、枸杞子用温水浸透洗净。

3. 将甲鱼肉、清鸡汤、淮山药、枸杞子、生姜、绍酒置于炖锅，盖上盅盖，隔水炖之。

4. 待锅内的水开后用中火炖两个小时，加入阿胶后再用小火炖30 分钟即可。

5. 炖好后，加入香油、盐调味即可。

【功效】滋阴养血、健脾养胃，适用于气血两亏损、头晕目眩等症。

【宜忌】泄泻者忌用；脾胃虚弱、消化不良者不宜服用。

【用法】喝汤吃肉。

▶▶▶ 阿胶鳝鱼丸

【主料】鳝鱼净肉 1000 克。

【配料】阿胶 500 克，蛤粉 250 克。

【调料】蜂蜜适量。

【制作】1. 鳝鱼净肉切薄片，烘干。

2. 阿胶切成小丁，用蛤粉炒成珠。

3. 将上药共研成细末，炼蜜为丸，每丸重 1 克。

【功效】养血补血。适用于缺铁性贫血。

【用法】每日服 3 次，每次 15 丸，用温开水送服。

▶▶▶ 红烧阿胶黄鱼

【主料】黄鱼 2 条（约 1200 克）。

【配料】阿胶 50 克，笋片 50 克，水发木耳 30 克。

【调料】盐、甜面酱、酱油、料酒、葱、姜、白糖各适量。

【制法】将黄鱼洗净，去鱼鳞、内脏，在鱼身上切菱形花刀，用盐、料酒稍腌，入热油中炸至微黄捞出，锅底放油爆香葱姜、甜面酱。放入阿胶、酱油、白糖、料酒、盐，再放入黄鱼、清水，煨汤浓即可。

【功效】补血养阴，增强免疫力。

【用法】佐餐食用。

▶▶▶ 胶艾炖羊肉

【主料】鲜嫩羊肉 250 克。

【配料】阿胶、艾叶各 12 克，生姜 4 片。

【调料】盐适量。

【制作】1. 羊肉洗净，切块；艾叶、生姜洗净；阿胶打碎。

2. 把全部用料放入炖盅内，加开水适量，炖盅加盖，隔水用文火炖约 3 个小时，调味供用。

【功效】养血补肝，固崩止血。适用于虚寒型之无排卵性功能失调性子宫出血。症见体倦乏力、腰膝酸软、月经不调、经行量多、经色淡红、淋沥不止、头晕心悸、面色无华。

【用法】佐餐食用。

▶▶▶ 阿胶莲子饭

【主料】阿胶 15 克。

【配料】莲子 15 克，糯米 15 克。

【制作】将上 3 味置于碗内，加清水 300 克，再将其放锅内，蒸熟后，分 1～2 次温服。

【功效】本法可以补虚健身。

【用法】佐餐食用。

▶▶▶ 阿胶葡萄炖猪血

【主料】新鲜葡萄 150 克（或取葡萄干 50 克），猪血块 200 克。

【配料】当归、党参各 50 克，阿胶 10 克。

【调料】料酒、葱花、蒜末、盐、五香粉、香油等调料各适量。

【制作】1. 将葡萄（葡萄干）拣杂、洗净备用。

2. 将当归、党参择洗干净，切成片，放入纱布袋中，扎口，待用。

3. 猪血块洗净，入沸水锅中余透，取出，切成两厘米见方的小块，与药袋同入砂锅，加水适量，大火煮沸，烹入料酒，改用小火煨煮 3 个小时，取出药袋，滤去药汁，加葡萄（或葡萄干）继续煮。

4. 阿胶洗净，放入另锅，加水煮沸，待阿胶完全烊化，调入猪血锅中，拌匀，加羹汁、葱花、盐、五香粉，再煮至沸，淋入香油即可。

【功效】有补气益脾、养血补血等功效。适用于各种类型的贫血患者。

【用法】佐餐，随意服食，吃猪血，嚼食葡萄喝汤。

▶▶▶ 阿胶肥肠煲

【主料】猪肥肠 500 克。

【配料】阿胶 6 克，棒骨汤 2500 克，胡萝卜 500 克。

【调料】胡椒粉 3 克，姜、葱、料酒各 10 克，盐 5 克。

【制作】1. 将肥肠反复洗净，用沸水余透，捞起沥干水分，切 3 厘米长的段。姜切片，葱切段。

2. 将肥肠、阿胶、姜、葱、胡椒粉、盐、料酒同放入高压锅内，放入棒骨汤，至武火上烧沸，用高压锅煮沸 20 分钟，停火，晾凉，倒入煲内，至武火上烧沸，煮熟，调味，上桌。

【功效】补血和血，滋阴润肺。适用于贫血、心悸、燥咳、咯血、崩漏、先兆流产、产后血虚、腰痛无力等症。

【用法】既可煲食，也可直接佐餐食用。

▶▶▶ 阿胶鸡

【主料】鸡 1 只。

【配料】阿胶 30 ~ 50 克。

【调料】盐适量。

【制作】1. 将鸡宰杀，去毛，剖洗干净，去内脏，去肥膏，放入炖盅内，加凉开水适量，加盖隔水慢火炖 4 个小时。

2. 把阿胶剁碎，放入鸡汤中溶化即可服用。

【功效】滋阴补血，增强体质。适用于体虚、产后贫血者，对患者康复保健有很好的作用。

【用法】此量可供 5～7 人食用。

▶▶▶ 三七阿胶鸡

【主料】母鸡 1 只（约 750 克）。

【配料】阿胶 25 克，三七 10 克。

【调料】葱、姜、盐各适量。

【制作】鸡斩块，用沸水汆去血污，与阿胶、三七、葱姜放入高压锅内，添适量清水，烧开后压 20 分钟即可，食用时加盐调味。

【功效】活血化瘀、调经、美容颜。

【用法】每日佐餐食用。

▶▶▶ 阿胶蒸鸡肉

【主料】鸡肉 150 克。

【配料】阿胶 20 克，龙眼肉 15 克，红枣 5 枚。

【调料】姜片、料酒、盐、香油各适量。

【制作】1. 阿胶捣碎，与鸡肉块、龙眼肉、红枣同放入大碗中。

2. 加姜片、料酒、盐和清水 500 克，隔水蒸至鸡肉酥烂，淋香油。

【功效】补血养血，调经。主治月经过多、崩漏、头晕眼花、心悸、失眠多梦、体弱多病等症。

【用法】分两次趁热服。

▶▶▶ 阿胶鹿茸炖鸡

【主料】鸡肉 250 克。

【配料】鹿茸 3 克，阿胶、淮山药各 10 克，桂圆肉 5 克。

【调料】香油、盐各适量。

【制作】1. 鸡肉洗净，去皮，切成块，沸水去血污。

2. 淮山药、桂圆肉洗净。

3. 将鸡肉、淮山药、桂圆肉放进炖盅中，倒进一碗半沸水，盖

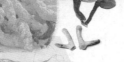

上盅盖，隔水炖之。

4. 待锅内水沸后，先用中火炖一个小时，后用小火炖一个半小时即可。

5. 炖好后，加适量香油、盐即可。

【功效】养颜生血，强经润肝。适用于阴虚肾亏、头晕眼花之人。

【宜忌】泄泻者忌用；脾胃虚弱、消化不良者不宜服用。

【用法】喝汤吃肉。

▶▶▶ 人参阿胶炖乌骨鸡

【主料】乌骨鸡 250 克。

【配料】高丽参 10 克，阿胶 12 克。

【调料】盐适量。

【制作】1. 将乌骨鸡洗净，切粒；高丽参去蒂，切片；阿胶打碎。

2. 把用料放入炖盅内，加开水适量，炖盅加盖，文火炖约 3 个小时，盐调味。

【功效】补气摄血，固崩止漏。适用于无排卵型功能失调性子宫出血，证属脾虚气弱，症见面色苍白、神疲乏力、经行量多、漏下不止、色淡质稀或一月数行、气短懒言、饮食减少。

【用法】佐餐服用。

▶▶▶ 阿胶炖白菜

【主料】鸡脯肉 100 克，白菜心 200 克。

【配料】鱼分水翅 16 个，鲜阿胶 50 克，蜂蜜 25 克，鲜奶 75 克。

【调料】葱、姜末各 0.2 克，木耳、花椒粒各适量，盐少许。

【制作】1. 将鸡脯肉做成鸡茸，调好味，做成知了体形，鱼分水翅做知了翅膀，再点缀上花椒粒、木耳。上笼蒸 10 分钟，摆入盘内，浇上兑好的阿胶汁。

2. 白菜切成长 5 厘米、宽 2 厘米的条。勺内加底油烧热，放葱、姜一烹，再加鲜汤、盐、味精收汁放入盘内，略加点缀即成。

【功效】滋阴补血，增强体质。适用于体虚、产后贫血患者，对患者康复保健有很好的作用。

【用法】佐餐服用。

▶▶▶ 蜂蜡阿胶蛋

【主料】新鲜鸡蛋 5 个。

【配料】阿胶粉（用牡蛎炒珠，压碎）10 克，蜂蜡 30 克。

【制作】将蜂蜡烊化，打入鸡蛋，加入阿胶粉搅匀。

【功效】活血软坚。适用于慢性白血病气血两虚型，临床表现为面色苍白，倦怠乏力，心慌气短，头晕目眩，时有鼻腔、齿龈、皮下等部位出血，舌苔淡红，苔薄，脉濡细。

【用法】每日 1 剂，分两次温服。

▶▶▶ 阿胶蒸鸽蛋

【主料】鸽蛋 12 枚。

【配料】阿胶 20 克，红糖 10 克。

【制作】1. 将阿胶 20 克装入碗内，再加入红糖 10 克，入笼蒸约 30 分钟至阿胶烊化，保温待用。

2. 将 12 枚鸽蛋分别磕入 12 个小碟内，入笼蒸熟后取出，分别浇阿胶溶液即成。

【功效】阿胶能滋阴补肾，鸽蛋则含丰富的蛋白质且能补气。将二者烹之，亦药亦膳，是一款气血双补的佳肴。

【用法】可长期服用。

▶▶▶ 阿胶煲鸽蛋

【主料】鸽蛋 4 枚。

【配料】西兰花 100 克，阿胶 1 克，姜 5 克，葱 10 克。

【调料】盐、酱油各适量。

【制作】1. 将鸽蛋放炖锅内，加水 200 克，煮熟，去壳待用；阿

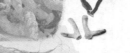
胶放碗内加水 20 克烊化待用。

2. 西兰花洗净撕成瓣状，姜切段。

3. 锅置武火上烧热，加入素油烧至六成熟时，加入姜、蒜爆香。下入西兰花，加入 300 克水，放入阿胶、鸽蛋，用文火煲 25 分钟即可。

【功效】补气血，宁心神。适用于神经衰弱、头昏、失眠多寐、神疲乏力患者使用。

【用法】每日 1 次，每次吃鸽蛋两枚，随意吃西兰花。

▶▶▶ 阿胶炖鹌鹑

【主料】鹌鹑 2 只。

【配料】阿胶 5 克，葱 6 克，姜 3 克。

【调料】料酒、盐、胡椒粉各适量。

【制作】1. 将阿胶打碎成黄豆大小的颗粒；鹌鹑宰杀后，去毛、内脏及爪，用沸水氽去血水，剁成 3 厘米见方的块状；姜切片，葱切段。

2. 将阿胶、鹌鹑、姜葱、料酒、盐、胡椒粉同放蒸杯内，加入清汤适量。

3. 将蒸杯置蒸笼内，武火蒸 35 分钟即可。

【功效】补血止血，滋阴润肺。适用于贫血、心悸、燥咳、咯血、崩漏、产后血虚、腰酸乏力等症。

【用法】佐餐服用。

▶▶▶ 阿胶蒸燕窝

【主料】阿胶 10 克。

【配料】燕窝 6 克。

【调料】冰糖 20 克。

【制作】1. 将阿胶打碎成小颗粒，燕窝用温水泡发，夹去燕毛，冰糖打碎。

2. 将阿胶、燕窝、冰糖屑放入蒸杯内，加水 250 克，置蒸笼内，武火蒸 35 分钟即成。

【功效】 滋阴润肺，补血止血。适用于贫血、肺燥干咳、吐血、心悸、产后血虚、腰酸乏力等症。

【用法】 每日两次。

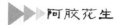 **阿胶花生**

【主料】 花生米 3000 克。

【配料】 阿胶 50 克，大枣 50 克。

【调料】 白糖适量。

【制作】 大枣洗净一切为二与阿胶、花生米放入高压锅内，加清水炖至熟烂，放白糖煮至汤成糊状即可。

【功效】 健脾益气，养血补血，适用于血小板减少症。

【用法】 每日佐餐食用。

 # 十、阿胶滋补茶酒饮膏

 阿胶人参茶

【原料】 阿胶珠 10 克，红参 1 克。

【制作】 先将红参加工成粉末，过筛；将阿胶珠放杯中，用沸水化开，冲入红参粉，搅和均匀即可。

【功效】 本方以阿胶与红参同用，有助于补气补血、益智健脑。服用时也可将红参切片，连同阿胶珠放杯中，加红糖，冲入沸水，代茶饮用，随饮随加开水，最后嚼下红参渣。

【用法】 每日 1 剂，空腹时饮用。

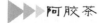 **阿胶茶**

【原料】 阿胶 10 克，冰糖适量。

【制作】 将阿胶加工成粉末，用开水炖化，放入冰糖，搅和饮用。

【功效】 本方用于肝硬化，可以改善肝功能及低蛋白血症，预防

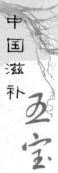

肝硬化出血倾向。食欲不佳者，可加陈皮粉 3 克，一并顿服。

【用法】代茶饮用，随饮随加水，直至饮尽。以上为一日量。

▶▶▶ 阿胶苡仁酒

【原料】阿胶 250 克，薏苡仁 500 克，白酒 2500 克。

【制作】将薏苡仁、阿胶一并放入瓷瓶中，加白酒盖好，每日摇动 1 次，14 日后打开瓶盖，用洁净的木棒搅拌，待阿胶完全溶化，滤取酒，另瓶盛储。

【功效】薏苡仁有祛风湿的作用，和阿胶浸酒，具有强筋健骨的作用，有助于防治血虚筋经失养之关节肌肉酸痛，缠绵不已等病症。浸制时，可放 250 克红糖调味。肝功能不良及糖尿病患者不宜服用。

【用法】每日 1 次，每次 50 克，加温后服用。

▶▶▶ 四物艾胶酒

【原料】艾叶、白芍、川芎、甘草 20 克，当归、生地黄、阿胶各 30 克，白酒 500 克。

【制作】1. 以上前六味切碎，放入砂锅，加入水和白酒各 500 克，文火加热至 500 克，过滤去渣。

2. 加入捣碎的阿胶略煮片刻，待阿胶溶化即可。

【功效】补血温经，止血安胎。适用于妊娠腹痛，胎漏下血不止等。

【用法】每日 3 次，每次 1 份，分早、中、晚服用。

▶▶▶ 竹茹阿胶酒

【原料】青竹茹 60 克，阿胶 20 克，白酒 400 克。

【制作】将青竹茹切碎，置于砂锅中放入白酒，用文火加热沸腾。加阿胶，待阿胶溶化，滤去药渣，候冷备用。

【功效】青竹茹性味甘，微寒，有清热化痰、除烦止呕、凉血安胎之功。阿胶性味甘平，能补血活血、滋阴润燥，善凝固血络，有显著止血之功。二药合用，有解痛、舒经、止血、安胎的功效，适用于妊娠失堕、胎损腹痛、下血等症。

【用法】全药酒分 3 次服用，早、中、晚各服 1 次。

▶▶▶ 蛋黄阿胶酒

【原料】鸡蛋黄 4 枚，阿胶 40 克，米酒 500 克，食盐少许。

【制作】1. 将鸡蛋磕破，按用量取蛋黄。

2. 将其倒入米酒坛里，在文火上煮沸，加入阿胶，加热使其溶化。

3. 再加入鸡蛋黄和少许食盐，搅拌均匀，加热至微沸，冷却后过滤，装瓶备用即可。

【功效】有补虚养血、滋阴润燥、置身安胎之功。适用于体虚乏力，血虚萎黄、虚劳咳嗽、吐血便血、妊娠胎动不安、胎漏下血、崩漏、子宫出血等。

【用法】温服，每日早、晚各服 1 次，可随量饮用，但不得过量。

▶▶▶ 阿胶当归酒

【原料】大枣 12 枚，艾叶 1 把，当归、川芎、人参、阿胶各 30 克，白酒 2000 克。

【制作】1. 将前 5 味药加工成粗粉末，置于不锈钢锅中。

2. 加白酒和水各 2000 克，加热煮至减半，滤去药渣，兑入阿胶溶化，装瓶备用。

【功效】当归补血活血，调经止痛。阿胶补血止血、滋阴润燥。川芎活血行气、祛风止痛、散寒调经、安胎。大枣补中益气、养血安神、缓和药性。诸药协同，具有补气血、安胎之功效。适用于妊娠五月，因活动不慎或受惊吓，胎动不安，小腹痛引腰背，小便疼，下血等。

【用法】日服两次，每次饮用 50 克。

▶▶▶ 阿胶赤砂糖酒

【原料】阿胶 30 克，白酒、赤砂糖各适量。

【制作】把阿胶、白酒放入锅中，加水适量，置火上炖，溶化后，调入赤砂糖。

【功效】阿胶补血养阴、止血润燥；白酒散寒、活血通络。二者

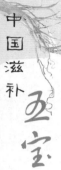

合用，具有养血止血之功，适用于各种贫血及出血，或闭经、崩漏，症见面色苍白、心悸失眠、健忘眼花、唇白舌淡、爪甲无华者。

【用法】 每日早、晚两次分服，7 日为 1 个疗程。

▶▶▶ 参芪阿胶酒

【原料】 阿胶 50 克，黄芪 100 克，熟地黄 75 克，枸杞子 75 克，当归 50 克，砂仁 20 克，白酒 1000 克。

【制作】 先将阿胶、砂仁分别打成碎末，一并放瓷瓶中，加入当归、黄芪等药物，倒入白酒，浸泡 14 日，滤取备用。

【功效】 本方补益气血、调养脾胃，用于治疗贫血及劳伤不足效果较好。

【用法】 每日 1 次，每次 30 克，空腹时温服。

▶▶▶ 樱桃阿胶酒

【原料】 樱桃 500 克，阿胶 100 克，白酒 1000 克。

【制作】 樱桃洗净，阿胶捣碎，用白酒浸泡 30 天后饮用。

【功效】 益气补血，祛风湿，美容养颜。

▶▶▶ 阿胶芝麻饮

【原料】 阿胶 10 克，黑芝麻 50 克。

【制作】 先把阿胶放杯中，加米饮汤，再把杯子放锅中，隔水炖，边炖边搅动，至阿胶完全烊化；将黑芝麻放锅中炒熟，加工成粉末；将芝麻粉拌入化开的阿胶浆中。

【功效】 本方滋阴润燥，对于血虚引起的便秘、面色无华、肌肤粗糙、须发早白，均有治疗作用。

【用法】 每日早、晚各 1 次，空腹时服下。

▶▶▶ 阿胶饮

【原料】 阿胶 6 克，川芎、甘草叶各 15 克，当归、白芍各 20 克，生地黄 30 克，白糖 30 克。

【制作】 阿胶打碎，用水煮，待用。以上药物洗干净，放入炖锅内，加水适量，置武火上烧沸，再用文火炖煮 25 分钟，停火，过滤去渣，在汁液内加入阿胶、白糖搅匀即成。

【功效】补血、止血、消肿。子宫癌出血患者食用尤佳。

【用法】每日 3 次，每次饮 100 克。

▶▶▶ 阿胶葱白蜂蜜饮

【原料】阿胶、葱白各 10 克，蜂蜜 15 克。

【制作】1. 葱白洗净切段和蜂蜜共放炖锅内加水 200 克。

2. 阿胶放入碗内加水 20 克，蒸化待用。

3. 炖锅置武火上烧沸再用文火煮 15 分钟后加入炖化的阿胶搅匀即成。

【功效】滋阴补血，润肠通便。适用于老年人及神经衰弱者。

【用法】每日 1 次，每次 1 杯，饭前温服。

▶▶▶ 阿胶蜜饮

【原料】阿胶、蜂蜜各 15 克，白糖适量。

【制作】1. 将阿胶研碎，加水适量，煮至阿胶溶化。

2. 加入蜂蜜、白糖，煮沸一会儿，即可。

【功效】滋阴补血。蜂蜜具有滋润五脏、补益血液的功效。与阿胶组成此饮，具有滋阴补血的功效。适用于贫血、咳嗽、便秘等病症患者食用。阿胶、蜂蜜都有增强人体免疫的功能，故可作为白细胞减少症的辅助饮料，常饮能提高正气，减少疾病。

【用法】每日 1 次，每次 1 杯，温服。

▶▶▶ 阿胶地榆膏

【原料】地榆 100 克，阿胶 150 克，花生衣 50 克，蜂蜜 200 克。

【制作】将地榆、花生衣加清水煎取药汁，放入蜂蜜、阿胶熬化，放瓶内贮用。

【功效】适用于血小板减少症。

【用法】每日两勺，温水冲饮。

▶▶▶ 萸肉阿胶膏

【原料】阿胶 50 克，山萸肉 30 克，枸杞子 30 克，五味子 30

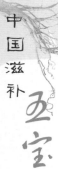

克，黄酒 200 克，冰糖 150 克。

【制作】阿胶放杯中，用黄酒浸泡 24 小时；山萸肉、枸杞子、五味子拣去杂质，洗净；阿胶与山萸肉、枸杞子、五味子一并放入杯中，加冰糖，盖好，隔水炖 2～3 小时，至阿胶黏稠为止。

【功效】3 岁以上的小儿，在白天或夜间出现小便不能控制而自行排出，多则每天数次，少则数日 1 次，即为小儿遗尿。阿胶是补肾益精的良药，服之能使肾气得以固摄，从而防治小儿遗尿。本膏中的山萸肉、五味子有固摄的作用，枸杞子补肾益精，和阿胶同用，对小儿遗尿的防治较为对症。

【用法】每日两次，每次取 1 匙，用沸水化开服下。

▶▶▶ 振痿膏

【原料】阿胶 125 克，淫羊藿 60 克，巴戟天 60 克，薏苡仁 60 克，杜仲 60 克，补骨脂 60 克，党参 60 克，黄芪 60 克，核桃仁 250 克，黄酒 200 克。

【制作】阿胶放杯中，加黄酒浸泡 24 个小时，放锅中，隔水炖化；核桃仁捣成泥；淫羊藿、巴戟天等其他各药一并放砂锅中，加水浸 1 个小时，煎取汁，连煎两次，合并两次药汁加入阿胶浆、核桃泥，煮至黏稠，凉透后装瓶备用。

【功效】本方中阿胶、补骨脂补肾益精，淫羊藿、核桃肉温补命门，杜仲壮筋骨，党参、黄芪健脾益气，薏苡仁健脾祛湿，上药合用对营养不良的防治有帮助。本方的主要作用在于温肾益精、健脾益气，对于肝肾精血亏损，脾虚气弱，表现为腰膝酸软、步履维艰、肌肉萎缩、肌肤麻木的病症有治疗效果。

【用法】每日早、中、晚各 1 次，每次取 1 匙，用温开水化开服下。

▶▶▶ 鹿肾膏

【原料】阿胶 250 克，鹿肾 2 个，红糖 120 克，黄酒 100 克。

【制作】将鹿肾洗净，温水浸润，切片，烘干，放入炒熟的沙子中，取出研成粉末，过筛，阿胶用清水洗净，放在碗内，加入 100

克水及适量黄酒,将碗盖好,放锅中,隔水蒸煮,至开始溶化时,加入鹿肾末及红糖,拌匀,继续熬透即成。

【功效】 鹿肾温肾壮阳,阿胶填精补肾,合而补益作用更强,服之能使肾阳充盛,有助于防止阳痿。妇女阳虚体弱,表现为宫寒不孕、小便频数、腰膝酸痛、耳鸣耳聋等同样适宜。

【用法】 每日两次,每次1匙,用开水调服。

▶▶▶ 阿胶红枣膏

【原料】 阿胶10克,红枣50枚。

【制作】 1. 阿胶加水适量放入碗中,上锅蒸至溶化。

2. 将红枣洗净,放置阿胶中再蒸30分钟,蒸至枣烂,即可食用。

【功效】 益气养血,适用于孕妇气血虚弱等症。

【用法】 每周两次,宜常服。

▶▶▶ 胡桃阿胶膏

【原料】 红枣(去核)500克,胡桃肉、黑芝麻(炒熟)、桂圆肉各150克,阿胶500克,冰糖250克,黄酒500克。

【制作】 1. 将红枣、胡桃肉、桂圆肉、黑芝麻研成细末。

2. 阿胶浸于黄酒中10天,然后与酒一起置于陶瓷容器中隔水蒸,使阿胶完全溶化,再浇入红枣、胡桃肉、桂圆肉、黑芝麻末调匀,放入冰糖再蒸,至冰糖溶化即成。

3. 制成后用干净容器装好封严,置阴凉干燥处。

【功效】 此膏为护肤美容珍品,具有补肾养血、润肤美容功能。经常服用,可使皮肤变得细腻光滑、白里透红、面色更加艳丽。

【用法】 每日清晨取1~2匙,用开水冲服。

▶▶▶ 参茸阿胶膏

【原料】 人参30克,鹿茸50克,阿胶、当归各100克,旱莲草150克,黄芪250克,黄酒1500克,米酒适量。

【制作】 1. 人参以慢火烘干,与阿胶共研细末。

2. 鹿茸用米酒浸泡、烘干,研细末。

3. 当归、旱莲草、黄芪加水 2500 克，武火煎汁、去渣，加入黄酒熬稠后，入人参、阿胶、鹿茸细末浓缩收膏，备用。

【功效】有益气、填精、生血之功效。适用于脾肾亏虚型再生障碍性贫血，症见形寒肢冷、四肢欠温、精神萎靡、气短懒言、面色苍白、口唇淡白、食少便溏、腰脊酸楚、自汗、男子阳痿或遗精、女子月经不调、舌淡胖嫩、苔薄白、脉沉细。

【用法】每日两次，每次两汤匙，温开水送服。

▶▶▶ 阿胶冻膏

【原料】阿胶、冰糖各 250 克，黄酒 250 克。

【制作】1. 将阿胶砸碎，加入黄酒中浸泡两天，成海绵状。

2. 加冰糖 250 克，水 100 克，置锅内加盖蒸化，晾凉或置冰箱内即成冻。

【功效】补血益气，适用于一般血虚病人，经常服用，功效显著。

【用法】每天服 1～2 次，每次 1～2 匙。

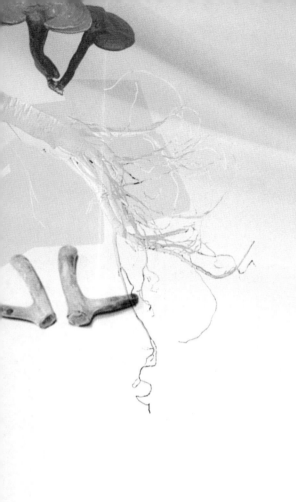

神奇仙草——灵芝

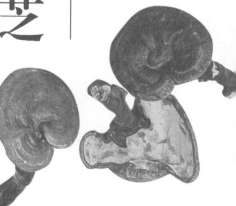

一、灵芝食用的历史溯源

　　灵芝是自然界生物的一种真菌生物，由于它对生存环境、气候气温条件等要求苛刻，生成稀少，加之又是多种形状色泽的奇异菌体，被中国人奉为仙草和祥瑞之物。在医药学之外的文学、宗教、建筑艺术、哲学等方面也以神奇的色彩呈现。

　　中国食用灵芝的历史，可以上溯到公元前，最早文字记载的见于《抱朴子·内篇》（约公元前340年）"夫芝菌者，自然而生。"《礼记·内则》第十二篇（约公元前300年），对一年四季食物的选取中有"芝、栖"。《尔雅翼》（约公元前290年）记载"芝，瑞草，一岁三华，无根而生。"屈原的文学名著《楚辞》（公元前290年）有"采三秀于山间，石磊磊兮蔓蔓"的诗句。《淮南子·山训篇》（公元139年）中说"紫芝生于山，而不衍生于盘石之上。"《列子》中有"朽壤之上，有南芝者"。王允的《论衡·处禀篇》中说"灵芝一岁三华，食之令人眉寿庆世，盖仙人之所食"。据《汉书·艺文志》记载有《皇帝杂子芝菌》十八卷，是一部"服饵芝菌之法"的专著。《通志·艺文略》"道家服饵类"中有"太上灵宝芝品"一卷。《随书·经籍志》载有"灵芝本草图"六卷，"芝草图"一卷，"种神芝"一卷。《神农本草经》依据灵芝的颜色将灵芝分为青芝、赤芝、黄芝、白芝、黑芝、紫芝。《抱朴子》依据灵芝的质地分为石芝、木芝、肉芝、菌芝、草芝。虽然大量的有关灵芝的专著因种种原因失传，但从所存的名目中可以看到中国食用灵芝的年代久远。

二、灵芝的传说

灵芝传说是由天帝的女儿瑶姬的精魂化生,瑶姬是天帝最宠爱的女儿,不幸夭折,天帝将巫山赐予她,瑶姬的精魂在青翠碧绿、云雾缭绕的巫山变成一支支奇丽的灵芝草,长年生生不息。灵芝草被赋予和凤凰、麒麟等同的吉祥物,常常是仙人、道祖以至百岁寿星等手持的吉祥器物。在东北、陕北出土的东汉墓中的壁画里,有仙人手持灵芝引领墓主升为仙人的画面。由灵芝形状演变而成的"如意",用玉石、檀木、宝石等雕琢装饰,成为皇室、贵族、文人墨客喜爱的室内装饰物和馈赠的贵重礼品。在绘画中它常与松鹤、蝙蝠、竹梅、柿、牡丹画在一起,寓意遐龄、长寿、如意、富贵。在日常生活中灵芝的图形多出现在陶瓷、针织品、衣饰、雕塑、室内装饰中,为民众所喜爱。

灵芝神奇的功效,被人们神化为能起死回生、长生不老。在民间和文学作品中流传了几百年的"白蛇传"中描述了白娘子所钟爱的丈夫许仙生命垂危,白娘子为救许仙,历经千难万苦,远赴昆仑山盗取仙草灵芝,使许仙得救复生。它不仅神化了灵芝的神奇功效,而且使灵芝成为坚贞爱情的载体,赋予了灵芝深厚的人文意义和至高无上的地位。

在中国传统祝寿的图画中常常有一女子持灵芝的形象,它源自神话中麻姑献寿的故事。每年三月三日是西王母的寿辰,仙女麻姑下凡人间采得灵芝酿酒献给西王母,得到西王母的赞赏,从此灵芝代表着长寿的意义。

千古一帝秦始皇统一中国以后,为永久享受皇权和荣华富贵,向全国发布寻求长生不老药,有位名叫徐福的向秦始皇说:"东海之中有三个神仙岛,名叫蓬莱、方丈和瀛州,那里是神仙居住的地方,生长着一种可以使凡人长生不老的仙草,名叫灵芝。"秦始皇听后大喜,便按照徐福的要求给他选配来三千童男童女和船只及诸多生活用品，让他去采集不死药——灵芝。徐福一去未再回来，秦始皇病死沙丘。现在日本的佐贺县吉野里有徐福的墓地。

 三、中药典籍对灵芝的评价

　　成书于东汉年代的中医第一部本草典籍《神农本草经》首次详细地记述了灵芝的种类和药用的保健功效。《神农本草经》收录了365种中药，将它们分为上品、中品、下品三种。上品主养命以应天，无毒，多服久服不伤人，欲轻身益气，不老延年；中品主养性以应人，无毒有毒，斟酌其宜，欲遏病补虚羸；下品主治病以应地，多毒，不可久服，欲除寒热邪气，破积聚、愈疾。《神农本草经》将灵芝列入上品之中，收有六种灵芝：赤芝、黑芝、青芝、白芝、黄芝、紫芝。赤芝：味苦，平。主胸中结、益心气、补中、增智慧不忘，久食轻身不老，延年神仙。一名丹芝。黑芝：味咸，平。主癃、利水道、益肾气、通九窍、聪察，久食轻身不老，延年神仙。一名玄芝。青芝：味酸，平。主明目、补肝气、安精魂、仁恕，久食轻身不老，延年神仙。一名龙芝。白芝：味辛，平。主咳逆上气、益肺气、通利口鼻、强志意勇悍、安魄。久食轻身不老，延年神仙，一名玉芝。黄芝：味甘，平。主心腹五邪，益脾气，安神忠和乐，久食轻身不老，延年神仙。一名金芝。紫芝：味甘，温。主耳聋、利关节、保神益精，坚筋骨，好颜色。久服轻身不老，延年神仙。一名木芝。

 四、现代医学对灵芝功能的研究

（一）灵芝的药理研究

1. 增强免疫功能，消除氧自由基。

灵芝有提高人体免疫功能和抑制过敏反应的作用。药理实验证实，薄盖灵芝能明显促进小鼠腹腔巨噬细胞吞噬率和溶酶体酶的活性。

免疫功能的研究，主要侧重在抗肿瘤作用上。研究发现，赤芝、松杉灵芝、海南灵芝等多种灵芝中提取的多糖对 S－180 肿瘤有显著的抑制作用，起作用的主要是 B－D－葡萄糖类。药理报告还证实灵芝中提取的由 4 种单糖和 18 种氨基酸组成的多糖蛋白，对小鼠的 S－180 肉瘤的生长抑瘤率提高，其抑瘤作用机制是通过增强机体内 NK 细胞活性和 T 辅助产生 IL－2，r－IFN 能力而实现。

2. 促进新陈代谢。

研究发现，灵芝多糖能迅速增加体内各细胞的能荷，促进细胞的新陈代谢。其中多糖 D_6 对核酸、蛋白质的代谢和合成有显著作用。试验说明灵芝多糖 C_6 在体内连续给药能促进骨髓细胞蛋白质、核酸的合成，并加速骨髓细胞的分裂增殖。灵芝多糖 D_6 还能促进肝脏细胞合成蛋白质。这种研究论证了灵芝的扶正固本、健体强身的功能。

3. 解凉、镇咳作用。

研究证实，灵芝提取物能抑制肥大细胞组胺释放，从而抑制支气管平滑肌痉挛性喘息，有镇咳、祛痰、平喘作用，还可以促进实验性支气管黏膜上皮再生和修复。这种作用，主要是灵芝内的三萜类化合物物质起作用。

4. 对心血管系统的作用。

（1）强心作用。能增加心肌收缩力，增加冠状动脉流量和心血输出量，改善心律。具有抗实验性心肌缺血作用。能抗氯化钡所致窦性心律失常。

（2）提高血液供氧能力。降低机体静止状态下耗氧量及提高动静脉氧差，提高氧的利用率。

（3）改善冠状血流，溶解血栓。能扩张冠脉，有对垂体后叶素引起的冠状血管收缩作用，增强心肌生理功能。

（4）改善心肌微循环，减少冠脉阻力，提高胰腺血液循环，使胰腺的血液速度加快。

（5）提高红细胞携氧量，使动脉血液颜色发生改变，即血液颜色变成鲜红。

（6）降胆固醇，抗动脉粥样硬化。

（7）提高血浆和心肌组织中 cAMP（环腺苷酸）的水平，降低机体耗氧量，对动物应激性心脏损伤线粒体有保护作用。

（8）抗血小板凝聚。

5. 镇静、镇痛作用。

（1）镇静作用：能使肌肉松弛，延长睡眠时间，抗电惊厥。显著增强戊巴比妥钠的催眠作用，也能拮抗苯丙胺的兴奋作用。

（2）镇痛作用：对自主神经系统具有外周抗胆碱作用。能降低副交感神经兴奋。

6. 对内分泌的影响。

灵芝能改善肾上腺皮质功能。药理学研究证明，对慢性气管炎和肺心病患者用灵芝进行扶正固本治疗，患者的尿 – 17 酮类固醇、血糖、血钙、血钠均明显增加，17 – 羟类固醇稍有增加，血钾下降。

用放射免疫法测定证明，灵芝能增加血浆皮质醇的含量，对严重烫伤小鼠有很好的保护作用，存活率提高约 4 倍。

7. 抗放射、抗逆和提高机体生命力。

灵芝对放、化疗造成的机体损伤有显著的保护作用，它能兴奋和增强骨髓造血功能。灵芝能显著提高机体抗逆能力，延缓衰老，延年寿命，灵芝能提高细胞膜的流动性和封闭性，从而使小鼠对不良环境和疾病的抵抗能力明显提高。

8. 保肝、解毒的作用。

灵芝能减轻四氯化碳对肝脏的损害，减少肝脏甘油三酯的蓄积和减轻乙硫鞍引起的脂肪肝，能提高小鼠对戊巴比妥钠的代谢能力，能增强肝脏的解毒功能。

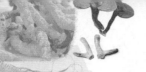

（二）灵芝的临床应用研究

临床研究证明，灵芝能治疗多种疾病。

1. 治疗各种肿瘤。

2. 治疗血栓、冠心病、心绞痛、高脂血症、高血压等心血管疾病。

3. 治疗神经衰弱等神经症。

4. 防治频繁性感冒、肝炎等疾病。

5. 治疗气管炎、哮喘病、老年慢性支气管炎、儿童哮喘。

6. 治疗糖尿病、肾炎、内分泌失调。

7. 治疗白细胞减少症和再生障碍性贫血。

8. 治疗斑秃病。

9. 治疗克山病。

10. 治疗风湿、类风湿关节炎、更年期综合征。

11. 治疗慢性或局部性硬皮病、皮肌炎，对多发性肌炎、红斑狼疮、银屑病、贝赫切特综合征（白塞综合征）等疑难病症都有较好的功效。

12. 能缩短放、化疗后的毒副作用反应时间。

13. 对艾滋病有缓解症状的作用。

 五、灵芝的食用方法

灵芝的食用方法有以下几种。

1. 浸灵芝酒：灵芝制粉，用高度的白酒浸泡，根据自己的酒量饮用。

2. 制茶饮用：灵芝制粉，与其他中药配伍，开水冲代茶饮用。

3. 制胶囊服用：用灵芝粉装胶囊内服用。

4. 制作菜肴、粥、汤食用：配以肉类、蔬菜、米面等制作日常食物，佐餐食用。

以上几种方法的具体制作在后面的章节介绍。

由于灵芝有较苦的味道，在食用时可使用其他方法进行校味。选用灵芝粉时，应选用正规厂家的产品。

六、灵芝药用验方选

1. 治失眠健忘、惊悸怔忡，头晕神疲、身体虚弱：灵芝 1500 克。曝干捣末，蒸两个小时，晒干研末，炼蜜为丸，每丸重 9 克。早、晚各服 1 丸，料酒送下。有扶正固本、安神定志、健脑益智的作用。

2. 治神疲乏力、心烦失眠、头晕耳鸣、未老先衰：灵芝 6～12 克。切片，水煎服，日服两次。

3. 治神经衰弱、记忆力减退、精神萎靡、疲乏无力、面色无华、食欲不振：灵芝 150 克。晒干研末。日服两次，每服 3～5 克，蜂蜜调服。能补心益智，强身保精。

4. 治心悸怔忡，夜不安寐：灵芝 30 克。水煎服，每日 1 剂。

5. 治心悸：灵芝 30 克，酸枣仁（不去核）20 克。煎服。

6. 治心律不齐：灵芝 20 克，甘松 10 克。煎服。

7. 治失眠：灵芝、酸枣仁、丹参各 12 克，灯芯 1 团。水煎，分 3 次温服。

8. 治寐而不安，时寐时醒：灵芝 15 克，豆豉 30 克，山栀 15 克。水煎，分 2～3 次服。

9. 治夜不得寐：灵芝 30 克，鲜花生叶 40 克。水煎服。

10. 治神经衰弱：灵芝 12 克，费菜 15 克。水煎服。

11. 治神经衰弱、头晕、失眠：五味子、刺五加各 20 克，灵芝 15 克。水煎，每日 1 剂，分两次服，连服 15 日为 1 个疗程。

12. 治心虚所致的心悸、气短、失眠、多梦等症：灵芝、五味子、茯神各 9 克，丹参 12 克。水煎服。

13. 治脾胃虚弱所致消化不良：灵芝、党参、淮山药、焦内金、白术、炒枳壳各 9 克。水煎服。

14. 健脾益气：灵芝 10 克，淮山药 15 克，白术 12 克，陈皮 6 克。水煎服。

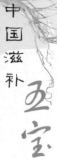

中国滋补五宝

15. 治食积：灵芝、山荔枝果、山荔枝根各 30 克。水煎，每日 1 剂。

16. 治消化不良，胸腹胀满：灵芝 30 克，猕猴桃干果 60 克。水煎服，每日 1 剂，分 3 次服。

17. 治呕吐反胃：灵芝 15 克，假百合 4.5 克，朱砂七 6 克。水煎服，每日 1 剂，分 3 次服用。

18. 治消化不良，胃脘胀痛：红石耳、灵芝各 15 克，假百合 6 克。水煎服，每日 1 剂。

19. 治胃阴虚所致胃脘痛，食欲不振，症见胃隐痛或微灼痛、咽干口燥、饥不欲食或食欲不振，亦可用于治萎缩性胃炎，并具一定防胃炎恶性病变的作用：西洋参、灵芝、香菇、石斛、银耳、淮山药各 30 克，上药焙干，共研细末，日服两次，每服 2～3 克，温开水送下，能益气滋阴，补益脾胃，和血抗癌。

20. 治便秘：灵芝 6 克。切片，水煎服，早、晚两次分服。

21. 治痔疮、肠红：冬青树下生灵芝 30 克，放火上熏，五味子 30 克，生矾 6 克，雄黄 5 克。共研末，乌梅肉为丸，每服 3 克，空腹白开水下。

22. 治慢性支气管炎：灵芝 1.5～6 克。水煎服，每日 1 剂。多在 1～2 周开始见效，痰、咳、喘有所减轻，食欲增加，睡眠好转，并有一定远期疗效。

23. 治慢性支气管炎：灵芝 15 克，南沙参、北沙参各 10 克，百合 15 克。水煎，每日 1 剂，分两次服，能养阴清肺。

24. 治过敏性哮喘：灵芝 10 克，半夏 8 克，苏叶 10 克，厚朴 5 克，茯苓、冰糖各 15 克。水煎，分 2～3 次服，能清热，平喘。

25. 治支气管哮喘：灵芝、卷柏各 30 克，马鞭草 15 克。水煎，每日 1 剂，加冰糖服。

26. 治肺热喘咳：灵芝、肺筋草、苏子各 15 克。水煎服，每日 1 剂。

27. 治支气管哮喘：灵芝 15 克，金锦草、龙芽草各 30 克。水煎服，每日 1 剂。

28. 治支气管哮喘：灵芝、梧桐树根皮各 12 克。水煎，调冰糖服，每日 1 剂。

29. 治慢性支气管炎：吉祥草 30~60 克，灵芝 15 克。水煎，每日 1 剂，分 2~3 次调白糖服用。

30. 治慢性支气管炎：灵芝、野山枝各 30 克，夏枯草 24 克。加水、酒适量共煮，每日 1 剂，分 2~3 次服。

31. 治肾虚气喘：灵芝 30 克，核桃仁 60 克，补骨脂 10 克。水煎，每日 1 剂，分两次温服。

32. 用于肺癌的辅助治疗：灵芝 100 克，猪苓 150 克，木耳 50 克。共研细末，日服两次，每服 6 克，蜂蜜调服。

33. 治冠心病、心绞痛具心虚夹瘀症者，或肝虚夹瘀症者，老年冠心病患者可常服：灵芝 30 克，三七粉 4 克。灵芝水煎取汁，冲三七粉，每日 1 剂，分早晚两次服用，能养心通脉。

34. 治心气虚夹瘀症的冠心病：人参 30 克，灵芝 60 克，丹参 90 克。共研细末，日服两次，每服 3 克，温开水送下。

35. 治冠心病，症见心烦刺痛、心悸气短、口干、苔少、舌质红夹瘀斑等气阴两虚，并兼有瘀症者：西洋参 30 克，灵芝 60 克，三七 30 克。共研细末，日服两次，每服 3 克，温开水送下。能补气养阴，活血祛瘀。

36. 治心悸、胸痛：灵芝、丹参各 30 克，三七 15 克。共研细末，日服两次，每服 3 克，能补气养血，活血止痛。

37. 治心气阴虚兼瘀血所致的心悸、胸痛、气短、口干等症：西洋参 30 克，灵芝 60~90 克，三七 30 克，丹参 45 克。洗净，烘干研末，日服两次，每服 3 克，温开水送下，能益气养阴，通络止痛。

38. 治心悸气短、胸闷胸痛、舌夹瘀斑的冠心病：何首乌、灵芝各 30 克，丹参 60 克，三七粉 15 克。共研细末，日服两次，每服 3 克，用温开水送下。

39. 治冠心病：灵芝 30 克，黄豆 90 克。焙干，炒熟，磨为细

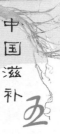

粉，日服 3 次，每服 9～15 克，开水冲服。

40. 治高血压：灵芝 9 克。水煎，连服 20 日。

41. 治高血压：夏枯草、灵芝各 15 克。水煎服，每日 1 剂，夏枯草为苦寒之品，脾虚寒者慎服，气虚者忌服。

42. 治高血压：灵芝、筋骨草、鸡血藤、桑白皮各 30 克。水煎服，每日 1 剂。

43. 治高血压：灵芝、车前草、荠菜各 15 克。水煎服，每日 1 剂。

44. 治中风、半身不遂：灵芝、丹参各 30 克，料酒适量。水煎服，每日 1 剂。

45. 治中风，半身不遂：灵芝、橘子、生姜各 15 克。水煎，每日 1 剂，分 3 次温服。

46. 治中风，半身不遂：灵芝 30 克，桑葚子 90 克，料酒 20 克。水酒煎服，每日 1 剂，得效止服。

47. 治高血压：灵芝、黄芪各 15 克，干姜 10 克。灵芝先煎两个小时，再与黄芪、干姜共煎，每日 1 剂，分两次服用。

48. 治肝炎、肾盂肾炎、支气管炎：灵芝焙干研末。日服 3 次，每服 1～1.5 克，开水冲服。

49. 治慢性肝炎：灵芝 30 克，粗叶榕根 20 克，葫芦茶 9 克。水煎服，每日 1 剂。

50. 治病毒性肝炎：绥草、细叶石仙桃各 15 克，灵芝 10 克。水煎服，每日 1 剂。

51. 治肝肾不足所致的胁痛、疲劳、食欲缺乏，对慢性肝炎具胁隐痛，劳则痛甚，疲惫纳少者有效：灵芝 10～12 克，女贞子 15 克，丹参 9 克，内金 9 克。每日 1 剂，水煎两次，早、晚分服，能补肝肾，和血消化。

52. 治慢性肝炎：灵芝、田基黄、丹参各 15 克。水煎服，每日 1 剂。

53. 治慢性肝炎：灵芝 15 克，常春藤、败酱草各 9～15 克。煎服，每日 1 剂。

54. 治慢性肝炎：灵芝、天棚草（即瓦松草）适量。灵芝晒干研末，天棚草炒黄为末，混匀，日服两次，每服 10 克，白开水送下。

55. 治慢性肝炎：灵芝、菌陈、栀子各 30 克，大枣 15 枚。水煎，每日 1 剂，两次分服，连服 10 余剂。

56. 治慢性肝炎：灵芝、茵陈、白鲜皮各 9 克。煎服，每日 1 剂。

57. 治慢性肝炎：灵芝 10 克，鲜野菊花（全草）1 株。煎服，每日 1 剂。服至小便清长为度。

58. 治慢性肝炎：灵芝 15 克，旱稻草 60 克，薏苡仁根 30 克。煎服，每日 1 剂。

59. 治慢性肝炎：灵芝 15 克，丹参 3 ~ 15 克，糯稻根 5 克。煎服。

60. 治肝硬化：平地木（即紫金牛）、灵芝各 30 克。煎服，每日 1 剂。

61. 治糖尿病：灵芝 15 克，黄芪 20 克，黄精、鸡血藤各 15 克。煎服，每日 1 剂。治白细胞减少症。

62. 治消化不良：灵芝 15 克，山药 30 克。水煎服，每日 1 剂。

63. 治误食毒蕈中毒：灵芝 3 克，磨水服。又方：灵芝 30 ~ 60 克，煎服。可提高人脑对缺氧的耐受力，且对心肌缺氧有一定保护作用。

64. 治妊娠高血压：麦冬、夜交藤、石决明、灵芝（先煎）、玉米须各 30 克，杜仲 15 克。水煎服，每日 1 剂。

65. 治功能性子宫出血（崩漏）：灵芝 25 ~ 30 克。煎服，每日 1 剂，分 3 次服。

66. 治血崩：灵芝、当归、荆芥各 30 克。水酒煎服，每日 1 剂。

67. 治青春痘：灵芝 3 克，蕺菜 10 克、薏苡仁 30 克。水煎，日服 3 次。

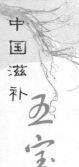

68. 治小儿麻疹透发不快：灵芝 6~9 克。水煎温服，日服 3 次。

69. 治软骨炎：灵芝适量，研末，以酒调敷患处，每日 1 剂，早、晚分服。10 剂即愈。

70. 治颈椎痛：灵芝 250 克，三七粉 30 克，蔗糖 400 克。灵芝煎浓汁，取滤汁，冲入三七粉，加水稀释至 1000 克。日服两次，每服 50 克。

71. 治鼻炎：灵芝 500 克。切碎，小火水煎两次，每次 3~4 小时，合并煎汁，浓缩后用纱布过滤，加蒸馏水稀释至 500 克。滴鼻，每日滴 2~4 次，每次少许。

72. 治牙麻发炎：灵芝孢子粉 0.5 克。水煎，每日 1 剂，温服。

73. 治积年胃病：木灵芝 2500 毫克，切碎，用老酒浸泡服用。

74. 治慢性支气管炎：灵芝 15 克，南、北沙参各 10 克，百合 115 克。将上药切成薄片，入砂锅内煎熬，用文火煮沸 30 分钟，倒出药液后再煎 1 次，两次药液混合。分早晚两次服完，连服 10 天。具有解痉、消炎等功效，对治疗慢性支气管炎有效。

75. 治神经衰弱：灵芝 10 克，大麦 50 克。将灵芝剪碎加水，煎煮取汁。大麦磨碎，用灵芝汁略煮，加白糖少许。可当早餐或夜宵食用，每日 1 次，能治疗神经衰弱，兼治高血压、高血脂，并能增强抵抗力。

76. 治心绞痛、高血脂：灵芝 100 克，黄豆 300 克。灵芝切片，黄豆炒熟，分别磨成细粉，再混合。每日服 9~15 克，每日 3 次，连服 15~30 天。能降低血液黏度，对防治心绞痛、高血脂及冠心病有较好的效果。

77. 治血管硬化症：灵芝 5 克，银耳、木耳各 3 克，冰糖适量。将三药洗净剪碎，入碗内，加冰糖和水，蒸煮至稀烂。喝汤，吃木耳和银耳，1 次服完。经常服，有活血化瘀、增加血液供氧的功效，可治疗血管硬化症、高血压和眼底出血等疾病。

78. 治急、慢性传染性肝炎：灵芝 12 克，鸡骨草 30 克，陈皮 12 克。加水 300 克，煎至 150 克。每次服 50 克，每天 3 次。30 天为

1 疗程，可连服 3 个疗程。对各类传染性肝炎都有辅助疗效。

79. 治糖尿病：灵芝 10 克，山药 30 克。将二药切成片，入砂锅加水煎，煮沸后以文火煎 40 分钟，倒出药液，再加水煎第二次，取液混合，分早晚两次服完，连服 7 天，停用 1 ~ 2 天，再服。经常服用能起降血糖的作用。

80. 治疗中风：灵芝 10 克，鸡血藤 20 克，徐长卿 12 克，蚯蚓（干）1 条，山栀、刺梨、梨樟根各 12 克。加水煎煮 40 分钟，早晚分服，连服至疾病基本好转。

81. 治疗高血压：灵芝 10 克，夜交藤、石决明、玉米须各 30 克，梧桐叶 30 克，杜仲 15 克。加水煎 40 分钟，早晚分服，连服 5 ~ 7 天。

82. 治疗妊娠期高血压：灵芝 30 克，麦冬 30 克，夜交藤 30 克，石决明 30 克，杜仲 15 克，玉米须 30 克。水煎熬 1 个小时，再放入玉米须煎 20 分钟，每日两次，早、晚分服，连服 7 ~ 10 天。

83. 治疗低血压：灵芝 15 克，黄芪 15 克，干姜 10 克。将灵芝剪碎，加水煎两个小时后放入黄芪、干姜，再煎熬半个小时。早、晚分服，连服 7 ~ 10 天。增加心肌收缩力，可加速血液循环，提高身体各部供血量。

84. 治疗冠心病：灵芝 100 克，黄豆 300 克，党参 15 克，黄芪 15 克，荷叶半张。磨成细粉，混合蒸熟。每日服 3 次，每次服 9 ~ 15 克，连服 15 ~ 30 天。增强心肌收缩力，解除心肌痉挛，降低血液黏度。

85. 降血压：灵芝 10 克，杜仲 8 克，白糖 20 克。灵芝剪碎和杜仲一起水煮，提取的煎液，加入白糖即可。早、晚当茶服完。每个疗程连服 3 ~ 4 天。

86. 治疗冠心病：灵芝 9 克，三七 6 克。将灵芝、三七切成薄片，加水煎 1 个小时，早、晚分服，连服 10 天。加速血液循环，增加心肌供氧量等。

87. 防治冠心病：灵芝 500 克，白糖 200 克。将灵芝剪碎。放入

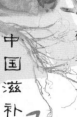

砂锅，加水煎熬取二煎液，放入白糖，即灵芝糖浆。贮存于冰箱中，备用。每日服两次，每次服 10 毫升，可长期服用。增强心肌收缩力，解除心肌痉挛。

88. 治疗心律失常、神经衰弱症：灵芝 10 克，天麻 15 克，玉米须 50 克。将灵芝、天麻剪碎，加水煎熬取二煎液。早、晚分服，连服 1~2 个月。

89. 治疗低血压：灵芝 15 克，黄芪 15 克，干姜 50 克，大蒜 10 克。将灵芝、黄芪、大蒜、干姜剪碎，加水煎熬取二煎液。早、晚分服，连服 3~5 天。增强心肌收缩力。必须注意，黄芪用量大，能降低血压，用量较低则升血压。

90. 治疗动脉硬化症：灵芝 10 克，制首乌 15 克，玉竹 15 克，枸杞 15 克，女贞子 15 克，石菖蒲 10 克。将灵芝剪碎，与制首乌、玉竹、枸杞、女贞子、石菖蒲，煎熬取二煎液。早、晚分服，连服数月。益阴益肾。

91. 治疗冠心病：灵芝 60 克，生晒参 30 克，三七 30 克。分别磨成粉末，然后混合，贮存瓶中，置干燥处。用温开水冲服。每天服 3 次，每次 3 克。补气养阴、活血祛瘀。治疗冠心病引起的心烦刺痛、心悸气短、口干、苔少、舌质红。

92. 治疗高血压：灵芝 100 克、钩藤 105 克，夏枯草 1.25 克，海蚌壳 350 克，枸杞叶、陈皮各 70 克。将处方中所有原药剪碎，加水煎熬取二煎液，浓缩至 420 毫升，加入白糖即可。每日两次，每次 20 毫升。平肝、熄风、利尿、镇静、活血、祛瘀、降胆固醇等。

93. 治疗顽固性肾性高血压：灵芝 10 克，桑寄生 6 克，毛冬青 5 克，生龙牡 3 克，代赭石 3 克，益母草 10 克，半边莲 3 克，白芍 6 克，钩藤 9 克，车前子 3 克，地龙 6 克，桑白皮 6 克，怀牛膝 6 克，蝼蛄粉 6 克，罗布麻 6 克。各种原药合在一起，加水浸泡后用文火煎煮，取两次煎液，早、晚分服。

94. 治疗亚健康症：灵芝 10 克，枸杞 5 克，玉米 50 克，小麦 60 克，白糖 30 克。将灵芝洗净，切片，用纱布包好。玉米、小麦、枸杞淘洗干净。将灵芝、玉米、小麦、枸杞一起放入砂锅，加水煎煮后捞出纱布袋，加入白糖后服用。每天服1次，晚饭后服用。养心、益肾、补虚等。治疗心神不安、失眠、乏力、自汗盗汗、畏寒、食欲不良等症。

95. 治疗亚健康症：灵芝、五味子、山药、何首乌各25克，白酒1000毫升。将灵芝与另三味中药切碎，浸于白酒中，密封，置阴凉处，每天摇晃1次，30天后即可服用。每日两次，每次服10毫升，长期服。益肝肾、补心脾等。适用于体虚、神经衰弱、失眠、肾虚、遗精、尿频、白带过多等症。

96. 治疗冠心病：灵芝30克，丹参、三七各5克，白酒500毫升。将灵芝、丹参、三七洗净后切片，置于酒坛内，注入白酒，密封放置在阴凉处，每天摇晃数次，15天后即可服用。每次服20~30毫升，长期服。活血化瘀，具有治虚弱、益精神等功效。治疗神经衰弱、失眠、瘀血、冠心病及脑缺氧引起的头昏、乏力。

97. 治疗肺肾阴亏：灵芝、山药、麦冬、五味子各15克。将上述药品切碎，放入锅中。加水，先用火煮沸，再用小火煮10分钟，取汁服用，早、晚分服。适用于肺肾阴亏、虚劳咳嗽、口干津少、盗汗遗精等症。

98. 补气滋阳生津：灵芝10克，制首乌10克，红枣20克。灵芝、首乌洗净，放入砂锅加水煎熬，文火保持沸腾1小时。加水煎熬取二煎液，早、晚分服，连服1个月以上。治疗体虚、乏力、腰腿酸软、面色少华等症。

99. 安神方：灵芝10克，栗子30粒。灵芝、栗子洗净，放入砂锅，加水煎熬取二煎液，早、晚分服，连服1个月以上。治血虚、失眠、心悸等。

100. 治疗神经衰弱：灵芝10克，白芍10克，莲藕50克，白糖适量。将灵芝、白芍切碎，莲藕切成片放入砂锅，加水煎熬二煎液。早、晚分服，服时可加适量白糖，连服1个月或长期服用。平肝、养血、安神，治疗神经衰弱、自汗盗汗等病症。

101. 治疗频繁感冒：紫芝 15 克，桂圆肉、何首乌各 10 克。将紫芝切片，和桂圆、何首乌一起入砂锅，加水煎取二煎液。早、晚分服，连服 10 天。

102. 益寿：灵芝 9 克，人参 3 克，黄芪 10 克，黄精 5 克，丹参 5 克，枸杞 5 丸，山药 200 克。放入锅中，用水煎取汁。每日服 2 ～ 3 次，1 天服完。益气、补精、活血等。治疗老年人精气不足、肢冷胸闷、精疲乏力。

103. 益寿：灵芝 10 克，黄精 10 克。将灵芝切成薄片和黄精一起煮，先煮沸 1 个小时，取头汁，加水煮取二汁。1 日服两次，连服数日。补中益气，养颜聪耳，益寿延年。适用于肾虚气弱、听觉不良和面色少华、面有色素斑、高血脂、高血压。

104. 强身：灵芝 10 克，人参 5 克，红枣 7 枚，枸杞 5 克。将灵芝切片和人参、红枣、枸杞一起放入锅中用文火煮沸，捞出灵芝后喝汤吃参。每日服两次，连服 1 个月，补益强壮。治疗神经衰弱及其他慢性阳虚病引起的头昏耳鸣、心悸失眠、食欲不振、贫血萎黄、少气乏力等症。尤其适宜于大病初愈或手术后食用。

105. 补虚：灵芝 10 克，人参 3 克，鲜王浆 1 克，何首乌 10 克，菟丝子 5 克，补骨脂 5 克，党参 10 克。将灵芝、人参、何首乌、补骨脂、菟丝子、党参剪碎，用水煎熬取汁，加入鲜王浆等即可。每日服 1 剂，连服 1 个月。补虚强身，提高机体生理功能。治疗病后虚弱、畏寒、食欲差、神经衰弱、健忘、代谢功能衰退等。

106. 防衰：灵芝 10 克，刺五加 8 克，黄精 10 克。灵芝、黄精、刺五加切成薄片，用沸水冲泡，30 分钟后即可服用。代茶饮，直到冲泡后无茶色为止，长服。具有壮骨、强心力等作用。适用于老年人体衰乏力、健忘。

107. 补虚强身：灵芝 15 克，五味子 20 克，黄芪 10 克。将灵芝切成薄片，与五味子、刺五加一起放入砂锅，加水煎熬。先用文火保持沸腾 1 小时后倒出，再加水煎熬取二煎液。早、晚分服，每日 1 剂，连服 15 天，补虚强身。治疗神经衰弱、头晕、失眠、体虚乏力。

108. 清热解暑：灵芝5克，薄荷5克，谷芽5克，白糖25克。灵芝切碎，薄荷切片，谷芽炒香。把剪碎的灵芝和炒香的谷芽放入砂锅内，加水与白糖煎煮至黏稠状，拣去灵芝渣，再放入薄荷，煎10分钟即成，1次或两次服完。用于健忘、失眠、夏季烦躁、气虚乏力。

109. 宁神安眠：灵芝10克，枸杞10克，芡实10克。将灵芝剪碎，加水煎熬取汁，加枸杞、芡实，用灵芝汁煮成粥，再加白糖食用，当早餐或晚餐食用，每日服1次。治疗神经衰弱，也可治高血脂、高血压等病症，并可增强抗病能力。

110. 治冠心病：灵芝60～90克，西洋参30克，三七30克，丹参45克。洗净，烘干，研末，放入瓶中。每日两次，每次服3克，温开水送服。具有活血益气、通络止痛等作用。可治疗气虚兼瘀血所致的心悸、胸痛、气短、口干肢冷等症。

111. 安神养阴：灵芝5克，五味子10克，莲子20克。将灵芝磨成细粉。与五味子、莲子一起置于锅中加水煎汁，煮沸半小时。具有安神、益气、养阴等功效。能治疗神经衰弱、老年慢性支气管炎、咳嗽气喘、肺功能衰竭、慢性胃炎、消化不良等症。

112. 益寿美容：灵芝100克，人参100克，枸杞50克，何首乌50克，紫河车150克。切碎，用水煎熬两次。每次1小时，取汁，浓缩至200毫升，加白酒300毫升，置低温保存。每日1次，每次服20毫升，服时可另加少许蜂蜜，用温开水送服。长期服用可养生、抗衰老、去皮肤色素、延年益寿。

113. 滋补：灵芝15克，花生仁10克，大枣10枚，玉米100克，猪皮100克。将灵芝、猪皮切碎，加水煎煮，保持沸腾1小时，捡去灵芝，放入花生仁、大枣、玉米煨煮成稠粥，加入白糖即可食用。每日服1剂，分两次服完，长服。具有补气养血、健脾安神等功效。适用于久病体虚或年老体弱、未老先衰者，对血小板性紫癜也有疗效。

114. 安神：灵芝 12 克，远志 10 克，景天三七 10 克，夜交藤 10 克，北秫米 20 克，五味子 10 克。将灵芝、远志、夜交藤、景天三七、北秫米、五味子剪碎，放入锅中，加水后，文火保持沸腾 1 小时，倒出煎液，加水煎熬取二煎液，早、晚分服，连服 15～30 天。治疗失眠、头痛、食欲不振、心悸、心神不定等。

115. 健脾益气方：灵芝 15 克，淮山药 15 克，白术 12 克，陈皮 6 克，猴头菇 10 克，豆蔻 3 克。将灵芝、淮山药、白术、陈皮、猴头菇、豆蔻洗净后切碎，加水煎熬两次，取汁合并。早、晚分服。适用于脾虚食欲减少等症。

116. 治疗急性传染性肝炎：灵芝 9 克，黄芪 15 克，银耳 5 克。灵芝、黄芪切成薄片。银耳放入锅内，加入灵芝片、黄芪片，加适量水炖熟。服用时，加适量糖，一次服下，连服半个月。治疗急性传染性肝炎。

117. 治疗慢性迁延性肝炎和慢性活动性肝炎：灵芝 6 克，仙灵脾 6 克，女贞子 10 克，黄芪 10 克，虎杖 6 克，大黄 3 克，广豆根 3 克，赤芍 6 克，土茯苓 10 克，蒲公英 5 克。煎熬取液服用。每日 1 剂，早、晚分服，连服 15 天左右。

118. 治疗肝炎：灵芝 3 克，党参 30 克，丹参 20 克，黄柏 10 克，败酱草 10 克，虎杖 10 克，大黄 6 克，茅根 20 克，当归 12 克，霜桑叶 12 克。煎熬两次，二煎液合并，每日早、晚分服，连服 1 个月，预防和治疗乙型肝炎。

119. 治疗肝硬化：灵芝 15 克，黄芪 15 克，党参 15 克，山楂 15 克，枸杞 15 克，败酱草 15 克，白木耳 5 克，柴胡 6 克，甘草 5 克。将灵芝、黄芪、党参剪碎，加水煎煮 1 个小时，然后加入败酱草、柴胡、甘草，煎煮 20 分钟后倒出煎液，加水煎熬取二煎液。每日两次分服，宜长服。具有保肝、促进肝细胞再生等作用。

120. 治疗肝炎：灵芝 6 克，金针菇 30 克，云芝 10 克，甘草 5 克。将灵芝、甘草、云芝、金针菇切碎或切成薄片，加水 400 毫升，煎熬 20 分钟后倒出煎液，加水再煎熬取二煎液。每日早、晚分服，长服。补虚强身，安神定志，可治疗迁延性肝炎。

121. 抗癌：灵芝 6 克，人参 6 克，黄芪 10 克，山楂 20 克，白花蛇舌草 5 克，陈皮 6 克，制半夏 6 克，白糖 30 克。将处方中的中药一起放入砂锅加水煎熬，用文火保持沸腾半个小时倒出煎液，加水煎熬取二煎液，合并两次煎液，加入白糖 30 克。制成糖浆 50 毫升。每日服两次，每次服 25 毫升。灵芝、人参、黄芪、白花蛇舌草具有补益气血、扶正抗癌作用；山楂、陈皮、制半夏具有疏肝理气、健脾和胃作用。本方能除肿瘤化疗后的毒副反应。

122. 治疗肺癌：灵芝 100 克，猪苓 150 克，木耳 50 克。将灵芝、猪苓切成薄片，与木耳同用磨粉机磨成细粉。每日早晚各服 1 次。每次服 6 克。可提高机体免疫力，能治疗肺癌。

123. 治疗白细胞低下症：灵芝 9 克，黄芪 15 克，鸡血藤 15 克，黄精 15 克。将灵芝、黄芪、黄精、鸡血藤切成薄片，放入砂锅，加水煎熬。先用文火保持沸腾 1 小时后倒出煎液，再加水煎取二煎液，合并煎液。每日早、晚分服，连服。治疗白细胞低下症。

124. 辅助化疗：灵芝 600 克，鸡血藤 3000 克，黄芪、炒白术、女贞子、补骨脂各 1500 克，苎麻根 800 克。将灵芝、鸡血藤、黄芪、炒白术、女贞子、补骨脂、苎麻根放入砂锅，加水煎煮，用文火保持沸腾 1 个小时，倒出煎液，再加水煎煮取二煎液。把两次煎液合并，加热浓缩后加入淀粉等辅料制成冲剂 500 克。每日服 3 次，每次服 3 克。具有补气活血，提高细胞再生能力。治疗肿瘤病人化疗后白细胞低下症。

125. 抗癌：平盖灵芝（树舌灵芝）、彩绒革盖菌（云芝）、裂蹄木层孔菌、香菇各 15 克。将平盖灵芝、彩绒革盖菌、裂蹄木层孔菌、香菇均切成薄片，放入砂锅，加水煎煮，用文火保持沸腾 1 小时，倒出煎液，加水煎取二煎液。早、晚分服，长服。能提高机体免疫功能，加速血液循环，具有很好的抗癌效果。

126. 治疗胃癌：灵芝 50 克，猴头菇 50 克，白术、云苓、薏苡仁各 10 克，蜂蜜 20 克，白酒 800 毫升。将灵芝、猴头菇均切成薄片，与蜂蜜、云苓、白术、薏苡仁一起放入酒中。密封 30 天后便可服用，每日服两次，每次服 20 毫升。能治疗胃癌，还能祛除雀斑。

127. 益肺气：灵芝 10 克，人参 5 克，川椒 10 克，虎菇 20 克，白酒 750 毫升。将灵芝、人参切成薄片。和川椒、虎菇一起浸于酒中，每天摇动数次。使灵芝、人参等成分溶解于酒中，7 天后即可饮用。每日服灵芝人参酒 50～75 毫升。治疗肺虚气喘、久咳。

128. 止血：灵芝 10 克，苏木 15 克，当归 9 克，天门冬、麦冬各 6 克，大黄 3 克，赤芍 15 克，桃仁 15 克，红花 10 克。将灵芝、苏木、当归、大黄、赤芍、桃仁、红花剪碎，放入砂锅，加水煎煮，用文火保持沸腾 30 分钟，倒出煎液，加水煎取二煎液，将两次煎液合并，加热浓缩成膏。将膏敷于脐部，能治疗咯血。

129. 治疗慢性气管炎：灵芝 200 克，皂角 15 克。将灵芝、皂角剪碎，用 50 度白酒 500 毫升浸泡 10～15 天，待酒呈棕红色后便可服用。每日服两次，每次服 25 毫升，连服。

130. 清肺安神健脾：灵芝、大枣各 300 克，饴糖 500 克。将灵芝切成薄片，与大枣一起放入砂锅加水煎熬，用文火保持沸腾半小时，倒出头煎液，加水煎熬取二煎液。将两次煎液合并后加入饴糖，放入冰箱保存。从冰箱中取出灵芝膏后，加热至微温服用。每日服两次，分 20 天服完。养心益肺、强肝健脾。能治疗咳嗽多痰、胸闷气短、失眠健忘、消化不良。

131. 益肺方：紫灵芝 500 克，杏仁 500 克。将紫灵芝剪碎，磨成细末（絮状）。杏仁打碎，与紫灵芝细末均匀拌和。嚼服。每次服 2～4 克，每日服 3 次，睡前服。能治疗咳嗽、平喘、祛痰。

132. 老年病：灵芝 13 克，五味子 15 克，远志 15 克，枸杞子 15 克，覆盆子 15 克，何首乌 12 克，紫苏 5 克，当归 15 克，川芎 15 克，甘草 14 克，桂皮 12 克，八角 5 克，陈皮 5 克，肉豆蔻 5 克，白糖适量。将上述中药剪碎，放入砂锅，加水煎熬，用文火保持沸腾 1 小时，倒出煎液后加水煎熬取二煎液，将两次煎液合并，静置 8 小时，用纱布过滤。滤液中放入白糖即可。早、晚分服，连服 15～20

天。对老年慢性支气管炎、支气管哮喘、高胆固醇血症、神经衰弱、慢性肝炎等有疗效。

133. 益肺方：灵芝 100 克，鹅管石 105 克，江剪刀草 350 克，旋覆花 105 克，桔梗 105 克，瞿麦 70 克，白糖 105 克。将上述中药剪碎，放入砂锅加水煎熬，用文火保持沸腾两个小时后倒出煎液，加水煎熬取二煎液，把两次煎液合并，加热浓缩到 420 毫升，然后放入白糖即可。平喘、止咳、祛痰、润肺。

134. 治疗胃溃疡：灵芝 5 克，猴头菇 5 克。将灵芝、猴头菇切成薄片，加水煎煮，连煎两次，每次煎煮半小时，取得头煎液与二煎液各 100 毫升左右。每天早晚各服 1 次，每次服 1 煎，连服 15～20 天。治疗胃、肠溃疡，消化不良，食欲差等症。

135. 止血方：灵芝 100 克，五倍子 30 克，乌梅肉 100 克。将灵芝、五倍子研磨成粉，加乌梅肉制成绿豆般大小的丸粒。空腹服，每日服 2～3 次，每次服 3～4 克。治疗痔疮、便血。

136. 治疗胃炎：灵芝、西洋参、香菇、石斛、银耳、淮山药各 30 克。将上述原料焙干研成粉。每日服两次，每次服 3 克，用水送服。治疗胃虚所致腹痛、食欲不振、慢性胃炎等症。

137. 治疗烫伤：灵芝孢子粉放于饭锅上或蒸笼中蒸半小时，杀灭孢子粉中的杂菌，然后涂于刀伤口上或烫伤面上。烫伤处破皮或不破皮均可使用。一天涂抹 2～3 次，加快伤口愈合，消炎、止痛。

138. 治疗糖尿病：灵芝 10 克，花粉 10 克，羊栖菜 20 克。将灵芝切成薄片，和羊栖菜一起置于锅中，加水煮沸 30～40 分钟，连煎两次，每次加水 250 毫升，提取头煎液与二煎液。每日服两次，每次服灵芝液 1 煎，花粉 5 克。连服 30～60 天，治疗中老年糖尿病。

139. 治疗软骨病：灵芝 12 克，瓜蒌 30 克，桃仁、川芎、红花、赤芍、韭白、青皮、木香、枳壳、乳香、没药、乌药各 9 克。将处方中的中药剪碎，放入砂锅，加水煎熬，用文火保持沸腾 1 小时，倒出煎液，加水煎取二煎液。早、晚两次分服，连服 10 天。

140. 美容方：灵芝 6 克，茯苓 10 克，茶叶 2 克。将灵芝、茯苓

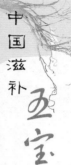

粉碎，与茶叶混合，装入纤维纸或纱布袋，每袋 6 克。用开水冲泡，服茶，每天冲服 2～3 袋。提高机体免疫力，降低脂褐质素，祛皮肤表面脂褐质素沉积，祛除老年斑，并有抗感冒、降血脂、通便等疗效。

141. 通便方：灵芝 50 克，太子参 50 克，红枣 50 克，枸杞子 30 克，将灵芝、太子参磨成细粉，枸杞子、红枣切成末，混合。每日服 3 次，每日服 1.5～2 克。治疗习惯性大便秘结。

142. 硬皮病方：灵芝 10 克，黄芪 10 克，黄精 10 克，炒山药 15 克，白芥子 5 克，麻黄 5 克，泽泻 5 克，桃仁 5 克，附子 3 克，炮姜 5 克，桂枝 5 克，生地 9 克，甘草 15 克。将处方中的中药剪碎，放入砂锅加水煎熬，用文火保持沸腾 1 个小时，倒出头煎液，加水煎取二煎液。早、晚分服，长服。对局限性硬皮病有显著功效。

七、灵芝滋补美食汤、粥

▶▶▶ 灵芝猪肉汤

【主料】瘦猪肉 100 克。

【配料】灵芝 3 克，黄芪 18 克，当归 16 克。

【调料】盐适量。

【制法】共煮。

【功效】治肝硬化。

【用法】去药渣食肉，每日 1 次，连服 10～15 天。

▶▶▶ 灵芝猪胰汤

【主料】猪胰脏 1 条。

【配料】灵芝 2 克。

【调料】盐适量。

【制法】炖两个小时后服用。

【功效】主治糖尿病。

【用法】分早晚两次服用，长期服用有效。

▶▶▶ 灵芝猪蹄汤

【主料】 猪蹄 2 只。

【配料】 灵芝 5 克。

【调料】 生姜、胡椒粉各适量。

【制法】 将灵芝浸泡，猪蹄去毛，洗净切块，共放砂锅内，加生姜、胡椒，炖至熟烂即可佐餐食用。

【功效】 灵芝具有补肺益肾、健脾安神以及提高人体免疫力的作用；猪蹄含有丰富的胶原蛋白，人体若缺乏胶原蛋白就会造成细胞脱水、弹性降低而导致脸上皮肤松弛出现皱纹。常食此汤既能抗衰老，又能柔嫩肌肤、减少皱纹、护肤美容。

【用法】 去药渣吃肉喝汤，早、晚两次服用。

▶▶▶ 灵芝蹄筋汤

【主料】 猪蹄筋或牛蹄筋 300 克。

【配料】 灵芝 5 克，黄芪 19 克。

【调料】 盐适量。

【制法】 加水炖熟，同煮后食用。

【功效】 常服可治疗白细胞减少症。

【用法】 去药渣吃肉喝汤，早、晚两次服用。

▶▶▶ 灵芝猪肺汤

【主料】 猪肺 1 副。

【配料】 灵芝 15 克。

【调料】 盐适量。

【制法】 将猪肺洗净，灵芝切成薄片，一起放入锅内加水煮至熟烂，放盐调味即可食用。

【功效】 具有补肺、平喘等功效。能治疗支气管哮喘及肺气虚弱、感冒、咳嗽、哮喘等疾病。

【用法】 将猪肺与汤 1 天内分两次服完。

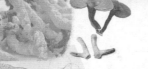

▶▶ 芝参猪肺汤

【主料】猪肺1副。

【配料】灵芝10克，党参15克，枣6粒。

【调料】姜、盐各适量。

【制法】猪肺灌水，挤出水分，重复三四次，至猪肺变白，切块，放入热水中滚5分钟盛起；灵芝、党参、枣及姜分别洗净与猪肺一同放入砂锅中，武火烧开后改文火煲3个小时，调味即可。

【功效】具有补肺、平喘等功效。能治疗支气管哮喘及肺气虚弱、感冒、咳嗽、平喘等疾病。

【用法】食肉及药材，饮汤。

▶▶ 芝芪肉汤

【主料】瘦猪肉100克。

【配料】灵芝3克，黄芪15克。

【调料】盐适量。

【制法】加水煮汤。

【功效】治肝硬化有效。

【用法】去药渣后，饮汤吃肉。每日1剂，连服半月。

▶▶ 灵芝莲心百合瘦肉汤

【主料】瘦肉200克。

【配料】灵芝2克，莲子30克，百合30克。

【调料】盐适量。

【制法】上药和瘦肉同煮，煮熟后食用。

【功效】安神健脾，清肺燥，止干咳。适用于阴虚咳嗽或肺结核患者。

【用法】吃肉喝汤，宜长期服用。

▶▶ 灵芝莲子清鸡汤

【主料】鸡1只。

【配料】灵芝5克，莲子50克。

【调料】陈皮、盐各适量。

【制法】 上药和瘦肉同煮，煮熟后可食用。

【功效】 常饮此汤，能健脾开胃，补益身体，适用于病后体虚，产后、术后，脾胃虚弱，血气不足，头晕眼花者。

【用法】 吃肉喝汤，宜长期服用。

▶▶▶ 灵芝杞子南枣乳鸽汤

【主料】 乳鸽1只。

【配料】 灵芝1克，枸杞子30克，南枣10枚，高汤。

【调料】 姜、盐。

【制法】 乳鸽斩块，氽水，共炖。

【功效】 健脾开胃，补益气血，养心安神，益精明目。治精神不振，心悸失眠，头昏眼花。

▶▶▶ 灵芝枸杞子牛肉汤

【主料】 牛肉150克。

【配料】 灵芝3克，枸杞子20克。

【调料】 葱、蒜、盐各适量。

【制法】 上药和瘦肉同煮，煮熟后可食用。

【功效】 能补益肝肾，健脾养胃，补血，补中益气。

【用法】 吃肉喝汤，宜长期服用。

▶▶▶ 灵芝金菇芽菜肉片汤

【主料】 瘦肉200克。

【配料】 灵芝3克，金菇100克，大豆芽菜150克。

【调料】 姜、盐各适量。

【制法】 将瘦肉先炒，然后与上述配料共煮，煮熟后服用。

【功效】 健脾开胃。祛湿除烦，降胆固醇，去水肿利尿。

【用法】 每日分两次吃完。

▶▶▶ 灵芝粉葛猪肠汤

【主料】 新鲜粉葛300～350克，猪肠150～200克。

【配料】 灵芝4克，赤小豆60克。（用小布袋装）

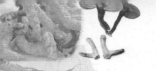

【调料】盐适量。

【制法】洗净药材与猪肠、水同煮。

【功效】降血脂，治冠心病，祛湿和胃，治烦躁口渴、肩背疼痛、皮肤湿毒。

【用法】每日分两次服用，可长期食用。

▶▶▶ 灵芝黑白木耳汤

【主料】瘦猪肉200克。

【配料】灵芝2克，黑木耳、白木耳各6克，蜜枣6枚。

【调料】盐适量。

【制法】炖服。

【功效】滋补肺胃，活血润燥，强心补脑，可用于防癌抗癌，降血压，降血脂，预防冠心病。

【用法】每日分两次服用。

▶▶▶ 灵芝银耳汤

【主料】水发银耳、水发黑木耳各30克。

【配料】灵芝2克。

【调料】冰糖适量。

【制法】将灵芝、银耳、木耳洗净剪碎，放入碗内加冰糖和水，上蒸笼蒸至酥烂。

【功效】能治疗血管硬化、高血压等症。

【用法】喝汤、吃木耳和银耳，1天服完。

▶▶▶ 灵芝茯苓汤

【主料】木耳50克，茯苓150克。

【配料】灵芝2克。

【调料】糖适量。

【制法】将灵芝、茯苓切片与木耳一起用磨粉机磨成细粉，加水共煮。

【功效】长期服用，能治疗肺癌。

【用法】每日两次，每次6克。

▶▶▶ 灵芝二仁汤

【主料】核桃仁 15 克，甜杏仁 12 克。

【配料】灵芝 5 克。

【调料】冰糖适量。

【制法】剪碎灵芝，加水煎煮两次，每次 1 个小时，取汁。把核桃仁、甜杏仁、冰糖放入碗内，倒入灵芝煎液，用文火炖熟即可。

【功效】适用于支气管炎，咳嗽多痰等。

【用法】每日清晨服用。

▶▶▶ 寿星燕窝汤

【主料】燕窝 1 个，灵芝 0.5 克。

【配料】红参 0.5 克，红枣 1 克。

【调料】冰糖 25 克。

【制作】1. 燕窝用沸水浸泡，除去绒毛。

2. 灵芝切成薄片，红参切斜片，冰糖用水溶化，红枣洗净去核。

3. 将燕窝、灵芝放入蒸杯内，置武火上蒸 3 ~ 4 个小时，至起丝为度。

【功效】补虚弱，养阴润燥，适用于咯血、咳嗽、肺虚痰多、肾亏遗精等。

【用法】每日 1 剂。

▶▶▶ 灵芝大枣汤

【主料】大枣 50 克。

【配料】灵芝 3 克，蜂蜜 15 克。

【制法】灵芝、大枣入锅加水共煎，取煎液两次，合并后加入蜂蜜再煮沸即成。

【功效】对肿瘤细胞有抑制作用，可防癌症。

【用法】每日 1 剂。

▶▶▶ 灵芝三果益发汤

【主料】椰子肉 1 个。

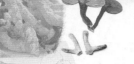

【配料】 石榴2个，灵芝3克，龙眼肉10克。

【调料】 冰糖8克。

【制法】 炖服。

【功效】 能生津止渴、滋养补血、乌黑头发，用于治疗脱发、早生白发、糖尿病等。

【用法】 每日1剂。

▶▶▶ 灵芝脑羹

【主料】 猪脑1个。

【配料】 灵芝1克，枸杞子10克。

【调料】 盐适量。

【制法】 加适量水，以文火炖1个小时成稠厚羹汤。

【功效】 治神经衰弱有良效。

【用法】 捞去药渣，一日内分次喝汤吃猪脑。

▶▶▶ 人参灵芝核桃粥

【主料】 小米100克。

【配料】 人参粉5克，灵芝粉2克，核桃仁30克，炒白芝麻5克。

【调料】 白糖适量。

【制法】 1. 小米淘洗干净，芝麻炒香，核桃切碎粒。

2. 小米加水煮熟后，加入人参粉、灵芝粉、核桃仁，再煮10分钟后，调入白糖和芝麻即可。

【功效】 补元气，润脏腑，坚筋骨，通经脉，延年益寿。

【用法】 常年佐餐食用。

▶▶▶ 灵芝粥

【主料】 大米100克。

【配料】 灵芝1克。

【调料】 麦芽糖50克。

【制法】 将灵芝剪碎，放入砂锅加水煎熬，用文火煎熬后，取头煎液与二煎液，把两次煎液合并，然后倒入大米，熬煮成粥，服用时加入麦芽糖。

【功效】具有养肝补肝、安心宁神等作用，能提高机体免疫能力，用于肝炎患者的辅助治疗。

【用法】将煮成的灵芝粥分1～2次服完，宜长期服用。

▶▶▶ 灵芝大麦粥

【主料】大麦50克。

【配料】灵芝1克。

【调料】白糖适量。

【制法】切碎灵芝，水煎熬取汁，大麦磨碎与灵芝同煮粥。

【功效】能治疗神经衰弱、高血压、高血脂等症，并可增强抗病能力。

【用法】加适量白糖后服用，每日1次，可当早餐或晚餐。

▶▶▶ 灵芝枣米粥

【主料】大米100克。

【配料】灵芝15克。

【调料】大枣、花生仁各10克。

【制法】切碎灵芝，水煮取汁，加入大枣、花生仁、大米，煨煮成稠粥。

【功效】具有补气养血、健脾安神等功效，能治疗血小板减少症。

【用法】加入白糖后一次服完，长期服用。

▶▶▶ 灵芝麦片粥

【主料】小麦片50克。

【配料】灵芝1克。

【调料】白糖适量。

【制法】灵芝1克，粉碎，水煎取汁，小麦片50克，同煮粥，加白糖1匙。

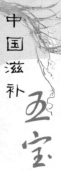

【功效】治神经衰弱、夜不安眠。

【用法】每日服用 1 次，睡前服用。

▶▶ 糯米灵芝粥

【主料】糯米 100 克，灵芝 1 克。

【配料】小麦 60 克。

【调料】白糖 30 克。

【制法】将糯米、小麦、灵芝洗净，再将灵芝切成块，用纱布包好，放入砂锅内，加水，用文火煮至糯米、小麦熟透，加入白糖即可。

【功效】养血，益肾，补虚。适用于妇女更年期综合征，心神不安等。

【用法】每日 1 次，一般服 5~7 次有效。

八、灵芝滋补美食面点

▶▶▶ 灵芝脆饼

【主料】面粉 500 克。

【配料】灵芝粉 10 克、白芝麻 30 克。

【调料】白糖 50 克。

【制法】面粉、灵芝粉、白芝麻、白糖，加水和面团，饧面 20 分钟，分 10 个面剂，每个面剂擀成面饼，烙熟。

【功效】安神，补虚。

【用法】佐餐食用。

▶▶▶ 灵芝糖角

【主料】面粉 500 克。

【配料】灵芝粉 10 克，核桃 4 个，猪油 50 克。

【调料】白糖 150 克。

【制法】面粉放酵母粉发酵，核桃取仁切碎，灵芝粉、白糖、猪油、核桃仁拌匀做糖馅，发好的面团分为十个面剂，包糖馅，入笼蒸熟。

【功效】安神、补虚。

【用法】佐餐食用。

▶▶▶ 灵芝肉饼

【主料】猪肉 400 克。

【配料】灵芝粉 3 克，面粉 500 克。

【调料】盐、酱油、料酒各适量。

【制法】猪肉剁茸，调入灵芝粉、盐、酱油、料酒做饼馅，面粉加水和面团，按做馅饼程序制作，烙熟。

【功效】补虚损，增强免疫力。

【用法】佐餐食用。

 九、灵芝滋补美食菜肴

 人参灵芝甲鱼煲

【主料】甲鱼 1 只（500 克）。

【配料】生晒人参 10 克，灵芝 30 克。

【调料】盐、生姜、鸡清汤各适量。

【制法】1. 将生晒人参洗净用温水泡软改刀成薄片，灵芝洗净后改刀成块，生姜去皮洗净改刀成片，待用。

2. 将甲鱼放入盆中，加约 40℃ 热水使其尿液排出，宰去头后用清水洗，再破去龟壳，除内脏洗净，用沸水焯去血污。

3. 将瓦煲洗净后置旺火上，加鸡清汤、人参、灵芝、生姜、龟肉，盖好盖旺火烧沸，再改用文火煲两个小时调入盐，调味即可。

【功效】人参补元气，固脱生津，龟肉性味甘咸、平，益阴补血、大补阴虚，配以灵芝是一款益精气、补阴虚、美容增颜的滋补佳肴。

【用法】佐餐食用。

▶▶ 灵芝河蚌煲冰糖

【主料】蚌肉250克。

【配料】灵芝10克。

【调料】冰糖适量。

【制作】将蚌肉洗净，灵芝切片。先将灵芝放入砂锅内，加水煎煮1个小时，然后再放入蚌肉煮熟，加入冰糖，待糖溶化后即可食用。

【功效】常服可治急慢性支气管炎、老年慢性支气管炎、支气管哮喘、白细胞减少症、冠心病、高血脂、心律失常、神经衰弱、早期肝硬化等疾病。

【用法】蚌肉与汤1天服完。每2～3天服1次。

▶▶▶ 人参灵芝煲兔肉

【主料】兔肉100克。

【配料】人参10克，灵芝10克，葱10克，姜5克。

【调料】绍酒、盐、素油各适量。

【制法】1. 人参切片，灵芝润透切片，兔肉洗净，切3厘米见方的块，葱切段，姜拍松。

2. 把人参、灵芝、兔肉放入锅内，加入绍酒、盐拌匀，腌渍30分钟。

3. 把锅置中火上，加入素油，烧六成熟时，下入兔肉，加上汤400克，加入人参、灵芝片、姜、葱，用武火烧沸，文火煲25分钟即成。

【功效】滋阴养心，补益气血，疏肝行气。适合心肝失调之冠心病患者食用。

【用法】每日1次，每次食兔肉30克，吃人参（灵芝可弃去不吃）。

▶▶▶ 灵芝兔肉

【主料】兔1只（800克）。

【配料】灵芝粉5克，高汤250克。

【调料】葱姜、五香粉、盐、料酒、酱油各适量。

【制法】兔肉切块，入沸水中焯后，放入锅内加灵芝粉、高汤、五香粉、盐、料酒、酱油、葱姜、清水适量，大火烧开，小火焖熟。

【功效】补中益气，是女性美容减肥佳品。

【用法】佐餐食用。

▶▶▶ 灵芝舌片

【主料】猪舌1~2只。

【配料】灵芝5克。

【调料】胡椒、生姜、料酒、盐各适量。

【制法】灵芝切片，加水煎煮两次，每次煎30~40分钟，将两次煎液合并备用。猪舌洗净放入锅中，倒入灵芝煎液，加入调料，煮至熟透捞起，切成片，再将锅内灵芝汁浓缩于猪舌上即可服用。

【功效】适于体弱多病、神疲乏力、食欲不振、睡眠不深者服用。

【用法】每日分中、晚两次服完，连服5~7天。

▶▶▶ 灵芝仔鸡

【主料】仔鸡1只

【配料】灵芝10克，虾仁3克。

【调料】料酒、姜、大蒜、盐各适量。

【制法】灵芝切成薄片，仔鸡宰杀、去毛、去内脏洗净。灵芝加水煎煮两次，每次加水250克，煎沸后文火保持沸腾30~40分钟，将两次煎液合并，再适量加些水煮至沸，用文火焖煮10分钟左右，再加入各种调料，烧至鸡肉酥烂即可食用。

【功效】具有补虚强身、美容养颜的功用，常食可使皮肤白嫩。适用于美容，也可用于辅助治疗体弱多病、神经衰弱、睡眠不足等病症。

【用法】连汁带鸡、虾仁1天分两次吃完，连服5～7次。

▶▶ 灵芝鸭

【主料】鸭子1只。

【配料】灵芝5克，肉桂5克，草果5克。

【调料】生姜、葱、盐、绍酒、卤汁、冰糖、香油各适量。

【制法】1. 将鸭子宰杀后，剖腹除去内脏，用清水洗净；灵芝、肉桂、草果用水煎熬两次，每次水沸后20分钟滤去药汁，两次共收滤液约3000克，生姜、葱洗净，切片，备用。

2. 将药液放入锅中，加生姜、葱，再把鸭子放入锅中，最好能全部腌入汁内，文火煮到熟，捞起晾凉。

3. 将处理过的鸭子放入卤汁，熟后捞出，撇去浮沫。

4. 取适量的卤汁放入锅中，加盐、冰糖拌匀，调好色味，放入鸭子，在文火上边滚边浇卤汁，直到卤汁均匀地黏在鸭子上，色红亮时捞出，再均匀地涂上香油即可。

【功效】滋阴补肺，益肾止咳，适用于肺虚咳嗽、支气管炎、哮喘等。

【用法】吃肉喝汤，可长期食用。

▶▶▶ 灵草鸭子

【主料】鸭子1000克。

【配料】土豆100克，灵芝、冬虫夏草各5克。

【调料】盐、料酒各适量。

【制法】鸭子宰杀洗净，入水氽透，插上冬虫夏草，将土豆和灵芝上笼蒸透提出药液，倒在鸭子上，用盐、料酒腌好，上笼蒸烂即可。

【功效】补气强身，健胃安神，适用于虚劳咳喘、头晕失眠、消化不良等。

【用法】每日食用。

▶▶▶ 灵芝煲乌龟

【主料】乌龟1只。

【配料】灵芝片5克，无核红枣10枚。

【调料】盐适量。

【制法】将乌龟宰杀洗净，切块略炒后放进瓦罐内，加灵芝片、无核红枣，上笼蒸熟煲汤，加盐调味服食。

【功效】滋补健身，养血安神，适用于结核病、神经衰弱、高血脂及肿瘤等。

【用法】吃肉喝汤。

▶▶▶ 灵芝炖牛肉

【主料】牛肉1000克。

【配料】灵芝10克，枸杞子10克。

【调料】姜片、盐各适量。

【制法】共入锅炖熟。

【功效】治肠癌有良效。

【用法】1次吃完，每日1次。

▶▶▶ 灵芝片炖肉

【主料】瘦猪肉300克。

【配料】灵芝3克。

【调料】盐、酱油各适量。

【制法】共入锅中，加水1000克，慢火炖两个小时，加盐少许食用。

【功效】其味清香甘美，为炖品之最，可治疗神经衰弱，失眠等。

【用法】去药渣，食肉喝汤。

▶▶▶ 五香灵芝肉干

【主料】猪肉1000克。

【配料】灵芝粉30克。

【调料】五香粉、盐、料酒、葱姜各适量。

【制法】猪肉切块，用灵芝粉、五香粉、盐、料酒、葱姜末腌 24 个小时，放入笼中蒸 30 分钟，取出晾干即可。

【功效】补虚损，安神魄，提高免疫力。

【用法】佐餐食用。

▶▶▶ 灵芝肉酱

【主料】猪肉馅 500 克。

【配料】灵芝粉 100 克。

【调料】甜面酱 250 克，盐适量。

【制法】将猪肉馅热油炒至八成熟加入灵芝粉、甜面酱、盐，炒至熟。

【功效】补虚损，开脾胃。

【用法】佐餐食用。

▶▶▶ 灵芝煨肉

【主料】带皮猪肘肉 2000 克。

【配料】灵芝粉 10 克。

【调料】五香粉、盐、料酒、酱油各适量。

【制法】猪肉去净毛，分切四块，入沸水锅中煮至六成熟捞出，每块从皮向肉切镰刀方块，不要切断，放锅内，加入灵芝粉、五香粉、盐、料酒、酱油，加清水适量。用小火慢煨 90 分钟。

【功效】补各脏虚损，提高免疫力。

【用法】佐餐食用。

▶▶▶ 灵芝鸽煲

【主料】光鸽 3 只。

【配料】灵芝 3 克，黄芪 6 克。

【调料】葱、姜、盐、料酒、高汤各适量。

【制法】鸽子斩块，用沸水汆，放炖盅内，调入葱、姜、盐、料酒、高汤，加盖隔水炖 1 小时取出，加盐调味即可。

【功效】补虚劳损，益精气，坚筋骨，美容养颜，抗衰益寿，防癌抗癌。

【用法】吃肉喝汤，宜长期服用。

▶▶▶灵芝炖乳鸽

【主料】乳鸽5只。

【配料】灵芝3克。

【调料】盐、葱、姜、绍酒各适量。

【制法】乳鸽去脏放入盅中，加水适量。灵芝洗净切片，放入盅中，加绍酒、姜、葱、盐，隔水炖熟。

【功效】补中益气，适用于中气虚弱、体倦乏力，表虚自汗、白细胞减少症。

【用法】吃肉喝汤，宜长期服用。

▶▶▶灵芝蜜枣

【主料】灵芝10克，大枣300克。

【配料】蜂蜜500克。

【制法】将灵芝切片，与大枣一起放入砂锅内，水煎煮两次，合并煎液，并加入蜂蜜，放入冰箱保存。

【功效】能治疗咳嗽多痰、失眠健忘、消化不良等症。

【用法】服时加至微热服用，每日两次，共分20天服完。

▶▶▶灵芝炖蘑菇

【主料】鲜蘑菇500克。

【配料】灵芝、当归、龟板、枸杞子各5克。

【调料】盐适量。

【制法】将当归、龟板、枸杞子煎汤去药渣，加入灵芝、蘑菇煮熟，加盐调味服食。

【功效】治白血病有效。

【用法】每日1剂，连服15日。

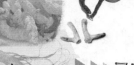

▶▶▶ 灵芝煲

【主料】五花肉 300 克，鸡腿 2 个，猪肚 1 个，海参 3 个，水发鱼肚 100 克，干贝 20 克，水发鱿鱼 50 克。

【调料】灵芝粉 50 克，花椒、八角、桂皮、蚝油、酱油、盐、料酒、白糖各适量。

【制法】五花肉切块，鸡腿斩块，猪肚切块，海参切丁，鱼肚切块，鱿鱼切块，干贝洗净，共放入瓦煲中，加入灵芝粉、花椒、八角、桂皮，调入蚝油、酱油、料酒、白糖、盐，加清水适量，大火烧开，小火煨两个小时。

【功效】补五脏虚损，调中气血，提高免疫力。

【用法】佐餐食用。

 十、灵芝滋补茶酒饮膏

 ▶▶▶ 灵芝银耳冰糖茶

【原料】灵芝 3 克，银耳 6 克，冰糖。

【制法】先将银耳用温水泡开，然后放入锅内，拣去杂质放入砂锅中，加适量水，放入切成片的灵芝，用文火炖 2~3 小时，至银耳汤稠，捞出灵芝，调入冰糖汁适量，即可食用。

【功效】养阴润燥，安神，止咳，方中银耳、冰糖为止阴虚润燥咳及治虚劳咳嗽的食疗佳品。适用于慢性咳喘反复发作致肺肾两虚者，症见咳嗽气短、时吐痰涎、心神不安、失眠多梦、怔忡、健忘等，如老年慢性支气管炎、慢性肺心病等，亦可用于治疗热病后肺阴不足。脾胃湿热、舌苔厚腻者忌用。

【用法】分 3 次，1 天内服完。

▶▶▶ 灵芝酒

【原料】灵芝30克。

【制法】将灵芝切碎，用500克绍兴酒（老酒）浸泡10天，即可饮用。

【功效】适用于积年胃病者饮用。此外，有健脾胃、助消化、降血糖、降低胆固醇、升高白细胞、提高机体抗病能力的作用，对于肝炎、糖尿病、高血脂、白细胞减少症及神经衰弱患者，均有不同程度的辅助疗效，感冒时不宜服用。

【用法】取上层清液饮用，日服两次，每次1小杯（5~10克）。

▶▶▶ 灵芝人参酒

【原料】灵芝30克，人参10克，白酒500克。

【制法】将灵芝切片或切碎置瓶中，加入白酒密封，浸泡7天后服用。

【功效】适用于神经衰弱、失眠、消化不良、咳嗽气喘、老年性支气管炎等症。

【用法】每日两次，每次10~20克。

▶▶▶ 灵芝米酒

【原料】灵芝30克，米酒500克。

【制法】将灵芝切片，浸于米酒中，浸泡7~10后即可服用。

【功效】能治疗硬皮症。

【用法】每日服两次，日服20~30克。

▶▶▶ 灵芝蜜酒

【原料】灵芝50克，高粱酒1000克，蜂蜜20克。

【制法】将灵芝切薄片，与蜂蜜一起入酒，密封浸泡15~30天后服用。

【功效】能治疗胃癌，还能养颜美容。

【用法】每日两次，日服40克。

▶▶ 灵芝黄芪酒

【原料】白酒 10000 克，灵芝、黄芪各 120 克，党参 90 克，白术 60 克，白糖或冰糖 2000 克。

【制法】将药材洗净后切片，用纱布袋包好，在白酒内浸泡 20～30 天，并加入白糖或冰糖即可饮用。

【功效】该酒橘红色，药香醇正。酒体柔软，口味爽，余香长，每天适量饮用，能显著提高人体巨噬细胞的吞噬能力，并可诱发人体产生干扰素，对慢性气管炎、慢性胃炎、神经衰弱等多种慢性病以及肝、肾脏疾病均有不同治疗效果。

【用法】每天适量服用。

▶▶▶ 灵芝参七酒

【原料】灵芝 30 克，丹参、三七各 5 克，白酒 500 克。

【制法】1. 将三七、丹参、灵芝洗净，切片备用。

2. 将三七、丹参、灵芝一同装入酒坛，加入酒，盖好盖。

3. 每天搅拌 1 次，再盖好盖子，浸泡 15 天即成。

【功效】灵芝、丹参调制出来的酒能调节气血，可用于治疗神经衰弱、失眠、黑眼圈等，也可用于养颜美容，宜长期服用。

【用法】每日适量服用。

▶▶ 灵芝首乌膏

【原料】灵芝片 150 克，何首乌 150 克，黄芪 100 克，蜂蜜 750 克。

【制法】灵芝、何首乌、黄芪水煎取浓汁，过滤，与蜂蜜调匀，放瓶中，入锅内隔水蒸 30 分钟。

【功效】安神、补气、乌发、美颜。

【用法】每日 1 次，1 次 20 克水冲饮。

▶▶ 灵芝枸杞膏

【原料】灵芝片 200 克，枸杞子 300 克，党参 200 克，蜂蜜 1000 克。

【制法】灵芝、枸杞子、党参用水浸泡半天，水煎取浓汁，与蜂蜜调匀，放密封罐中，隔水蒸半个小时。

【功效】健脑、补肾、润燥、养阴。

【用法】每日1次，每次20克水冲饮。

▶▶▶ 双芝糖

【原料】灵芝粉50克，黑芝麻300克，白糖1000克。

【制法】白糖放锅内熬化，出现小泡时放入灵芝粉、黑芝麻拌匀，倒在抹过油的菜板上，摊成薄饼稍晾，用刀划块，晾凉后铲起来。

【功效】安神、健脑、益智、润燥。

【用法】当零食食用。

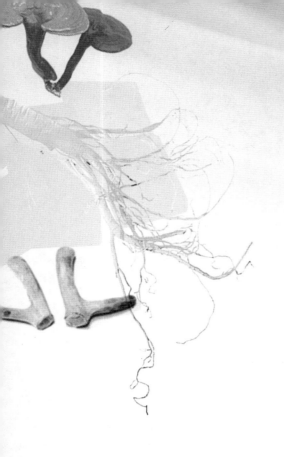

中华虫草——冬虫夏草

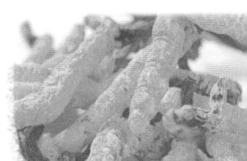

一、冬虫夏草食用的历史、种类和真假鉴别

冬虫夏草的文字记载，最早见于公元 8 世纪藏医学经典《月王药诊》，藏语称为"雅扎贡布"。冬虫夏草的药用经验传入汉族地区，公元 1757 年清代名医吴仪洛在他的著作《本草从新》中记载了冬虫夏草的性味功效，随着冬虫夏草的不断药用，《本草纲目拾遗》、《本草图说》、《四川通志》等中医药书都记录了它的药用价值。

冬虫夏草对生长的环境有特殊的要求，所以它只生长在海拔3500～5000 米的高寒山区，如西藏、青海、四川等地。冬虫夏草每年春夏之交采摘，季节短，产量很少，至今还不能人工栽培生产。

冬虫夏草是麦角菌科真菌寄生在蝙蝠蛾科昆虫上的子座及幼虫尸体的复合体。

每年在春末夏初，蝙蝠蛾的昆虫把它的虫卵下在潮湿的土中，经过一段时间的孕育长成幼虫，它在泥土过冬时，被冬虫夏草菌钻进虫体吃尽了它的虫肉，第二年的春天，受融化冰雪的滋润萌发出子座嫩芽，即人们采摘的冬虫夏草。

冬虫夏草按采摘产地区分为：四川虫草、青海虫草、西藏虫草。

冬虫夏草的商品销售一般按每公斤所包含的条数分级。

1 级：每公斤 2000 条以内。

2 级：每公斤 2500 条以内。

3 级：每公斤 2800 条以内。

4 级：每公斤 3000 条以内。

5 级：每公斤 4000 条以内。

6 级：每公斤 5000 条以内。

冬虫夏草的产量少，加之处于资源保护和功效的夸大，据统计2007 年 50 克冬虫夏草已达到 1 万元人民币，可谓物超所值。

为经济利益所驱动，不法之徒造假、掺假层出不穷，建议购买

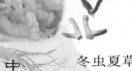

中国滋补五宝

冬虫夏草要到正规药店购买，并开具发票。

冬虫夏草的造假骗人有下列现象：

1. 以其他类虫草冒充冬虫夏草，如亚香棒虫草、新疆虫草、凉山虫草、蛹虫草、地蚕、草石蚕、蛴螬干燥虫体、分枝虫草等。

2. 掺糖、盐、土、明矾、铁丝、竹签增加重量。

3. 人工用模具淀粉造冬虫夏草。

4. 提取有效成分，干燥后销售。

 ## 二、中医典籍对冬虫夏草的评述

【异名】夏草冬虫（《黔囊》），虫草（《本草问答》）。

【性味】甘，温。

【归经】《本草再新》："入肺、肾二经。"

【功用主治】补虚损，益精气，止咳化痰。治痰饮喘嗽、虚喘、痨嗽、咯血、自汗盗汗、阳痿遗精、腰膝酸痛、病后久虚不复。

1. 《本草从新》："保肺益肾，止血化痰，已劳嗽。"

2. 《药性论》："秘精益气，专补命门。"

3. 《柑园小识》："以酒浸数枚啖之，治腰膝间痛梦，有益肾之功。"

4. 《纲目拾遗》："潘友新云治膈症，周兼士云治蛊胀。"

5. 《现代实用中药》："适用于肺结核，老人衰弱之慢性咳嗽气喘、吐血、盗汗、自汗，又用于贫血虚弱、阳痿遗精、老人畏寒、涕多泪出等症。"

6. 《云南中草药》："补肺，壮肾阳。治痰饮喘咳。"

【用法与用量】内服：煎汤，5～10克；或入丸、散。

【宜忌】《四川中药志》："有表邪者慎用。"

【选方】1. 治病后虚损。冬虫夏草三五枚，老雄鸭一只，去肚杂，将鸭头劈开，纳药入中，仍以线扎好，酱油酒如常蒸烂食之。（《纲目拾遗》）

2. 治虚喘。冬虫夏草五钱至一两，配老雄鸭蒸服。（《云南中草药》）

3. 治贫血，阳痿，遗精。冬虫夏草五钱至一两，炖肉或炖鸡服。（《云南中草药》）

 # 三、现代医学对冬虫夏草的研究

中国营养学会研究发布冬虫夏草的营养素为：

每100克中含水分6.4克，能量292千卡，1222千焦，蛋白质20.9克，脂肪4.7克，碳水化合物61.6克，膳食纤维20.1克，硫胺素0.37毫克，核黄素0.70毫克，尼克酸3.3毫克，维生素C_2毫克，钙197毫克，磷95毫克，钾595毫克，钠264毫克，镁84毫克，铁66.5毫克，锌4.87毫克，硒1.40微克，铜1.54毫克，锰0.86毫克，以及20多种氨基酸等。

冬虫夏草的药用价值：

1. 对人体免疫系统具有明显的调节作用，可增强非特异性免疫和调节特异性免疫。

2. 保护肾脏功能，能抗药物对肾脏的损伤，保护肾脏缺血损伤和抗肾脏衰减。

3. 改善心脏功能，抗心律失常、降低血压、增加心肌搏动、抗心肌损伤。

4. 增强呼吸系统功能，扩张气管、祛痰平喘、防治肺气肿。

5. 调节机体代谢，有调节血糖、降血脂作用。

6. 抗肿瘤作用，对肿瘤细胞有抑制作用，对免疫细胞有启动作用。

7. 有延缓衰老的作用。

8. 有抗疲劳作用。

9. 有抗菌消炎作用。

10. 可以改善肝功能。

11. 提高神经系统功能。

四、冬虫夏草的食用方法和宜忌

冬虫夏草的食用方法有以下几种：

1. 配合其他药物水煎服用。

2. 与食物配合烹饪加工（蒸煮等方式）。

3. 低温烘干，磨粉服用，冬虫夏草粉宜低温冷藏。

4. 用高度粮食白酒浸泡饮用。

食用的宜忌：

1. 在一般情况下，长期服用比较安全。

2. 健康人无须食用。

3. 由于冬虫夏草中含有少量促进生殖器官发育的激素，儿童不宜服用。

4. 冬虫夏草属于滋补品，性平偏温，个别人食用后出现口干、燥热、鼻流血等上火的表现。

5. 有人食用冬虫夏草后出现皮疹、红斑，过敏体质的人慎用。

五、冬虫夏草滋补汤、粥

 虫草肉丝汤

【主料】猪里脊150克。

【配料】冬虫夏草粉5克，鲜百合15克，菠菜50克，竹笋30克，高汤2碗。

【调料】盐、淀粉各适量。

【制法】猪里脊、竹笋切细丝，菠菜切段，高汤烧开，放入猪里脊、竹笋、百合、冬虫夏草粉、盐，烧开，勾淀粉芡，放入菠菜段，烧开即可。

【功效】养心安神，补虚健脾。

【用法】佐餐食用。

▶▶▶ 虫草肉末羹

【主料】猪肉末 50 克。

【配料】冬虫夏草粉 3 克，黄芪 15 克，当归 10 克，芫荽 10 克，鸡蛋 1 个。

【调料】盐、淀粉、香油各适量。

【制法】黄芪、当归煎取药液，锅内放水适量烧开，放入猪肉末、冬虫夏草、药液、盐烧开，勾淀粉芡烧开，淋入鸡蛋液，放芫荽末、香油即成。

【功效】补气养血。

【用法】佐餐食用。

▶▶▶ 虫草灵芝羹

【主料】猪肉末 30 克。

【配料】冬虫夏草粉 3 克，灵芝粉 2 克，鸡蛋 1 个，葱花适量。

【调料】盐、淀粉、香油各适量。

【制法】锅中放水两碗，放入猪肉末、冬虫夏草粉、灵芝粉、盐烧开，勾淀粉芡，淋入鸡蛋液，放葱花、香油即成。

【功效】益智健脑，补气安神。

【用法】佐餐食用。

▶▶▶ 虫草核桃羹

【主料】核桃 2 个。

【配料】冬虫夏草粉 2 克，葡萄干 20 粒。

【调料】白糖、淀粉各适量。

【制法】核桃取仁切碎，锅中放水两碗，放入核桃、葡萄干、冬虫夏草粉，勾入淀粉芡烧开，放白糖调味即成。

【功效】健脑增智，补虚益肾。

【用法】佐餐食用。

▶▶▶ 冬虫草米粥

【主料】冬虫夏草粉 3 克，瘦猪肉 50 克。

【配料】小米 100 克。

【调料】盐适量。

【制法】将冬虫夏草粉与小米、猪肉（切细片）同煮至粥熟。

【功效】补虚损，益精气，润肺补肾。

【用法】佐餐食用。

▶▶▶ 虫草参芪粥

【主料】大米粉 150 克。

【配料】冬虫夏草粉 3 克，人参粉 2 克，黄芪粉 3 克。

【调料】盐适量。

【制法】锅放水三碗烧开，冬虫夏草粉、黄芪粉、人参粉、大米粉同放碗中加水调成面糊，倒锅里，熬一会儿即成，放盐调味。

【功效】大补元气。

【用法】佐餐食用。

▶▶▶ 补肾猪肉汤

【主料】猪五花肉 100 克。

【配料】冬虫夏草粉 3 克，巴戟天 15 克，淫羊藿 25 克，杜仲 10 克。

【调料】盐、淀粉各适量。

【制法】巴戟天、淫羊藿、杜仲煎药液，猪肉切丝，锅内放水两碗烧开，放药液、猪肉、盐烧开，勾淀粉芡即成。

【功效】益肾壮阳。

【用法】佐餐食用。

▶▶▶ 虫草枸杞汤

【主料】鸡汤 800 克。

【配料】冬虫夏草粉 5 克，枸杞 20 粒，葡萄干 20 粒。

【调料】白糖、淀粉各适量。

【制法】鸡汤烧开，放入冬虫夏草粉、枸杞、葡萄干，勾淀粉芡烧开，放白糖调味即成。

【功效】益肾生精，补气养血。

【用法】佐餐食用。

▶▶▶ 虫草海参羹

【主料】水发海参 1 个。

【配料】冬虫夏草粉 3 克，水发木耳 15 克，鸡蛋 1 个，高汤。

【调料】盐、淀粉各适量。

【制法】高汤倒入锅内，加水适量，海参切细丝，木耳切细丝，和冬虫夏草粉放入锅内烧开，勾淀粉芡，烧开，淋鸡蛋液，加盐调味即成。

【功效】滋阴润燥，补肾壮阳。

【用法】佐餐食用。

▶▶▶ 虫草山药粥

【主料】山药 150 克。

【配料】冬虫夏草粉 3 克，葡萄干 20 粒。

【调料】白糖适量。

【制法】山药去皮切细丝，锅内放水适量，加入山药、葡萄干、冬虫夏草粉烧开，调入白糖即成。

【功效】补肺益肾，开胃健脾。

【用法】佐餐食用。

▶▶▶ 羊肾虫草汤

【主料】羊肾 500 克，雄鸭 1 只。

【配料】冬虫夏草 6 条，益智仁 10 克，胡桃肉 30 克，杜仲 10 克。

【调料】料酒、酱油、盐、葱、姜各适量。

【制法】将羊肾洗净，去筋膜，切成小块，备用。雄鸭去毛及内脏，洗净，与羊肾一起放砂锅内，加入虫草等四味中药，调以酱油、

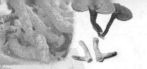

料酒、葱、姜、盐等调料，以小火煨炖，熟烂即可。

【功效】补肾壮阳。

【用法】佐餐食用。

 虫草白及粥

【主料】糯米 150 克。

【配料】冬虫夏草 2 条，白及 3 克。

【调料】冰糖适量。

【制法】将冬虫夏草与白及分别洗净，焙干，研成细末。糯米淘净，与冰糖一并放入砂锅内，加清水适量，先用武火煮沸，再用文火煎煮约 30 分钟，然后入冬虫夏草和白及，调匀，再煮片刻，至粥稠时停火，焖 3～5 分钟即可。

【功效】治疗肺肾两虚所致的干咳少痰、咯血、自汗、盗汗、阳痿、遗精、腰膝疼痛等。

【用法】佐餐食用。

六、冬虫夏草滋补美食菜肴

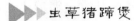 虫草猪蹄煲

【主料】猪蹄 2 个。

【配料】冬虫夏草 4 条，薏米 50 克。

【调料】黄芪 10 克，茯苓 10 克，甘草 5 克，八角、桂枝、花椒、姜、生抽、老抽、盐各适量。

【制法】猪蹄剁块，用沸水余去血水，与配料及调料放入砂锅，加水适量，大火烧开，小火焖熟。

【功效】气血双补，排湿扶正。

【用法】佐餐食用。

▶▶▶ 虫草炖猪脑

【主料】猪脑 500 克。

【配料】冬虫夏草粉 5 克。

【调料】盐、料酒各少许。

【制法】冬虫夏草粉与猪脑加水同炖。肉烂后加盐、料酒调味即成。

【功效】补脑益肾。

【用法】佐餐食用。

▶▶▶ 虫草鸡

【主料】嫩母鸡 1 只。

【配料】冬虫夏草 4 条。

【调料】姜、葱白、盐、料酒、胡椒粉、鸡清汤各适量。

【制法】1. 鸡宰杀后去毛、内脏，剁去爪，洗净，在沸水锅中略焯片刻，去掉血水，用清水洗净。冬虫夏草用温水洗净，姜切片，葱切段。

2. 将鸡头顺颈劈开，取两条冬虫夏草分别放鸡头和颈内，用棉线缠紧，余下虫草同姜、葱一起装入鸡腹内放入瓷钵中，注入清汤，加盐、料酒、胡椒粉，用绵纸封口上笼蒸熟。

3. 出笼后，揭去绵纸，拣去葱、姜，即成。

【功效】补虚损，益精气。

【用法】佐餐食用。

▶▶▶ 虫草烧鸡块

【主料】鸡腿 3 只。

【配料】冬虫夏草粉 5 克，独头蒜 15 个，胡萝卜 1 个。

【调料】五香粉、甜面酱、蚝油、盐、料酒各适量。

【制法】鸡腿斩块，沸水余 1 次，胡萝卜切丁，锅放油炒独头蒜、胡萝卜丁后，下鸡腿块煸炒 5 分钟，放冬虫夏草粉、五香粉、甜面酱、蚝油、盐、料酒，加水适量，焖至熟即成。

【功效】补虚损，益精气。

【用法】佐餐食用。

▶▶▶ 虫草鸭子

【主料】嫩肥鸭 1 只。

【配料】冬虫夏草 6 条。

【调料】葱段、清汤、料酒、盐、姜片各少许。

【制法】宰杀嫩肥鸭，水烫去毛，在鸭背尾部横开口，去内脏，割去肛门，入沸水中焯，捞出，斩去鸭嘴，用清水洗一次。虫草入温水中泡 15 分钟，去杂洗净。用刀削一竹筷，在鸭腹上剖戳小孔，深约 0.5 厘米，每一孔插入虫草 1 条，逐一插完。然后将鸭腹朝上，放入砂锅内，加料酒、葱段、姜片、清汤，用牛皮纸封好口，上笼用旺火蒸 3 小时至熟烂。揭去牛皮纸，拣去葱、姜，加入盐搅匀即可。

【功效】补肺益气，滋阴润燥。

【用法】佐餐食用。

▶▶▶ 虫草金钱龟

【主料】金钱龟 2000 克。

【配料】熟火腿 30 克，冬虫夏草 5 条，猪瘦肉。

【调料】鸡清汤、熟猪油、盐、料酒、葱、姜片、胡椒粉各适量。

【制法】将金钱龟放入盆中，倒入开水，盖上盖，烫约 3 分钟取出。从颈后下刀揭去硬壳，剁去颈和爪尖，洗净再剁成块。入沸水氽透后洗净。然后将猪瘦肉切成 6 块，入沸水氽透，捞出。冬虫夏草温水洗净。油热下姜片、葱炸香，下龟肉块煸炒，烹入料酒，烧几分钟捞出龟肉（原汤弃去）。然后将龟肉放砂锅内，下熟火腿、猪瘦肉块、冬虫夏草，倒入鸡清汤，放葱 5 克，姜片 3 克，料酒、盐少许，将砂锅置小火上炖至龟肉软烂，揭盖去葱、姜、熟猪肉块、火腿块，加胡椒粉，再用盐调味，即食。

【功效】补肺益气，延年益寿。

【用法】佐餐食用。

▶▶▶ 虫草炖胎盘

【主料】鲜胎盘1个。

【配料】冬虫夏草6克。

【调料】葱段、盐、料酒、姜片各少许。

【制法】将冬虫夏草入温水泡15分钟，去杂洗净。鲜胎盘洗净切成块，水漂白，捞出控水，砂锅置大火上，加清水适量，下胎盘块、冬虫夏草粉、葱段、姜片烧沸，加盐、料酒，盖上盖，炖至胎盘熟烂离火即成。

【功效】大补元气。

▶▶▶ 虫草羊肉

【主料】羊肉400克。

【配料】冬虫夏草4条，红参6克。

【调料】冰糖50克，葱、姜、盐各适量。

【制法】羊肉用清水洗净，切成大块，生姜洗净拍破，葱洗净切长段，冬虫夏草用温水洗净，红参加热回软切成片。砂锅内注入清水，煮沸后下生姜、葱段，放入羊肉汆透，去血水后，将羊肉取出放入蒸钵内，加冬虫夏草、红参片、盐，注入50毫升清水，严封蒸钵，旺火蒸至全熟为止。

【功效】大补元气，益肾填精，健脾补肺，祛湿御寒。

【用法】佐餐食用。

▶▶▶ 虫草牛髓

【主料】牛骨髓350克。

【配料】冬虫夏草3条，山药粉10克。

【调料】生姜、葱、盐、胡椒粉、料酒各适量。

【制作】牛骨髓装入盅中，放入山药粉、冬虫夏草、盐、胡椒粉、料酒、葱段、姜片，清水500毫升，盖上盅盖，大火上笼，蒸1个小时。

【功效】治疗精血亏少、虚劳羸瘦、健忘失眠、腰膝酸软等症。尤宜少年，是益智保健的佳品。

【用法】佐餐食用。

▶▶▶虫草汽锅鹌鹑

【主料】鹌鹑2只。

【配料】冬虫夏草3条。

【调料】姜、葱、盐各适量，鸡汤500毫升。

【制法】将虫草去杂质洗净，鹌鹑宰杀后沥血去毛、去内脏，去头爪洗净，在沸水锅中焯去血水，姜切片，葱切段，把冬虫夏草分成两份，分别纳入鹌鹑腹中，置入汽锅内，同时加入葱、姜、盐、鸡汤，汽锅加盖，上笼用旺火蒸1个小时，去葱、姜后食用。

【功效】治疗咳嗽、气喘、久咳痰中带血、腰膝酸痛、病后体虚、精神萎靡、食少等症。

【用法】佐餐食用。

▶▶▶冬虫夏草炖黄雀

【主料】黄雀12只。

【配料】冬虫夏草6条。

【调料】生姜2片，盐少许。

【制法】先将黄雀去毛和肠杂，洗净并切块，与冬虫夏草、生姜放砂锅内，加水适量，小火炖2～3个小时到雀肉熟烂，加盐调味，将药和雀肉一起食用。

【功效】治疗阳痿、遗精、各类性功能减退、精液少、精子活力差的不育症，盗汗、肺结核、贫血、老年慢性支气管炎。

【用法】佐餐食用。

▶▶▶沙参虫草炖龟肉

【主料】乌龟2只。

【配料】沙参50克，冬虫夏草5条。

【调料】盐适量。

【制法】乌龟去内脏，与沙参、冬虫夏草加水一起炖汤。

【功效】补肾固精。治疗遗精、阳痿等症。

【用法】饮汤食龟。

▶▶▶ 猪肺冬虫夏草煲

【主料】猪肺250克。

【配料】冬虫夏草3条。

【调料】盐、姜、花椒各适量。

【制法】猪肺切块洗净，与冬虫夏草、调料同煮熟。

【功效】补益肺肾，防治肺肾两虚的咳嗽及支气管哮喘等。

【用法】佐餐食用。

▶▶▶ 青鱼虫草馄饨

【主料】青鱼肉250克。

【配料】南瓜60克，冬虫夏草4条，猪棒骨适量。

【调料】鸡汤、胡椒粉、绍酒、葱、姜汁各适量。

【制法】将青鱼肉用刀背砸成鱼泥，南瓜剁成丝加盐挤出水，鱼泥加胡椒粉、葱、姜汁、鸡汤、盐拌匀做成馅，用面粉250克做馄饨皮，包成馄饨。猪棒骨洗净砸开，与冬虫夏草共入锅内炖1小时，去猪骨，下馄饨煮熟。

【功效】补气养血，治疗久病体虚、月经不调、痛经等症。

【用法】佐餐食用。

▶▶▶ 清蒸虫草白花鸽

【主料】鸽子2只。

【配料】冬虫夏草6条，水发香菇、笋片各15克，火腿片10克。

【调料】料酒50毫升，清汤1000毫升，盐适量。

【制法】将冬虫夏草洗净，鸽子去毛及内脏，洗净，入沸水内氽后捞出，洗去血污，放在碗内，加入料酒、盐、清汤，把冬虫夏草、香菇、笋片、火腿片铺在鸽子肉上，上屉蒸两个小时至鸽肉熟烂。

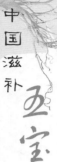

【功效】补虚损，益气血，填精髓，治疗肾虚所致的腰膝酸软、气短乏力、阳痿、遗精、健忘、自汗盗汗等症。

【用法】佐餐食用。

▶▶▶ 虫草炖乌骨鸡

【主料】乌骨鸡1只。

【配料】冬虫夏草6条，山药50克。

【调料】盐、花椒、姜各适量。

【制法】同入锅中煮汤。

【功效】充精气、益脾胃、滋肝肾、疗虚损、强身体，治疗一切虚损症。

【用法】佐餐食用。

七、冬虫夏草滋补茶酒

▶▶▶ 冬虫夏草蜜

【组成】冬虫夏草10条，蜂蜜250克。

【制作】冬虫夏草打粉，与蜂蜜拌匀。

【用法】每日两勺，沸水冲饮。

【功效】滋肾润肺，清补健身。

▶▶▶ 冬虫夏草茶

【组成】冬虫夏草10条，西洋参、黄芪各10克。

【制作】冬虫夏草、西洋参、黄芪打粉。

【用法】每日3克，沸水冲饮。

【功效】补气益肺，清心安神。

▶▶▶ 虫草灵芝茶

【组成】冬虫夏草10条，灵芝10克，白糖。

【制作】冬虫夏草、灵芝打粉。

【用法】每日两克，沸水冲饮，白糖调味。

【功效】补气益肺，安神抗衰。

▶▶▶ 虫草参苓茶

【组成】冬虫夏草 10 条，人参 20 克，茯苓 10 克。

【制作】冬虫夏草、人参、茯苓打粉。

【用法】每日两克，沸水冲饮。

【功效】温肺补气，安神抗衰。

▶▶▶ 冬虫夏草补酒

【组成】冬虫夏草 15 条，高度白酒 500 克。

【制作】冬虫夏草洗去尘土，在白酒中泡 30 天，隔天摇晃 1 次。

【用法】每日适量饮用。

【功效】补精益气，防老抗衰。

▶▶▶ 虫草鹿茸酒

【组成】冬虫夏草 10 条，鹿茸 15 克，白酒 500 克。

【制作】冬虫夏草洗去尘土，与鹿茸在白酒中泡 45 天，隔天摇晃 1 次。

【用法】每日适量饮用。

【功效】补虚助阳。

▶▶▶ 虫草雪莲补酒

【组成】冬虫夏草 10 条，雪莲 1 支，白酒 500 克。

【制作】冬虫夏草、雪莲洗去尘土，在白酒中泡 45 天，隔天摇晃 1 次。

【用法】每日适量饮用。

【功效】补虚助阳。

▶▶▶ 虫草枸杞酒

【组成】冬虫夏草 10 条，枸杞子 50 克，黄芪 50 克，蜂蜜 150 克，白酒 400 克。

【制作】冬虫夏草、枸杞子、黄芪洗去尘土，与蜂蜜放入白酒中泡45天，隔日摇晃1次。

【用法】每日适量饮用。

【功效】补肾益肺，滋阴壮阳。

▶▶▶ 虫草田七酒

【组成】冬虫夏草10条，田七15克，人参10克，白酒1000克。

【制作】冬虫夏草、田七、人参洗去尘土，入白酒浸泡45天，隔日摇晃1次。

【用法】每日适量饮用。

【功效】活血通经，滋补身体。

▶▶▶ 虫草滋补膏方

【组成】冬虫夏草粉20克，山药300克，人参粉30克，枸杞子250克，肉苁蓉250克，熟地黄300克，何首乌300克，山茱萸150克，龟板胶250克，鹿角胶250克，巴戟天250克，百合250克，牛膝250克，茯苓250克，杜仲250克，当归250克，桂圆肉200克，紫河车粉50克，菊花150克，蜂蜜适量。

【制作】按常法熬制膏方。

【用法】每日两次，每次30克。

【功效】治疗早衰、发早白、性欲减退等。

▶▶▶ 虫草温阳膏方

【组成】冬虫夏草粉30克，鹿角胶300克，阿胶300克，熟地黄400克，山茱萸200克，山药300克，肉苁蓉300克，巴戟天300克，菟丝子300克，韭菜子300克，雄蚕蛾粉30克，紫河车粉30克，柴胡200克，金橘叶150克，郁金200克，炙甘草50克，红糖适量。

【制作】按常法熬制膏方。

【用法】每日两次，每次30克。

【功效】治疗性欲衰退等。

图书在版编目（CIP）数据

中国滋补五宝/姚海扬主编. —太原：山西科学
技术出版社，2015.9
ISBN 978 - 7 - 5377 - 5174 - 2

Ⅰ．①中… Ⅱ．①姚… Ⅲ．①人参—基本知识 ②鹿茸
—基本知识 ③阿胶—基本知识 ④灵芝—基本知识 ⑤冬虫夏
草—基本知识 Ⅳ．①R282

中国版本图书馆 CIP 数据核字（2015）第 203877 号

中国滋补五宝

出 版 人：张金柱
主　　 编：姚海扬
策 划 编 辑：宋 伟
责 任 编 辑：宋 伟　王 蓉
责 任 发 行：阎文凯
封 面 设 计：岳晓甜

出 版 发 行：山西出版传媒集团·山西科学技术出版社
　　　　　　地址：太原市建设南路 21 号　邮编：030012
编辑部电话：0351 - 4922134　0351 - 4956033
发 行 电 话：0351 - 4922121
印　　 刷：山西臣功印刷包装有限公司
网　　 址：www. sxkxjscbs. com
微　　 信：sxkjcbs

开　　 本：787mm × 1092mm　　1/16　　印张：20.25
字　　 数：262 千字
版　　 次：2015 年 10 月第 1 版　　2015 年 10 月太原第 1 次印刷

书　　 号：ISBN 978 - 7 - 5377 - 5174 - 2
定　　 价：39.00 元

本社常年法律顾问：王葆柯
如发现印、装质量问题，影响阅读，请与印刷厂联系调换。